Systemische Supervision im Rettungsdienst

Gordon Heringshausen · Ivo Winterstein ·
Natalie-Reyes Castellanos-Herr

Systemische Supervision im Rettungsdienst

Methoden, Instrumente und
Fallbeispiele für die Umsetzung

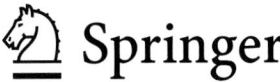

Gordon Heringshausen
Berlin, Deutschland

Ivo Winterstein
Borkheide, Deutschland

Natalie-Reyes Castellanos-Herr
Hannover, Deutschland

ISBN 978-3-662-71701-1   ISBN 978-3-662-71702-8   (eBook)
https://doi.org/10.1007/978-3-662-71702-8

Die Deutsche Nationalbibliothek verzeichnet diese Publikation in der Deutschen Nationalbibliografie; detaillierte bibliografische Daten sind im Internet überhttps://portal.dnb.de abrufbar.

© Der/die Herausgeber bzw. der/die Autor(en), exklusiv lizenziert an Springer-Verlag GmbH, DE, ein Teil von Springer Nature 2025

Das Werk einschließlich aller seiner Teile ist urheberrechtlich geschützt. Jede Verwertung, die nicht ausdrücklich vom Urheberrechtsgesetz zugelassen ist, bedarf der vorherigen Zustimmung des Verlags. Das gilt insbesondere für Vervielfältigungen, Bearbeitungen, Übersetzungen, Mikroverfilmungen und die Einspeicherung und Verarbeitung in elektronischen Systemen.
Die Wiedergabe von allgemein beschreibenden Bezeichnungen, Marken, Unternehmensnamen etc. in diesem Werk bedeutet nicht, dass diese frei durch jede Person benutzt werden dürfen. Die Berechtigung zur Benutzung unterliegt, auch ohne gesonderten Hinweis hierzu, den Regeln des Markenrechts. Die Rechte des/der jeweiligen Zeicheninhaber*in sind zu beachten.
Der Verlag, die Autor*innen und die Herausgeber*innen gehen davon aus, dass die Angaben und Informationen in diesem Werk zum Zeitpunkt der Veröffentlichung vollständig und korrekt sind. Weder der Verlag noch die Autor*innen oder die Herausgeber*innen übernehmen, ausdrücklich oder implizit, Gewähr für den Inhalt des Werkes, etwaige Fehler oder Äußerungen. Der Verlag bleibt im Hinblick auf geografische Zuordnungen und Gebietsbezeichnungen in veröffentlichten Karten und Institutionsadressen neutral.

Planung/Lektorat: Sarah Busch
Springer ist ein Imprint der eingetragenen Gesellschaft Springer-Verlag GmbH, DE und ist ein Teil von Springer Nature.
Die Anschrift der Gesellschaft ist: Heidelberger Platz 3, 14197 Berlin, Germany

Wenn Sie dieses Produkt entsorgen, geben Sie das Papier bitte zum Recycling.

Vorwort

Meine Entscheidung vor nunmehr über 30 Jahren für eine Berufsausbildung in einem Gesundheitsfachberuf folgte seinerzeit den eindrücklichen und zugleich inspirierenden Erfahrungen und Erlebnissen, die ich in meiner Zivildienstzeit sammeln konnte. Dass im Laufe der Zeit noch ein weiterer Berufsabschluss im Arbeitsfeld Rettungsdienst hinzukommen sollte und ich parallel den Weg der Akademisierung einschlage, war damals nicht absehbar. Als jemand, der selbst viele Jahre hauptberuflich im Rettungsdienst tätig war, weiß ich aus eigener Erfahrung sehr genau, was es bedeutet, in einem Arbeitsfeld tätig zu sein, in dem sowohl physische, psychische als auch soziale Belastungen in einer Intensität vorkommen, wie sie kaum in anderen Berufen zu finden sind. Ich erinnere die Situationen und Momente während der Einsätze sehr gut, in denen ich unter extremem Zeitdruck lebenswichtige Entscheidungen treffen, in emotional belastenden Situationen einen kühlen Kopf bewahren und dabei doch stets professionell als Lehrrettungsassistent, Notfallsanitäter und Praxisanleiter handeln musste. Trotz aller Professionalität erweist sich der Umgang mit Gedanken und Gefühlen, die sich aus dieser anspruchsvollen Tätigkeit heraus ergeben, höchst individuell und im Erleben und in der Bewältigung unterschiedlich. Doch nicht nur das, Rettungsdienst ist auch Teamarbeit und erfordert regelmäßig multiprofessionelle Zusammenarbeit. Auch hier sind Irritationen und Konflikte vorprogrammiert. Ich kenne also aus eigenem Erleben die Herausforderungen, die dieser schöne Beruf mit sich bringt, und zugleich die tiefgehende Erfüllung, die er schenken kann, wenn das Gefühl von Selbstwirksamkeit und der Erfolg der eigenen beruflichen Tätigkeit sichtbar werden. Gleichzeitig habe ich erlebt, wie sehr die psychischen und emotionalen Belastungen an den Kräften meiner Kollegen und Kolleginnen zehren können und wie wichtig es ist, im Rettungsdienst eine nachhaltige Unterstützung anzubieten, um langfristig gesund, emotional stabil, arbeitszufrieden und somit leistungsfähig zu bleiben. Seit über 30 Jahren, in meiner Tätigkeit als Dozent, Berater und Supervisor im Rettungsdienst, bekomme ich dies tagtäglich und hautnah aus dem Praxisfeld gespiegelt. Genau deshalb liegt mir persönlich das Thema „Supervision im Rettungsdienst" besonders am Herzen.

Da die aktuelle Literatur diesbezüglich keine berufsspezifischen Publikationen vorhält, habe ich mich gemeinsam mit Natalie-Reyes Castellanos-Herr und Ivo Winterstein dem Thema „Systemische Supervision im Rettungsdienst" angenommen und ein Buch mit Methoden, Instrumenten und Fallbeispielen für interessierte Einsatz- und Rettungskräfte, Supervisoren und Supervisorinnen und Entscheider im Rettungsdienst geschrieben.

Weshalb haben wir für dieses Buch aber nun den systemischen Ansatz gewählt? Nun ja, weil aus unserer Sicht nur die systemische Supervision mit ihrer theoretischen Verortung aus den verschiedenen Ansätzen der Systemtheorie und den Prinzipien systemischen Denkens im Arbeitsfeld Rettungsdienst eine adäquate Möglichkeit zur Erweiterung der Denk- und Handlungsmöglichkeiten und zugleich die notwendige entwicklungsfördernde Perspektive bietet. Dadurch, dass systemische Supervision lösungs- und ressourcenorientiert arbeitet und dabei die rettungsdienstspezifischen Kommunikations- und Interaktionsformen Einzelner, in den Einsatzteams und unter den Mitgliedern der jeweiligen Kontextsysteme thematisiert, eignet sie sich hervorragend zu Themen wie interpersonale Beziehungen, Krisenintervention, Konfliktberatung oder Stressbewältigung in rettungsdienstlichen Handlungsfeldern. Aber auch insbesondere Inhalte wie Persönlichkeitsentwicklung, Berufsidentität, Berufswegfindung oder Karriereplanung lassen sich systemisch gut supervidieren. Somit ist systemische Supervision aus meiner Sicht weit mehr als nur eine Möglichkeit zur Reflexion – sie ist ein essenzielles Werkzeug, um die langfristige Gesundheit und Leistungsfähigkeit von Rettungs- und Einsatzkräften zu erhalten. Das ist mir persönlich wichtig und beschäftigt mich seit vielen Jahren in meiner Berufstätigkeit, in Lehre, Forschung und Praxis. Durch unsere Art, systemische Supervision im Arbeitsfeld Rettungsdienst zu gestalten, bieten wir Rettungs- und Einsatzkräften einen geschützten Raum, in dem über das Erleben und die Erfahrungen gesprochen, belastende Einsätze und Situationen verarbeitet und neue Perspektiven für den Umgang damit entwickelt werden können. Dabei steht nicht nur das Individuum im Fokus, sondern auch das Team und das gesamte organisatorische Umfeld, in dem wir arbeiten. Diese ganzheitliche Betrachtung hilft, Dynamiken besser zu verstehen und konstruktiv mit Herausforderungen umzugehen. Gerade im Rettungsdienst, wo Teamarbeit und zwischenmenschliche Beziehungen von entscheidender Bedeutung sind, kann systemische Supervision so dazu beitragen, Konflikte zu lösen, den Zusammenhalt im Team zu stärken und eine wertschätzende Kommunikationskultur im Arbeitsfeld Rettungsdienst zu etablieren.

Unser Buch stellt als erstes rettungsdienstspezifisches Fachbuch die Bedeutung der systemischen Supervision im Rettungsdienst heraus. Es zeigt praxisnahe Methoden an Beispielen auf und beschreibt, wie systemische Supervision auf verschiedenen Ebenen – von der Einzelsupervision bis hin zur Teamsupervision – im Rettungsdienst effektiv umgesetzt werden kann. Es richtet sich an Fach- und Führungskräfte im Rettungsdienst, an Supervisionspraktiker sowie an alle, die sich für die nachhaltige Verbesserung der Arbeitsbedingungen und der psychischen Widerstandskraft von Rettungs- und Einsatzkräften engagieren. Die Inhalte basieren nicht nur auf theoretischem Wissen, sondern auch auf unseren vielfältigen eigenen Erfahrungen im Arbeitsfeld Rettungsdienst und der Begleitung, Beratung und Supervision von Führungskräften und Teams in ihrer beruflichen Entwicklung.

Wir möchten an dieser Stelle kurz etwas zur sprachlichen Gestaltung dieses Buches sagen. Die Frage, wie wir gendergerecht formulieren, haben wir intensiv diskutiert, verschiedene Varianten durchdacht und erprobt. Letztlich haben wir uns aber ganz bewusst für die Verwendung der grammatikalisch maskulinen Form entschieden, und zwar aus Gründen der besseren Lesbarkeit, der Verständlichkeit und der sprachlichen Ausdruckskraft, insbesondere in den praxisnahen Textstellen, den zahlreichen Abbildungen und kleinteiligen Tabellen. Systemische Supervision lebt von Sprache, von Klarheit und Präzision und sie lässt sich in vielen Fällen einfacher sprechen als schreiben. Uns ist dabei wichtig zu betonen – und das verstehen wir als Selbstverständlichkeit –, dass sämtliche Personenbezeichnungen unabhängig vom Geschlecht gedacht sind. Niemand wird dadurch ausgeschlossen.

Unser Buch gliedert sich in neun Kapitel: Im ersten Kapitel geben Ivo Winterstein und ich eine grundlegende Einführung in die systemische Supervision im Rettungsdienst. Dabei werden ihre Merkmale sowie ihre Abgrenzung zu anderen Beratungsformaten wie Coaching oder kollegialer Beratung herausgearbeitet.

In Kapitel zwei zeige ich die Notwendigkeit systemischer Supervision im Rettungsdienst auf. Neben der Analyse typischer Belastungen erläutere ich, welche strukturellen und personellen Voraussetzungen für eine erfolgreiche Supervision geschaffen werden sollten. Ich thematisiere, wie ein bewusster Umgang mit psychischen Belastungen nicht nur die Gesundheit des Einzelnen schützt, sondern auch die Qualität in der Patientenversorgung verbessern kann.

Das dritte Kapitel von Natalie-Reyes Castellanos-Herr und mir widmet sich den verschiedenen Möglichkeiten der Supervision im Rettungsdienst. Hierbei verdeutlichen wir, wie Beratung, Reflexion und Teambildung durch Supervision gefördert und evaluiert werden können und wie diese Formate gezielt zur Verbesserung der internen Kommunikation und Zusammenarbeit eingesetzt werden können.

In den Kapiteln vier bis acht werden von Ivo Winterstein und mir die verschiedenen Formen der Supervision detailliert vorgestellt: von der Einzelsupervision über Team- und Gruppensupervision bis hin zur Leitungssupervision und dem systemischen Coaching. Jedes dieser Kapitel stellt Methoden, Instrumente und Anwendungsbeispiele vor, die sich in der Praxis bewährt haben. Dabei wird auf konkrete Fallbeispiele eingegangen, die veranschaulichen, wie Supervision zur Lösung von Herausforderungen im rettungsdienstlichen Berufsalltag beitragen kann. Die einzelnen Kapitel schließen wir mit einem interessanten Erfahrungsbericht aus Anwenderperspektive zum Erleben, zur Durchführung und zum Nutzen des jeweiligen Formats ab.

Im abschließenden neunten Kapitel fasse ich fokussiert die wichtigsten sieben Argumente für die Implementierung der systemischen Supervision im Rettungsdienst zusammen. Das Kapitel soll Entscheidungsträgern eine fundierte Grundlage bieten, um Supervision als festen Bestandteil der psychosozialen Unterstützung in Rettungsorganisationen argumentieren und etablieren zu können.

Wie Sie sehen, ist dieses Buch nicht nur eine informative Sammlung von Wissen, Ideen und weiterführenden Inhalten, sondern eine Einladung zum Dialog und zur aktiven Teilnahme an der Gestaltung einer Supervisionskultur im deutschen Rettungsdienst. Dazu möchte dieses Buch konkrete Impulse für die praktische Umsetzung liefern. Die vorgestellten Methoden, Fallbeispiele und Erfahrungsberichte sollen dazu ermutigen, Supervision im Rettungsdienst gezielt einzusetzen, um die Resilienz der Mitarbeitenden zu stärken und langfristig die Qualität der rettungsdienstlichen Versorgung zu sichern. Mein Wunsch ist es, dass dieses Werk nicht nur das notwendige Fachwissen präsentiert, sondern auch eine Inspiration für die Weiterentwicklung der Rettungsdienstkultur bietet – für einen wertschätzenden, unterstützenden und reflektierten Umgang miteinander. Möge dieses Werk dazu beitragen, dass systemische Supervision als fester Bestandteil der professionellen Unterstützung im Rettungsdienst erkannt und genutzt wird.

Viel Spaß beim Lesen, herzlichst Ihr

Professor Dr. Gordon Heringshausen

Interessenkonflikt Die Autor*innen haben keine für den Inhalt dieses Manuskripts relevanten Interessenkonflikte.

Inhaltsverzeichnis

1 Verständnis von systemischer Supervision im Rettungsdienst 1
   1.1 Grundlagen von Supervision 2
      1.1.1 Begriffsklärung 2
      1.1.2 Ziele und Funktionen von Supervision 4
   1.2 Merkmale systemischer Supervision im Rettungsdienst 6
   1.3 Der systemische Blick auf das Handlungssystem Rettungsdienst 8
   1.4 Systemische Supervision im Kontext von Beratung, Coaching und Psychotherapie 11
   1.5 Fazit 12
   Literatur 13

2 Notwendigkeit und Umsetzung systemischer Supervision im Rettungsdienst 15
   2.1 Relevanz systemischer Supervision im Rettungsdienst 16
   2.2 Belastungen und Beanspruchungen im Rettungsdienst 19
      2.2.1 Physische Belastungen 19
      2.2.2 Psychische Belastungen 20
      2.2.3 Soziale und organisatorische Belastungen 21
   2.3 Bedarf und Notwendigkeit von Unterstützung 22
      2.3.1 Psychische und emotionale Entlastung 24
      2.3.2 Verbesserung der Arbeitsqualität 26
      2.3.3 Förderung der professionellen Weiterentwicklung 27
   2.4 Organisatorische Voraussetzungen von Supervision im Rettungsdienst 28
      2.4.1 Rahmenbedingungen für Supervision im Rettungsdienst 29
      2.4.2 Verfügbarkeit von Ressourcen 30
      2.4.3 Struktur und Ablauf systemischer Supervision im Rettungsdienst 30
   2.5 Personelle Voraussetzungen für Supervision 34
      2.5.1 Die Rolle des Supervisors 35
      2.5.2 Die Rolle der Supervisanden 36

		2.5.3	Die Rolle des Auftraggebers bzw. der Leitung	38
		2.5.4	Interne versus externe Supervision	39
	2.6	Fazit und Ausblick		41
	Literatur.			42

3 Möglichkeiten von Supervision im Rettungsdienst 45
    3.1   Möglichkeiten von Supervision im Rettungsdienst. 46
    3.2   Beratung als Bestandteil der Supervision 48
    3.3   Reflexion als zentraler Aspekt der Supervision. 49
    3.4   Teamentwicklung durch Supervision 53
    3.5   Kritik an Supervision. 54
    3.6   Forschungsstand. 55
    3.7   Evaluation 57
    3.8   Fazit 59
    Literatur. 60

4 Systemische Einzelsupervision im Rettungsdienst. 63
    4.1   Relevanz systemischer Einzelsupervision im Rettungsdienst 64
    4.2   Theoretische Rahmung 65
    4.3   Methodenskizze. 66
        4.3.1   Ziele von Einzelsupervision 66
        4.3.2   Methoden und Techniken 67
        4.3.3   Struktur und Ablauf. 68
    4.4   Fallbeispiel „Systemische Einzelsupervision im Rettungsdienst". 71
        4.4.1   Fallbeschreibung 71
        4.4.2   Durchführung. 73
        4.4.3   Ergebnisse 77
        4.4.4   Evaluation 79
    4.5   Erfahrungsbericht aus der Praxis. 80
    4.6   Fazit 83
    Literatur. 83

5 Systemische Teamsupervision im Rettungsdienst 85
    5.1   Relevanz systemischer Teamsupervision im Rettungsdienst 86
    5.2   Theoretische Rahmung 87
    5.3   Methodenskizze. 90
        5.3.1   Ziele von Teamsupervision 90
        5.3.2   Methoden und Techniken 90
        5.3.3   Struktur und Ablauf. 93
    5.4   Fallbeispiel „Systemische Teamsupervision im Rettungsdienst". 94
        5.4.1   Fallbeschreibung 96
        5.4.2   Durchführung. 97
        5.4.3   Ergebnisse 101

		5.4.4	Evaluation	103
	5.5	Erfahrungsbericht aus der Praxis		104
	5.6	Fazit		106
	Literatur			107

6 Systemische Gruppen-/Fallsupervision im Rettungsdienst ... 109

	6.1	Relevanz systemischer Gruppen-/Fallsupervision im Rettungsdienst		110
	6.2	Theoretische Rahmung		111
	6.3	Methodenskizze		113
		6.3.1	Ziele von Gruppen-/Fallsupervision	113
		6.3.2	Methoden und Techniken	114
		6.3.3	Struktur und Ablauf	118
	6.4	Fallbeispiel „Systemische Gruppen-/Fallsupervision im Rettungsdienst"		118
		6.4.1	Fallbeschreibung	119
		6.4.2	Durchführung	120
		6.4.3	Ergebnisse	124
		6.4.4	Evaluation	125
	6.5	Erfahrungsbericht aus der Praxis		126
	6.6	Fazit		128
	Literatur			129

7 Systemische Leitungssupervision im Rettungsdienst ... 131

	7.1	Relevanz systemischer Leitungssupervision im Rettungsdienst		132
	7.2	Theoretischer Rahmen		133
	7.3	Methodenskizze		136
		7.3.1	Ziele	136
		7.3.2	Methoden und Techniken	137
		7.3.3	Struktur und Ablauf	138
	7.4	Fallbeispiel „Leitungssupervision im Rettungsdienst"		140
		7.4.1	Fallbeschreibung	141
		7.4.2	Durchführung	143
		7.4.3	Ergebnisse	147
		7.4.4	Evaluation	148
	7.5	Erfahrungsbericht aus der Praxis		149
	7.6	Fazit		152
	Literatur			152

8 Systemisches Coaching im Rettungsdienst ... 155

	8.1	Relevanz von Coaching im Rettungsdienst		156
	8.2	Theoretischer Rahmen		158
	8.3	Methodenskizze		160
		8.3.1	Ziele	161
		8.3.2	Methoden und Techniken	162

		8.3.3	Struktur und Ablauf． ．	164
	8.4	\multicolumn{2}{l}{Fallbeispiel „Coaching im Rettungsdienst"． ． ． ． ． ． ． ． ． ． ． ． ． ． ．}	165

8.3.3 Struktur und Ablauf 164
8.4 Fallbeispiel „Coaching im Rettungsdienst"................. 165
    8.4.1 Fallbeschreibung 166
    8.4.2 Durchführung................................ 167
    8.4.3 Ergebnisse 173
    8.4.4 Evaluation 174
8.5 Erfahrungsbericht aus der Praxis......................... 176
8.6 Fazit... 179
Literatur... 179

9 Sieben Argumente für systemische Supervision im Rettungsdienst 183
9.1 Argumente für systemische Supervision im Rettungsdienst................................... 184
9.2 Gesundheit: Psychische, physische und soziale Belastungen bewältigen................................ 185
9.3 Kompetenzentwicklung: Reflexion und Lernen ermöglichen................................... 188
9.4 Arbeitszufriedenheit: Motivation und Wohlbefinden steigern................................... 189
9.5 Personalbindung: Mitarbeiter langfristig halten 191
9.6 Teamentwicklung: Zusammenarbeit und Kommunikation fördern................................. 192
9.7 Personalentwicklung: Personal individuell und beruflich fördern.................................... 194
9.8 Qualitätssicherung: Sicherheit und Effizienz im Rettungsdienst sichern 196
9.9 Zusammenfassung und ein systemischer Blick nach voraus................................... 197
Literatur... 198

Abbildungsverzeichnis

Abb. 1.1	Dreieck der Supervision. (Eigene Erstellung in Anlehnung an Lüschen-Heimer & Michalak, 2022).	3
Abb. 1.2	Das „Sieben-Augen-Modell der Supervision" und seine Blickwinkel im System Rettungsdienst. (Eigene Erstellung in Anlehnung an Loebbert, 2016)	9
Abb. 2.1	Funktionen von systemsicher Supervision im Rettungsdienst. (Eigene Erstellung in Anlehnung an Loebbert, 2016)	17
Abb. 2.2	Belastungs-Beanspruchungs-Modell. (Eigene Erstellung in Anlehnung an Rohmert & Rutenfranz, 1975)	19
Abb. 2.3	Belastungen und Ressourcen in der Arbeitswelt (Bußkönning & Göbel, 2017, S. 24)	23
Abb. 2.4	Kernkompetenzen für Supervisoren im Rettungsdienst. (Eigene Erstellung in Anlehnung an Hausherr et al., 2013)	35
Abb. 3.1	Phasen des Supervisionsprozesses. (Eigene Erstellung)	48
Abb. 3.2	Risikofaktoren von Supervision. (Eigene Darstellung in Anlehnung an Schigl, 2011).	55
Abb. 3.3	Kirkpatrick's Pyramide. (Eigene Erstellung in Anlehnung an Heinrichs und Heinrichs, 2014)	58
Abb. 4.1	Beispielhafte Anliegen für Einzelsupervision im Rettungsdienst. (Eigene Erstellung)	65
Abb. 4.2	Kriterien zur Evaluation der Einzelsupervision. (Eigene Erstellung).	79
Abb. 5.1	Belastungsfaktoren der Einsatzkräfte im Rettungsdienst. (Eigene Erstellung in Anlehnung an Karutz et al., 2013)	87
Abb. 5.2	Mögliche Anliegen für eine Teamsupervision im Rettungsdienst. (Eigene Erstellung in Anlehnung an Lüschen-Heimer & Michalak, 2022)	89
Abb. 5.3	Ablauf einer systemischen Teamsupervision. (Eigene Erstellung in Anlehnung an Zwack und Zwack, 2023)	94
Abb. 6.1	Kriterien für die Hypothesenbildung. (Eigene Erstellung in Anlehnung an Ebbecke-Nohlen, 2022)	117
Abb. 7.1	Themenfelder für Leitungssupervision im Rettungsdienst. (Eigene Erstellung in Anlehnung Junkers, 2009)	136

Abb. 7.2	Methoden für Leitungssupervision im Rettungsdienst. (Eigene Erstellung in Anlehnung an Schlippe & Schweitzer, 2007/2010; Lippmann, 2013)	138
Abb. 7.3	Ablauf einer Leitungssupervision im Rettungsdienst. (Eigene Erstellung in Anlehnung an Lippmann, 2013)	140
Abb. 8.1	Wirkfaktoren von Coaching. (Eigene Erstellung in Anlehnung an Grawe, 2005; zit. n. König & Volmer, 2012, S. 273 ff.)	162
Abb. 8.2	Ablauf eines Coachings im Rettungsdienst. (Eigene Erstellung in Anlehnung an König & Vollmer, 2012; Webers, 2015)	164
Abb. 9.1	Argumente für Supervision im Rettungsdienst. (Eigene Erstellung).	185
Abb. 9.2	Schutz- und Risikofaktoren in der Supervision im Rettungsdienst. (Eigene Erstellung in Anlehnung an Klinger, 2023)	186
Abb. 9.3	Kompetenzentwicklung im Rettungsdienst. (Eigene Erstellung in Anlehnung an Erpenbeck & Sauter, 2013)	188
Abb. 9.4	Triangulierung von Teamsupervision. (Eigene Erstellung in Anlehnung an Pühl, 2009)	191
Abb. 9.5	Supervision im Kontext der Personalentwicklung im Rettungsdienst. (Eigene Erstellung in Anlehnung an Winterstein & Hofmann, 2006).	195

Tabellenverzeichnis

Tab. 1.1	Funktionen von Supervision.	5
Tab. 1.2	Definitionsmöglichkeiten von systemischer Supervision.	8
Tab. 1.3	Sieben Blickwinkel auf das Handlungssystem Rettungsdienst auf Grundlage des „Sieben-Augen-Modells der Supervision".	10
Tab. 2.1	Belastungen und Ressourcen im Rettungsdienst.	24
Tab. 2.2	Spezifische Ressourcen im Rettungsdienst.	24
Tab. 2.3	Systemische Supervision: Formen und Settings im Überblick.	32
Tab. 2.4	Beginn eines systemischen Supervisionsprozesses im Rettungsdienst mit Einsatzkräften.	32
Tab. 2.5	Ablauf einer systemischen Supervision im Rettungsdienst mit Rettungs- und Einsatzkräften.	33
Tab. 2.6	Evaluation von Supervisionsangeboten.	34
Tab. 2.7	Anforderungen an Supervisoren im Rettungsdienst.	37
Tab. 2.8	Interne versus externe Supervision.	40
Tab. 4.1	Zieldimensionen der systemischen Einzelsupervision.	67
Tab. 4.2	Systemische Fragenarten im Überblick.	69
Tab. 4.3	Ziele von Achtsamkeit und Selbstfürsorge.	70
Tab. 4.4	Übungen zu Achtsamkeit und Selbstfürsorge.	70
Tab. 5.1	Mögliche Funktionen von systemischer Teamsupervision im Rettungsdienst.	88
Tab. 5.2	Fragenbeispiele für die systemische Analyse und Auftragsklärung in der Teamsupervision.	92
Tab. 5.3	Perspektiven und Fragestellungen im Teamsupervisionserstgespräch.	95
Tab. 6.1	Zieldimensionen systemischer Gruppen-/Fallsupervision im Rettungsdienst.	114
Tab. 6.2	Voraussetzungen und Leitfragen des Reflecting Teams.	116
Tab. 6.3	Selbstevaluation des Supervisionsprozesses.	126
Tab. 7.1	Notwendigkeit von Leitungssupervision im Rettungsdienst, Auswahl.	135

Tab. 7.2 Zieldimensionen von Leitungssupervision
im Rettungsdienst. 137
Tab. 8.1 Notwendigkeiten von Coaching im Rettungsdienst. 157
Tab. 8.2 Gestaltungsmöglichkeiten von systemischem
Coaching im Rettungsdienst, Auswahl. 159

Verständnis von systemischer Supervision im Rettungsdienst

1

Inhaltsverzeichnis

1.1 Grundlagen von Supervision... 2
    1.1.1 Begriffsklärung.. 2
    1.1.2 Ziele und Funktionen von Supervision............................. 4
1.2 Merkmale systemischer Supervision im Rettungsdienst 6
1.3 Der systemische Blick auf das Handlungssystem Rettungsdienst 9
1.4 Systemische Supervision im Kontext von Beratung, Coaching und Psychotherapie.... 11
1.5 Fazit... 13
Literatur 13

Zusammenfassung

Systemische Supervision ist ein zentrales Instrument zur Reflexion und Verbesserung professionellen Handelns im Rettungsdienst. Sie basiert auf Prinzipien systemischen Denkens, das die Wechselwirkungen zwischen Person, Rolle, Aufgabe und Organisation in den Fokus rückt. Einsatz- und Rettungskräfte werden dabei nicht isoliert betrachtet, sondern im Kontext ihrer beruflichen und sozialen Systeme. Die theoretische Fundierung der Supervision stützt sich auf die Systemtheorie, den Konstruktivismus und die Chaostheorie. Es handelt sich dabei um Konzepte, die der Komplexität des rettungsdienstlichen Handelns gerecht werden. Ziel ist die ressourcenorientierte Entwicklung individueller und kollektiver Lösungsstrategien, die sowohl die Handlungsfähigkeit der Einzelnen stärken als auch Team- und Organisationsstrukturen weiterentwickeln. Im Rettungsdienst kann systemische Supervision die Selbstreflexion, die Kommunikationsfähigkeit und die Konfliktlösungskompetenz von Einsatz- und Rettungskräften fördern und sie kann zugleich einen Beitrag zur psychosozialen Gesundheit, Personalentwicklung und Qualitätssicherung

---

© Der/die Autor(en), exklusiv lizenziert an Springer-Verlag GmbH, DE, ein Teil von Springer Nature 2025
G. Heringshausen et al., *Systemische Supervision im Rettungsdienst*,
https://doi.org/10.1007/978-3-662-71702-8_1

im Rettungsdienst leisten. Daher sollte systemische Supervision als integraler Bestandteil eines zukunftsfähigen betrieblichen Gesundheitsmanagements im Rettungsdienst fest etabliert werden.

1.1 Grundlagen von Supervision

Die systemische Supervision ist eine innovative Beratungsform, welche sich durch systemisches Denken und Handeln auszeichnet, d. h., sie betrachtet professionelle Herausforderungen nicht isoliert, sondern im Kontext sozialer, organisationaler und struktureller Wechselwirkungen. Im Zentrum steht dabei die Reflexion beruflicher Rollen, Beziehungen und Handlungsmuster unter Einbezug unterschiedlicher Systemebenen. Als spezifische Ausprägung der Supervision basiert sie auf einem mehrdimensionalen Verständnis von Realität, das durch Konstruktivismus, Systemtheorie und kommunikationstheoretische Ansätze geprägt ist (Ebbecke-Nohlen, 2022). Da sich systemische Supervision methodisch und inhaltlich von anderen Formen professioneller Beratung unterscheidet, wird zur konzeptionellen Einordnung im Folgenden eine grundlegende Einführung in das Verständnis und die Entwicklung von Supervision gegeben, um ihre spezifischen Ausprägungen – insbesondere im systemischen Kontext – nachvollziehbar zu machen und ein theoretisches Fundament für die Anwendung im Rettungsdienst zu schaffen.

1.1.1 Begriffsklärung

Systemische Supervision ist ein professionsbezogenes Reflexions- und Beratungsformat, das insbesondere in helfenden Berufen – etwa Sozialarbeit, Psychotherapie, Pflege und Rettungsdienst – zur Sicherung professionellen Handelns, zur Bearbeitung berufsbezogener Herausforderungen sowie zur psychosozialen Entlastung eingesetzt wird. Supervisanden reflektieren dabei mit Unterstützung von Supervisoren ihre Berufsrolle, Teamdynamiken und organisationsbezogene Fragestellungen. Die Prozesshaftigkeit und Ergebnisoffenheit ermöglichen einen ressourcenorientierten Zugang, der sich bewusst vom funktionalen Zeit- und Entscheidungsdruck abgrenzt (Belardi, 2018).

Erste institutionalisierte Formen von Supervision entwickelten sich Ende des 19. Jahrhunderts in der Sozialen Arbeit und Psychotherapie. Seitdem wurde sie durch kommunikationswissenschaftliche, psychoanalytische und systemtheoretische Perspektiven weiterentwickelt. Begrifflich leitet sich *„Supervision"* vom lateinischen *supervidere* ab im Sinne eines beobachtenden, distanzierten Draufblickens (Lüschen-Heimer & Michalak, 2022). Im europäischen Verständnis gilt Supervision als prozessorientierte, triadisch angelegte Beratung (Person – Rolle – Organisation), die Reflexion, Perspektiverweiterung und berufliche Entwicklung ermöglicht (EASC, 2019). Die DGSv (2023) beschreibt Supervision als ein Beratungsformat für Berufsgruppen, deren Tätigkeit durch zwischenmenschliche Beziehungsgestaltung geprägt ist. Die Reflexion professioneller Rollen, die Spannung zwischen Nähe und

1.1 Grundlagen von Supervision

Distanz sowie der organisationale Kontext werden hierbei systemisch zusammengedacht.

Im Rettungsdienst entstehen besondere Anforderungen regelmäßig durch akute, hochdynamische Einsatzlagen, emotionale Belastung und interprofessionelle Kommunikation. Supervision unterstützt hier die Entwicklung beruflicher Handlungssicherheit, Teamkohärenz und psychischer Resilienz (Steil, 2018). Die europäische Supervisionsauffassung eignet sich daher besonders, um die komplexen Anforderungen in diesem Feld systematisch zu reflektieren. Dem gegenüber steht das angelsächsische Verständnis, in dem „Supervision" eher mit Kontrolle und Hierarchie verbunden ist – etwa im Konzept des „Field Supervisor", das auf medizinische Qualitätsüberwachung zielt (Redelsteiner, 2018). Im hier vertretenen europäischen Modell bietet Supervision Raum zur Selbstreflexion auf Grundlage systemischer Fragestellungen und methodischer Prozessführung. Die Beobachtung zweiter Ordnung – das Reflektieren des eigenen Beobachtens – bildet hierbei ein zentrales Element. Das sogenannte Supervisionsdreieck (Abb. 1.1) modelliert die Wechselwirkungen zwischen Person, Rolle und Organisation als zentrale Analyseeinheit.

Darüber hinaus eröffnet Supervision im Rettungsdienst Möglichkeiten zur Reflexion von Struktur- und Prozessdynamiken sowie zur gezielten Weiterentwicklung organisationaler Rahmenbedingungen. Sie wird damit auch zum Instrument nachhaltiger Personal- und Organisationsentwicklung. Theoretisch-methodisch speist sich Supervision aus psychoanalytischen, gestalttherapeutischen, konstruktivistischen und systemtheoretischen Ansätzen (vgl. Literaturempfehlung). Die aktuelle Praxis versteht sich dabei als reflexives Unterstützungsformat zur Förderung von

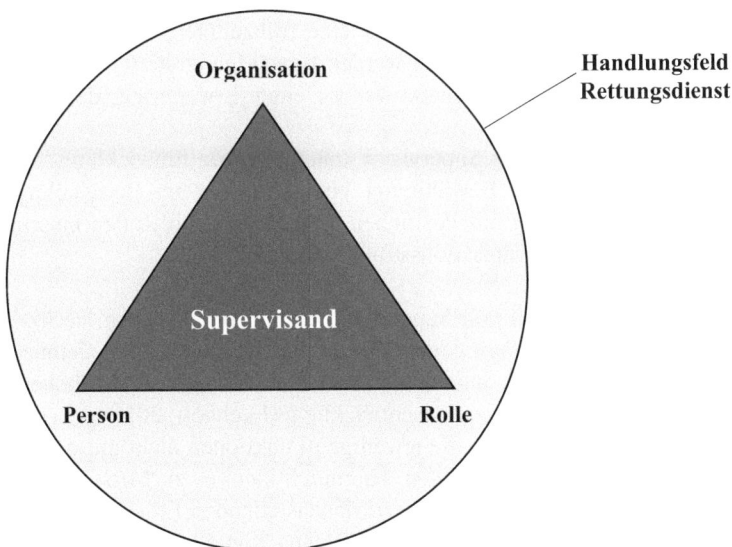

Abb. 1.1 Dreieck der Supervision. (Eigene Erstellung in Anlehnung an Lüschen-Heimer & Michalak, 2022)

Selbstorganisation, Rollenklarheit und beruflicher Identitätsentwicklung (Ebbecke-Nohlen, 2022).

Literaturempfehlung Das Buch „Einführung in die systemische Supervision" von Andrea Ebbecke-Nohlen aus dem Jahr 2022 ist für Interessierte und Anwender eine gute Empfehlung.

1.1.2 Ziele und Funktionen von Supervision

Supervision ist ein wichtiges Instrument zur professionellen Reflexion und Weiterentwicklung des beruflichen Handelns im Rettungsdienst. Damit Supervision ihre Wirkung entfalten kann, ist es notwendig, dass sich Supervision an Zielen orientiert (Belardi, 2018; Schibli & Supersaxo, 2009). Zentrales Ziel von Supervision im Rettungsdienst ist die Kompetenzerweiterung der Akteure. Dieses Ziel lässt sich unterschiedlichen Ebenen zuordnen:

1. **Personalkompetenz:** Durch Supervision werden die Selbstreflexion sowie das Bewusstsein für die eigene Wirkung im beruflichen Kontext gefördert. Die Erweiterung des Wissens über sich selbst sowie der Austausch mit anderen stärken die Personalkompetenz.
2. **Sozialkompetenz:** Die Förderung von Fähigkeiten zur Beziehungsgestaltung, Kommunikation, Konfliktprävention und -lösung sowie zur angemessenen Arbeitsplatzgestaltung steht im Fokus. Supervision trägt somit zur Verbesserung der sozialen Interaktionen und des Arbeitsumfelds bei.
3. **Methodenkompetenz:** Die Verbesserung des berufsspezifischen Handlungswissens durch Supervision ermöglicht eine frühzeitigere Identifikation beruflicher Herausforderungen. Zudem werden Bewältigungsstrategien und Krisenmanagementfähigkeiten optimiert, was zu einer Erweiterung der Methodenkompetenz führt.
4. **Strukturelle Kompetenz:** Supervision unterstützt die Entwicklung von Kompetenzen zur effektiven Bewältigung von Aufgaben im Berufsalltag sowie zum adäquaten Umgang mit Positionen, Funktionen und Rollen innerhalb der rettungsdienstlichen Organisationsstruktur (Belardi, 2020).

Um das übergeordnete Ziel von Supervision erreichen zu können, besitzt Supervision eine Vielzahl von Funktionen (Tab. 1.1). Supervision hat demnach eine Entwicklungs-, Ressourcen- und Qualitätsfunktion (Hawkins & Shohet, 2012) sowie die Funktion der Organisationsentwicklung (Loebbert, 2016).

Es ist darauf zu achten, dass die jeweiligen Funktionen nicht mit dem Ziel der Supervision in Verwechslung geraten. Hierdurch kann es zu Missverständnissen, Verwirrung und in der Folge zu nicht zufriedenstellenden Ergebnissen im Supervisionsprozess kommen. Werden die Funktionen von Supervision vorrangig zu ihren Zielen fokussiert, so stellt dies im besonderen Maße eine Gefahr für den

1.1 Grundlagen von Supervision

Tab. 1.1 Funktionen von Supervision. (Eigene Erstellung in Anlehnung an Loebbert, 2016)

Funktion von Supervision	Aufgaben und Leistungen der Funktion
Entwicklungsfunktion	• Die Reflexion des beruflichen Handelns steht im Fokus, welche auf die Handlungsoptimierung in der Praxis ausgerichtet ist • Das Erlernen des Umgangs mit den eigenen Emotionen sowie die Entwicklung von Werten für das Handeln im Beruf • Die Ermöglichung einer effizienteren, gelungeneren Hilfeleistung im Rettungsdienst
Ressourcenfunktion	• Die Erhaltung und Entwicklung der Arbeitsfähigkeit steht im Fokus, wobei das berufliche Dasein nebst Handlungsmöglichkeiten, aber auch Grenzen thematisiert werden • Es werden Entlastung und Stabilisierung durch reflexive Emotionsregulation und durch Förderung der Psychohygiene ermöglicht • Supervision stellt einen geschützten Raum zum Umgang mit menschlichem Leid, Schmerz und Trauer dar
Qualitätsfunktion	• Ermöglichung des Abbaus ineffizienter Handlungsroutinen sowie eine Verbesserung der Wirksamkeit der Maßnahmen im Einklang mit aktuellen Standards • Reflexion von Notfallsituationen, um einen Mehrwert für die Patienten zu erreichen
Organisationsentwicklung	• Reflexion von Strukturen und Prozessen, welche zur Optimierung der Abläufe angepasst werden sollten

Supervisionsprozess dar. Als Ziel wird immer das verstanden, was am „Ende" des Supervisionsprozesses erreicht sein soll. Die Funktion ist hingegen eine Aufgabe oder auch Leistung, die das Erreichen des Ziels ermöglicht. Im Rettungsdienst kann beispielsweise die Verbesserung der Hilfeleistung ein mögliches Ziel sein, welches durch Supervision mittels verschiedener Aufgaben erreicht werden kann. Die Art und der Umfang der Reflexion sind kontextspezifisch und werden durch die Supervisanden vorgegeben (Loebbert, 2016).

▶ **Praxistipp** Systemische Supervision sollte im Rettungsdienst fest ins Jahresprogramm integriert werden, z. B. in Form von monatlichen Teamsitzungen oder vierteljährlichen Reflexionsworkshops. Dabei geht es nicht nur um Krisenbewältigung, sondern um die kontinuierliche Reflexion von Einsatzsituationen, Teamprozessen und beruflichen Rollen. So können Einsatz- und Rettungskräfte z. B. schwierige Kommunikationssituationen aus dem Einsatzgeschehen gezielt aufarbeiten, neue Perspektiven gewinnen und ihre Handlungssicherheit im Alltag stärken.

1.2 Merkmale systemischer Supervision im Rettungsdienst

Die systemische Supervision stellt eine spezifische Form professionsbezogener Beratung dar, die sich durch eine konsequente Lösungs- und Ressourcenorientierung sowie durch die Analyse von Wechselwirkungen innerhalb komplexer sozialer Systeme auszeichnet (Ebbecke-Nohlen, 2022). Sie basiert auf theoretischen Fundamenten der Systemtheorie, des radikalen Konstruktivismus, der Kommunikationstheorie sowie – in erweiterter Perspektive – auf Differenz- und Chaostheorien (Valler-Lichtenberg, o. J.; Loebbert, 2016). Auch integrative Bezugnahmen, beispielsweise zur Neuro-Linguistischen Programmierung (NLP), lassen sich systemisch fundiert einbinden (Loebbert, 2016).

Im Kontext des Rettungsdienstes erscheint die Anwendung rein psychologisch-theoretisch fundierter Supervisionsansätze aber nur bedingt geeignet, da diese der hohen Komplexität und situativen Unbeständigkeit des rettungsdienstlichen Arbeitsfeldes nicht hinreichend Rechnung tragen. Die systemische Supervision hingegen bietet eine Vielzahl methodisch variabler und theoriebasierter Interventionsmöglichkeiten. Dadurch lassen sich im Rettungsdienst kognitive, emotionale und handlungsbezogene Veränderungsprozesse initiieren. Systemische Supervision adressiert nicht nur individuelle Reflexionsanliegen, sondern auch organisationale und teambezogene Entwicklungsbedarfe, und wird damit dem spezifischen Anforderungsprofil des Berufsfeldes Rettungsdienst gerecht (Schibli & Supersaxo, 2009).

Die systemische Supervision operiert auf Grundlage einer spezifischen professionellen Haltung, die aus dem systemischen Denken hervorgeht. Diese systemische Grundhaltung stellt ein zentrales Unterscheidungsmerkmal zu anderen Supervisionsformen dar und bildet das epistemologische wie interaktionale Fundament des Beratungsprozesses:

1. **Ganzheitliche Kontextualisierung:** Einsatz- und Rettungskräfte werden nicht als isolierte Individuen, sondern als Teil komplexer Beziehungssysteme betrachtet. Die Analyse umfasst dabei sowohl persönliche als auch team-, organisations- und gesellschaftsbezogene Kontexte.
2. **Respekt und Wertschätzung:** Die Interaktion im Supervisionsprozess ist getragen von einer grundlegend respektvollen, unvoreingenommenen und wertschätzenden Haltung gegenüber den Supervisanden. Diese Haltung bildet die Voraussetzung für einen offenen, vertrauensvollen Reflexionsraum.
3. **Ressourcenaktivierung:** Der Fokus liegt auf den vorhandenen und potenziell unbewussten Ressourcen der Supervisanden. Defizitorientierung tritt zugunsten einer positiven, entwicklungsorientierten Perspektive in den Hintergrund.
4. **Lösungs- und Zukunftsorientierung:** Die systemische Supervision ist auf gegenwärtige Handlungsoptionen und zukünftige Gestaltungsmöglichkeiten ausgerichtet. Die Auseinandersetzung mit der Vergangenheit dient primär der Erschließung neuer Handlungsspielräume.

5. **Zirkuläres Denken und systemische Verknüpfung:** Anstelle linear-kausaler Erklärungsmuster werden dynamische Wechselwirkungen zwischen Systemelementen fokussiert. Beziehungen und Interaktionen werden zirkulär analysiert.
6. **Haltung des Nichtwissens:** Die systemische Haltung geht von der Autonomie und Expertise der Supervisanden aus. Der Supervisor begegnet dem Gegenüber mit Bescheidenheit, Offenheit und methodischer Neugier (Ebbecke-Nohlen, 2022).

Diese Haltungen ermöglichen im Rettungsdienst einen dialogischen, partizipativen und reflexiven Prozess, der Hierarchien relativiert und den Austausch auf Augenhöhe etabliert. Die systemische Grundhaltung schafft damit einen Raum für Perspektiverweiterung, selbstorganisierte Entwicklung und die Konstruktion neuer Lösungsstrategien. Sie ermöglicht individuelle und organisationale Lernprozesse und leistet einen bedeutenden Beitrag zur Professionalisierung und Qualitätssicherung im Rettungsdienst (Lüschen-Heimer & Michalak, 2022; Systemische Gesellschaft, o. J.).

Literaturempfehlung
Ebel, P., Kleve, H. & Strecker, J. (Hrsg.) (2022). Systemische Supervision in Lehre und Praxis. Carl-Auer-Verlag.

Im Rahmen systemischer Supervision bildet sich ein reflexiver Handlungsraum zwischen Supervisanden – im Kontext des Rettungsdienstes primär Einsatz- und Rettungskräfte – und den Supervisoren. Dieser Raum ist geprägt durch eine dialogische Struktur, die es ermöglicht, berufsbezogene Erfahrungen aus einer distanzierten Beobachtungsperspektive – der sogenannten „Vogelperspektive" – systematisch zu reflektieren. Ausgangspunkt bilden individuelle Anliegen der Supervisanden, welche in Form konkreter Fragestellungen zur Sprache gebracht werden. Diese Fragestellungen stehen zumeist in einem engen Zusammenhang mit den erlebten Emotionen, kognitiven Bewertungen und konkreten Handlungsmustern im Arbeitsalltag des Rettungsdienstes.

Die systemische Supervision betrachtet diese Anliegen: Das berufliche Handeln der Supervisanden wird dabei in Wechselwirkung mit organisationalen Strukturen, Teamdynamiken und persönlichen Ressourcen analysiert. Im Fokus stehen weniger Defizite, sondern vielmehr die Aktivierung und systematische Nutzung vorhandener Potenziale – sei es auf individueller, kollektiver oder organisationaler Ebene. Die Perspektivwechsel, die im Rahmen systemischer Fragetechniken initiiert werden, eröffnen kreative Suchprozesse und erweitern die Lösungslandschaften. Dabei wird das Selbstbild der Supervisanden im Spiegel ihrer beruflichen Rollen differenziert reflektiert, wodurch neue Selbstdeutungen und Verantwortungsübernahmen möglich werden (Belardi, 2018).

Insbesondere in Phasen von Überforderung, Desorientierung oder Hoffnungslosigkeit kann die systemische Supervision für Einsatz- und Rettungskräfte strukturierend und stabilisierend wirken. Im Rahmen eines klar gegliederten Beratungsprozesses

Tab. 1.2 Definitionsmöglichkeiten von systemischer Supervision. (Eigene Erstellung nach Ebbecke-Nohlen, 2022)

Systemische Supervision ist demnach …
• Eine lösungsorientierte Beratungsform für Personen und Institutionen, die professionelle Zusammenhänge thematisiert
• Ein institutionalisierter Perspektivwechsel bei der Betrachtung von Interaktionsprozessen im Berufsleben
• Eine Reflexionshilfe für das Berufsleben, die eigene Ressourcen aktiviert und spielerisch Lösungen ermöglicht
• Eine Methode, die mit Wertschätzung Arbeitszusammenhänge beleuchtet und die Eigenverantwortung stärkt
• Hilfe zur Selbsthilfe, die Neugier weckt und zum Ziel hat, die professionellen Handlungsmöglichkeiten zu erweitern

werden gemeinsam Hypothesen entwickelt, alternative Handlungsoptionen exploriert und tragfähige Lösungsansätze generiert. Dadurch wird der individuelle Denk- und Handlungsspielraum sukzessive erweitert. Supervisanden werden in die Lage versetzt, aus einer Vielzahl möglicher Optionen fundierte Entscheidungen zu treffen. Die systemische Supervision fungiert hierbei als Hilfe zur Selbsthilfe: Sie stärkt das Selbststeuerungspotenzial und unterstützt den Aufbau eines erweiterten Repertoires an Bewältigungsstrategien. Diese Strategien ermöglichen es Einsatz- und Rettungskräften, zukünftige Herausforderungen im Arbeitskontext des Rettungsdienstes selbstorganisiert und reflektiert zu bewältigen (Ebbecke-Nohlen, 2022).

Vor dem Hintergrund dieser vielfältigen Wirkfaktoren wurden unterschiedliche praxisorientierte Definitionsansätze systemischer Supervision entwickelt, die deren Anwendung und Wirkung im beruflichen Feld differenziert beschreiben (vgl. Tab. 1.2).

In der praktischen Umsetzung zeigt sich die systemische Supervision anschlussfähig für verschiedenste Anliegen und Auftragslagen. Im Rettungsdienst bedeutet dies, dass Einsatz- und Rettungskräfte im Rahmen eines strukturierten Prozesses durch qualifizierte Supervisoren begleitet werden, um innovative Lösungsstrategien für komplexe, berufsbezogene Herausforderungen zu entwickeln. Dieser Beratungsansatz stärkt nicht nur die Problemlösefähigkeit, sondern fördert zugleich die Resilienz, Rollenklarheit und professionelle Weiterentwicklung der beteiligten Akteure im hochdynamischen Einsatzfeld Rettungsdienst.

1.3 Der systemische Blick auf das Handlungssystem Rettungsdienst

Die systemische Supervision im Rettungsdienst ermöglicht eine multiperspektivische Betrachtung berufsbezogener Handlungsrealitäten. Ausgehend von den zentralen Grundhaltungen systemischer Praxis – Wertschätzung, Ressourcenorientierung, Lösungs- und Zukunftsfokus, Zirkularität und epistemische Bescheidenheit – eröffnet

1.3 Der systemische Blick auf das Handlungssystem …

sie differenzierte Zugänge zur Reflexion komplexer Hilfeleistungsprozesse. Ein praxisnahes Modell zur strukturierten Umsetzung im Rettungsdienst dieser Perspektiven bietet das „Sieben-Augen-Modell der Supervision" nach Hawkins und Shohet (2012). Dieses ist besonders anschlussfähig an das professionelle Selbstverständnis des Rettungsdienstes und bietet eine fundierte Grundlage zur Analyse und Weiterentwicklung helfender Beziehungen und organisationaler Kontexte (vgl. Abb. 1.2).

Das Modell integriert sieben systemische Beobachtungsperspektiven, die sowohl das Supervisionssystem als auch das Hilfeleistungssystem Rettungsdienst in den Blick nehmen. Es ermöglicht die Analyse wechselseitiger Interaktionen, einschließlich parallel ablaufender Prozesse wie Übertragung und Gegenübertragung, in einem systemischen Deutungsrahmen. Dabei werden individuelle Wahrnehmungen, interaktionale Dynamiken und organisationale Strukturen differenziert analysiert und miteinander verschränkt. Der methodische Zugang über diese sieben Perspektiven eröffnet eine Vielzahl von Impulsen für die Reflexion, Prozessgestaltung und Entwicklung gezielter Interventionen.

Im Zentrum des Modells steht die Beziehung zwischen Patient, Einsatzkraft bzw. Einsatzteam (Supervisanden) und Supervisoren – eingebettet in übergeordnete soziale, institutionelle und kulturelle Rahmenbedingungen. Diese Beziehungsarchitektur bildet das Analysekontinuum (Bereich), auf dem die systemische Supervision im Rettungsdienst operiert. Die Anwendung des Modells dient dabei nicht nur der individuellen Selbstreflexion, sondern ebenso der Qualitätssicherung und Weiterentwicklung des Supervisionsprozesses selbst (Loebbert, 2016).

Durch die differenzierte Betrachtung der einzelnen Perspektiven entstehen vielfältige Erkenntnispotenziale, die wie Puzzleteile zu einem erweiterten Gesamtbild des beruflichen Handelns im Rettungsdienst zusammengesetzt werden können

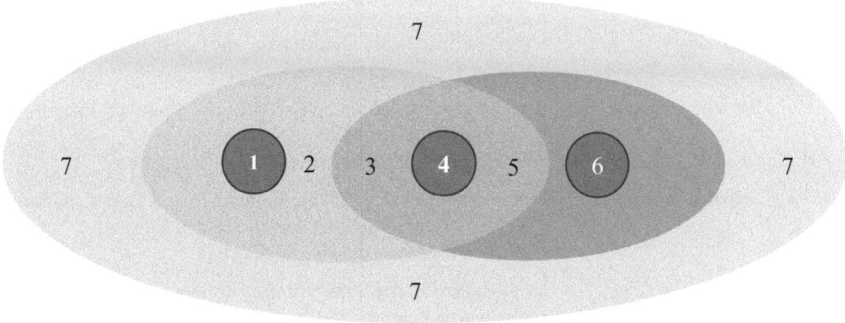

1. Patient
2. Interventionen der Einsatzkraft/ des Rettungsteams
3. Beziehung zwischen Einsatzkraft/ Rettungsteam und Patient
4. Selbstwahrnehmung der Einsatzkraft/ des Rettungsteams
5. Supervisionsprozess
6. Wahrnehmungen des Supervisors
7. Der gesamte Kontext

Abb. 1.2 Das „Sieben-Augen-Modell der Supervision" und seine Blickwinkel im System Rettungsdienst. (Eigene Erstellung in Anlehnung an Loebbert, 2016)

(vgl. Tab. 1.3). Da Supervision als Teil des professionellen Systems Rettungsdienst verstanden wird, ist eine Parallelanalyse möglich, in der sowohl das Hilfe- als auch das Beratungssystem mitgedacht und reflektiert werden können. Diese Verbindung ermöglicht es, neue Handlungsoptionen sichtbar zu machen und bislang verdeckte Dynamiken systematisch zu erschließen (Loebbert, 2016).

Die Bedeutung des Modells liegt nicht allein in der punktuellen Anwendung, sondern in seiner prozessualen Integration. Es fungiert als reflexiver Rahmen über die gesamte Dauer eines Supervisionsprozesses hinweg und erfordert eine kontinuierliche, dialogische Auseinandersetzung zwischen allen Beteiligten (Hawkins & Shohet, 2012).

▶ **Praxistipp** Die verschiedenen Augen können bspw. durch runde oder ovale Moderationskarten als sogenannte „Bodenanker" dargestellt werden. Dies ermöglicht einen geordneten Supervisionsprozess und vereinfacht einen zielgerichteten Wechsel zwischen den jeweiligen Blickwinkeln des Systems. Es empfiehlt sich, die Ergebnisse der einzelnen Supervisionssitzungen zu dokumentieren und komplexe Zusammenhänge auf einem Flipchart oder einer Metaplanwand zu veranschaulichen.

Tab. 1.3 Sieben Blickwinkel auf das Handlungssystem Rettungsdienst auf Grundlage des „Sieben-Augen-Modells der Supervision". (Eigene Erstellung in Anlehnung an Loebbert, 2016)

Auge	Fokus auf …	Bedeutung in der Praxis der systemischen Supervision
1	Patient	Wahrnehmung der Symptome und Bedürfnisse • Wie wurde der Zustand des Patienten erlebt? • Welche unausgesprochenen Erwartungen standen im Raum?
2	Interventionen	Reflexion der getroffenen Maßnahmen und möglicher Alternativen • Welche Entscheidungen wurden wie begründet? • Welche Optionen blieben ungenutzt?
3	Beziehungsebene	Analyse der Interaktion zwischen Einsatzkraft und Patient • Wie verlief die Kommunikation? • Welche Wirkung hatte die Beziehungsgestaltung?
4	Selbstwahrnehmung	Reflexion eigener Gedanken, Emotionen und Teamdynamik • Welche inneren Prozesse begleiteten den Einsatz? • Wie beeinflussten sie das Handeln?
5	Supervision selbst	Meta-Reflexion des Supervisionsprozesses • Was wurde gelernt? • Welche Entwicklung fand statt?
6	Perspektive des Supervisors	Beobachtungen als Impuls zur Weiterentwicklung • Welche Muster und Potenziale wurden erkannt?
7	Gesamtkontext	Einbindung in organisatorische, rechtliche und gesellschaftliche Rahmen • Welche äußeren Bedingungen wirkten auf das Einsatzgeschehen ein?

Insgesamt stellt das Sieben-Augen-Modell ein wirkungsvolles Instrument dar, um die professionellen Beziehungen, Herausforderungen und organisationalen Bedingungen im Rettungsdienst systemisch zu reflektieren. Es erweitert die Handlungsfähigkeit der Supervisanden, unterstützt eine konstruktive Auseinandersetzung mit belastenden Situationen und verhindert die Individualisierung struktureller Probleme. Durch seine ganzheitliche Logik trägt das Modell wesentlich zur Sicherung der Versorgungsqualität und zur nachhaltigen Entwicklung professioneller Handlungskompetenz im Rettungsdienst bei.

1.4 Systemische Supervision im Kontext von Beratung, Coaching und Psychotherapie

Die systemische Supervision ist Teil eines Spektrums professioneller Beratungsformate, die allesamt das Ziel verfolgen, Personen bei der Reflexion und Bewältigung beruflicher oder persönlicher Herausforderungen zu begleiten. Zwischen systemischer Supervision, Beratung, Coaching und Psychotherapie bestehen jedoch sowohl inhaltliche Überschneidungen als auch konzeptionelle Differenzierungen. Eine eindeutige Abgrenzung ist nicht immer trennscharf möglich, da sich Wirkprinzipien, Haltungen und methodische Elemente zum Teil ähneln oder gegenseitig beeinflussen (Winterstein, 2024). Gleichwohl lassen sich wesentliche Unterschiede mit Blick auf Zielsetzung, Zielgruppe, methodische Ausrichtung und Kontextbezug herausarbeiten.

Systemische Supervision versteht sich als prozessorientiertes Reflexionsformat mit Fokus auf das berufliche Handlungsfeld. Sie basiert auf systemtheoretischen, konstruktivistischen und kommunikationstheoretischen Ansätzen und bezieht stets die Wechselwirkungen zwischen Person, Rolle und Organisation mit ein. Charakteristisch sind eine kontextuelle Perspektive (Person als Teil eines sozialen Systems), die Förderung von Selbstreflexion, die Erweiterung des Denk- und Handlungsspielraums sowie eine konsequente Ressourcen- und Lösungsorientierung. Methodisch kommen u. a. Hypothesenbildung, zirkuläres Fragen und Mehrperspektivität zum Einsatz (vgl. Kap. 4, 5 und 6).

Beratung zeichnet sich primär durch ihren Expertenansatz aus. Ratsuchende wenden sich an Beraterinnen mit der Erwartung, lösungsorientierte Informationen oder konkrete Handlungsoptionen zu erhalten. Im Gegensatz zur systemischen Supervision, die vorwiegend Fachkräfte im beruflichen Kontext adressiert, richtet sich Beratung häufig an Personen in sozialen oder familiären Krisensituationen, z. B. im Rahmen von Familien-, Schwangerschafts- oder Sozialberatung. Während Supervision auf die Förderung professioneller Selbststeuerung zielt, liegt in der Beratung der Fokus stärker auf direkter Problemlösung und Expertenwissen.

Coaching und systemische Supervision weisen inhaltliche Nähe auf, unterscheiden sich jedoch hinsichtlich Zielausrichtung und methodischer Tiefe (Loebbert, 2016). Coaching konzentriert sich zumeist auf die individuelle Begleitung von Führungskräften oder Mitarbeitern mit leistungs- oder karrierebezogenen Anliegen. Der Coachingprozess ist stärker ziel- und lösungsorientiert und betont individuelle Entwicklung und Ergebnisoptimierung. Die systemische Supervision hingegen adressiert komplexe Team- und Organisationsdynamiken und legt größeren Wert auf systemische Analyse sowie auf die Selbstreflexion aller Beteiligten – einschließlich der Supervisoren. Ihr Anwendungsfeld liegt schwerpunktmäßig im Kontext helfender Berufe.

Trotz methodischer Ähnlichkeiten unterscheidet sich die systemische Supervision deutlich von der **Psychotherapie**. Letztere ist auf die Behandlung psychischer Störungen fokussiert, basiert auf einem medizinisch-therapeutischen Setting und unterliegt in der Regel einer Kostenübernahme durch das Gesundheitssystem (Winterstein, 2024). Gemeinsam ist beiden Formaten die Etablierung einer professionellen Beziehung, die durch Vertrauen, Empathie und strukturelle Rahmung geprägt ist (Ebbecke-Nohlen, 2022). Während Supervision auf die berufliche Rolle und deren Einbettung in organisationale Kontexte fokussiert, adressiert Psychotherapie intrapsychische Dysfunktionen. Dennoch existieren fließende Übergänge – insbesondere in therapeutischen Schulen mit humanistischer Ausrichtung, die stärker salutogenetisch als pathogenetisch operieren. Supervision hingegen ist in der Regel zeitlich begrenzt, lösungsorientiert und auf die Aktivierung professioneller Ressourcen ausgerichtet.

In der Praxis ist eine klare Differenzierung dieser Formate essenziell. Dies nicht zuletzt, um Zuständigkeiten, Erwartungen und Ziele transparent zu gestalten und den jeweiligen Beratungsprozess angemessen zu rahmen.

> ▶ **Praxistipp** Nutzen Sie Supervision nicht erst bei Überlastung oder Konflikten, sondern regelmäßig, z. B. alle 4 bis 6 Wochen im Team oder einzeln. Gerade im Rettungsdienst hilft dieser präventive Einsatz, belastende Einsätze besser zu verarbeiten, die Kommunikation im Team zu verbessern und berufliche Rollenklarheit zu gewinnen. So wird Supervision zu einem festen Bestandteil der Qualitätssicherung und Personalentwicklung.

1.5 Fazit

Zusammenfassend kann festgehalten werden, dass systemische Supervision eine besondere Position innerhalb der verschiedenen Beratungsformate einnimmt. Im Kern stehen die Reflexion und Verbesserung der beruflichen Praxis der Supervisanden unter Berücksichtigung systemischer Zusammenhänge. Im Gegensatz zur Beratung und zum Coaching liegt der Schwerpunkt stärker auf der professionellen Entwicklung und Qualitätssicherung in beruflichen Kontexten. Die systemische Supervision behandelt im Vergleich zur Psychotherapie keine psychischen Störungen, sondern fördert die berufliche Handlungskompetenz und (Selbst-)Reflexionsfähigkeit. Die Entscheidung, ob systemische Supervision, Beratung, Coaching oder Psychotherapie zum Einsatz kommt, ist abhängig von den spezifischen Bedürfnissen, dem Kontext sowie den Zielen des Auftraggebers bzw. der jeweiligen

Person, welche eines der Beratungsformate in Anspruch nimmt. Während alle Ansätze das gemeinsame Ziel verfolgen, Menschen in ihrer Entwicklung zu unterstützen, bietet jeder Ansatz einen etwas anderen Fokus und spezifische Methoden. Die systemische Supervision zeichnet sich jedoch insbesondere durch ihre ganzheitliche Betrachtung eines beruflichen Systems Rettungsdienst aus. Sie vermag zudem multidimensionale Wechselwirkungen zu berücksichtigen und neue Perspektiven zu eröffnen.

Literatur

Belardi, N. (2018). *Supervision und Coaching. Grundlagen, Techniken, Perspektiven* (Beck'sche Reihe, Bd. 2157, 5. Aufl.). C.H.Beck. https://ebookcentral.proquest.com/lib/kxp/detail.action?docID=6990185.

Belardi, N. (2020). *Supervision und Coaching. Für Soziale Arbeit, Pflege, Schule (Sozialarbeit)*. Lambertus.

AQComo-Zipfel, F., & Lanig, S. (2022). *Verhaltensorientierte Supervision für soziale und pädagogische Berufe*. Einführung und Leitfaden.

DGSv (Deutsche Gesellschaft für Supervision und Coaching e. V., Hrsg.). (2023). *Supervision/Coaching*. https://www.dgsv.de/dgsv/supervision/.

EASC. (2019). *EASC – Supervision and Coaching in Europe. Handbuch. Qualitätsstandards des EASC*. https://www.easc-online.eu/fileadmin/content/dokumente/Manual/de/EASC-Manual_EC_Vision_V04_bis_09-2023.pdf.

Ebbecke-Nohlen, A. (2022). *Einführung in die systemische Supervision* (Carl-Auer compact, Sechste Aufl.). Carl-Auer.

Hawkins, P., & Shohet, R. (2012). *Supervision in the helping professions* (4. Aufl.). Open University Press.

Loebbert, M. (2016). *Wie Supervision gelingt*. Springer Fachmedien Wiesbaden. https://doi.org/10.1007/978-3-658-13106-7.

Lüschen-Heimer, C., & Michalak, U. (2022). *Werkstattbuch systemische Supervision* (Beratung, Coaching, Supervision, Zweite Aufl.). Carl-Auer Verlag GmbH.

Obermeyer, K., & Pühl, H. (2015). *Teamcoaching und Teamsupervision. Praxis der Teamentwicklung in Organisationen* (1. Aufl.). Vandenhoeck und Ruprecht. https://ebooks.ciando.com/book/index.cfm/bok_id/1912133.

Redelsteiner, C. (2018). Risiko- und Qualitätsmanagement am Einsatzort durch Feldsupervisoren. In A. Neumayr, M. Baubin, & A. Schinnerl (Hrsg.), *Zukunftswerkstatt Rettungsdienst* (S. 187–197). Springer Berlin Heidelberg. https://doi.org/10.1007/978-3-662-56634-3_17.

Schibli, S., & Supersaxo, K. (2009). *Einführung in die Supervision* (UTB, Bd. 3249, 1. Aufl.). Haupt.

Steil, M. (2018). Editorial. Psychosoziale Belastungen im Rettungsdienst. *Rettungsdienst, 41*(2), 3.

Systemische Gesellschaft (Hrsg.) (o. J.). *Der systemische Ansatz und seine Praxisfelder. Eine Informationsbroschüre der Systemischen Gesellschaft*. https://systemische-gesellschaft.de/wp-content/uploads/2021/10/SG_Systemischer-Ansatz-und-seine-Praxisfelder.pdf.

Valler-Lichtenberg, A. (o. J.). *Systemische Supervision*, DGSF – Deutsche Gesellschaft für Systemische Therapie, Beratung und Familientherapie e. V. https://dgsf.org/service/was-heisst-systemisch/systemische_supervision.html.

Winterstein, I. (2024). *Supervision von Einsatzkräften im Rettungsdienst*. Stumpf + Kossendey. https://doi.org/10.36209/2024.2039E1.10.

Notwendigkeit und Umsetzung systemischer Supervision im Rettungsdienst

2

Inhaltsverzeichnis

2.1 Relevanz systemischer Supervision im Rettungsdienst 16
2.2 Belastungen und Beanspruchungen im Rettungsdienst 19
    2.2.1 Physische Belastungen 19
    2.2.2 Psychische Belastungen 20
    2.2.3 Soziale und organisatorische Belastungen 21
2.3 Bedarf und Notwendigkeit von Unterstützung 22
    2.3.1 Psychische und emotionale Entlastung................................ 24
    2.3.2 Verbesserung der Arbeitsqualität 26
    2.3.3 Förderung der professionellen Weiterentwicklung...................... 27
2.4 Organisatorische Voraussetzungen von Supervision im Rettungsdienst 28
    2.4.1 Rahmenbedingungen für Supervision im Rettungsdienst................ 29
    2.4.2 Verfügbarkeit von Ressourcen 30
    2.4.3 Struktur und Ablauf systemischer Supervision im Rettungsdienst........... 30
2.5 Personelle Voraussetzungen für Supervision 34
    2.5.1 Die Rolle des Supervisors... 35
    2.5.2 Die Rolle der Supervisanden 36
    2.5.3 Die Rolle des Auftraggebers bzw. der Leitung......................... 38
    2.5.4 Interne versus externe Supervision................................... 39
2.6 Fazit und Ausblick 41
Literatur 42

Zusammenfassung

Einsatz- und Rettungskräfte im Rettungsdienst stehen täglich vor anspruchsvollen und oft emotional belastenden Situationen. Diese Ereignisse können nicht nur für die Betroffenen und deren Angehörigen, sondern auch für die Rettungskräfte selbst erhebliche psychosoziale Belastungen mit sich bringen. Ein professioneller und zugleich empathischer Umgang mit diesen Herausforderungen ist essenziell, um sowohl die eigene Gesundheit zu erhalten als auch die bestmögliche Versorgung der Patienten sicherzustellen. Die Bewältigung dieser psychosozialen Belastungen erfordert eine ganzheitliche Perspektive, die alle Ebenen des Arbeitsalltags im Rettungsdienst umfasst. Dabei darf die physische und psychosoziale Gesundheit der Mitarbeiter nicht nur als individuelles Thema der Mitarbeiter verstanden werden, sondern sie muss ein zentraler und struktureller Bestandteil der rettungsdienstlichen Organisation werden. Um den wachsenden Anforderungen in diesem Berufsfeld gerecht zu werden, sind demzufolge Maßnahmen notwendig, die sowohl organisatorische als auch soziale und individuelle Ressourcen der Mitarbeiter stärken. Supervision spielt in diesem Kontext eine Schlüsselrolle. Sie ermöglicht die Reflexion des professionellen Handelns und unterstützt die Entwicklung einer gesundheitsförderlichen Arbeitskultur im Rettungsdienst. Supervision stärkt zudem den Teamgeist, bietet Zugang zu professioneller Begleitung und ermöglicht es den Mitarbeitern, über Belastungen zu sprechen und Unterstützung in Anspruch zu nehmen und dadurch ihre individuellen Handlungs- und Bewältigungskompetenzen weiterzuentwickeln. Durch diesen ganzheitlichen Ansatz werden Rettungskräfte nicht nur besser auf die Tätigkeit im Rettungsdienst vorbereitet, sondern können auch langfristig ihre individuelle psychische Gesundheit schützen. Supervision ist somit ein wirksames Instrument zur Verbesserung der Arbeitszufriedenheit, der Teamkultur und der psychosozialen Gesundheit im Rettungsdienst.

2.1 Relevanz systemischer Supervision im Rettungsdienst

Der Rettungsdienst in Deutschland vereint zwei zentrale Arbeitsfelder: die Notfallrettung, die insbesondere bei akuter Lebensgefahr oder zur Vermeidung schwerer gesundheitlicher Schäden eingesetzt wird, und den qualifizierten Krankentransport. Die primäre Aufgabe der Notfallrettung besteht in der präklinischen medizinischen Versorgung von Notfallpatienten direkt am Einsatzort sowie in deren qualifiziertem Transport in eine geeignete weiterbehandelnde Gesundheitseinrichtung. Die gesetzlichen Rahmenbedingungen für den Rettungsdienst sind in Deutschland auf Länderebene geregelt und variieren in den 16 Rettungsdienstgesetzen der Bundesländer. Diese Regelungen betreffen die Organisation, Durchführung und Finanzierung des Rettungsdienstes und weisen oft erhebliche Unterschiede auf. Die Trägerschaft des Rettungsdienstes liegt in der Regel bei den Landkreisen und kreisfreien Städten. Die Durchführung erfolgt entweder durch die Kommunen selbst oder durch Vergabe an gemeinnützige Hilfsorganisationen und privatwirtschaftliche Unternehmen. Diese Vielfalt in der Organisation führt zu einer heterogenen Struktur des Rettungsdienstes in Deutschland (BMG, 2023).

Aktuell steht der Rettungsdienst in Deutschland vor einer Vielzahl komplexer Entwicklungsnotwendigkeiten und damit zugleich einhergehender Herausforderungen und Chancen. Angesichts demografischer Veränderungen, medizinischer und technologischer Innovationen, Anforderungen durch die

2.1 Relevanz systemischer Supervision im Rettungsdienst

Digitalisierung und neuer gesetzlicher Rahmenbedingungen (vgl. Krankenhausreformgesetz) hat sich das Arbeitsfeld Rettungsdienst bereits in den letzten Jahren dynamisch entwickelt und wird sich auch perspektivisch rasant weiterentwickeln. Spätestens mit der Einführung des Notfallsanitäter-Gesetzes (NotSanG) im Jahre 2014 hat sich der Rettungsdienst endgültig professionalisiert und die berufliche Tätigkeit im Rettungsdienst als Notfallsanitäter ist stark aufgewertet worden (Pfütsch, 2020). Der Anstieg chronischer Erkrankungen, die insgesamt älter werdende Bevölkerung und die zunehmende Urbanisierung stellen den Rettungsdienst auch zukünftig vor wachsende Anforderungen (statista, 2025). Gleichzeitig eröffnen Fortschritte in der Telemedizin, der sich entwickelnden Digitalisierung und in der Aus-, Fort- und Weiterbildung neue Möglichkeiten zur Verbesserung der Patientenversorgung (Breuer et al., 2023). Im Hinblick auf die Personalsituation im Rettungsdienst lässt sich feststellen, dass zwischen 2011 und 2022 der Rettungsdienst einen signifikanten Anstieg der Beschäftigtenzahl um mehr als 70 % verzeichnete, sodass im Jahr 2022 rund 86.000 Personen in diesem Bereich tätig waren. Dieser Zuwachs spiegelt die gestiegene Nachfrage nach rettungsdienstlichen Leistungen und die zunehmenden Anforderungen wider, die an die Rettungskräfte aktuell und zukünftig gestellt werden (destatis, 2024). Diese beruflich bedingten Anforderungen können sowohl physischer, psychischer, emotionaler als auch sozialer Art sein. Im Umgang mit diesen beruflich veranlassten Belastungen eröffnet Supervision die Möglichkeit der Beratung und Unterstützung (Abb. 2.1). Die Deutsche Gesellschaft für Supervision (DGSv) formuliert dazu folgende Definition: „Supervision ist eine Beratungsmethode, die zur Sicherung und Verbesserung der Qualität beruflicher Arbeit eingesetzt wird. Supervision bezieht sich dabei auf psychische, soziale und institutionelle Faktoren. […] Supervision unterstützt die Entwicklung von Konzepten bei der Begleitung von Strukturveränderungen und die Entwicklung der Berufsrolle." (DGSv, 1996, S. 11). Supervision dient

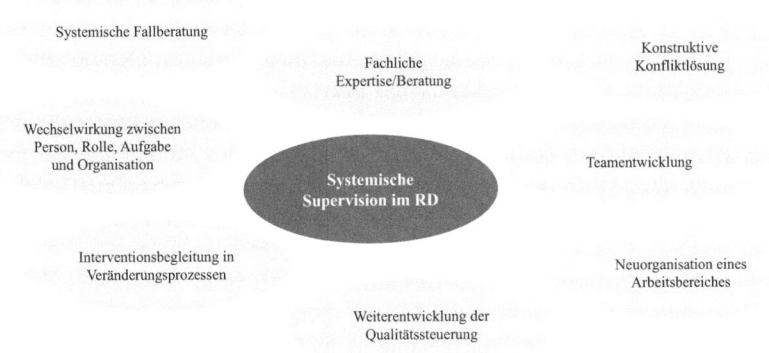

Abb. 2.1 Funktionen von systemsicher Supervision im Rettungsdienst. (Eigene Erstellung in Anlehnung an Loebbert, 2016)

demnach der Betrachtung und Reflexion professionellen Handelns sowie institutioneller Strukturen mit dem Ziel, insbesondere die Qualität psychischer, sozialer und institutioneller Faktoren in der beruflichen Praxis zu steigern. Die systemische Supervision stützt sich dabei auf theoretische Grundlagen aus der Systemtheorie und basiert auf den Prinzipien des systemischen Denkens. Sie fokussiert auf die Kommunikations- und Interaktionsmuster innerhalb eines Systems sowie auf die Art und Weise, wie das System mit seiner Umwelt in Beziehung tritt (DGSF, 2008). Systemische Supervision ist vor diesem Hintergrund als ein strukturierter Prozess zu verstehen, bei dem Mitarbeiter aus dem Rettungsdienst, unter Anleitung einer qualifizierten Person, ihre beruflichen Erlebnisse, Herausforderungen und Emotionen reflektieren.

Ziel der systemischen Supervision ist es, die rettungsdienstliche Berufspraxis zu analysieren, emotionale Belastungen zu verarbeiten und die berufliche Kompetenz sowie die Teamdynamik zu stärken und zu fördern. Dabei kann systemische Supervision sowohl individuelle als auch gruppenbezogene Ansätze umfassen. Supervision im Rettungsdienst umfasst in diesem Zusammenhang mehrere zentrale Aspekte, die zur Verbesserung der beruflichen Praxis und des Wohlbefindens der Mitarbeiter beitragen können. Erstens dient sie der Reflexion beruflicher Erfahrungen, indem die Rettungskräfte das Einsatzgeschehen und ihre Entscheidungen reflektieren, um ein tieferes Verständnis ihrer eigenen Handlungen zu gewinnen und diese perspektivisch zu optimieren (Loebbert, 2016). Zweitens bietet Supervision emotionale Unterstützung, indem sie einen sicheren Raum schafft, in dem belastende und traumatische Erlebnisse besprochen und verarbeitet werden können. Drittens ermöglicht sie den Mitarbeitern einen Lern- und Entwicklungsprozess, der durch die Analyse von Einsätzen und berufsspezifischen Situationen neue Handlungskompetenzen fördert und die beruflichen Fähigkeiten der Mitarbeiter verbessert. Ein weiterer wichtiger Aspekt ist die Förderung der Teamarbeit. Supervision trägt dazu bei, die Kommunikation und Zusammenarbeit innerhalb eines Teams zu stärken, Konflikte zu lösen und so ein angenehmeres Arbeitsklima zu schaffen. Schließlich spielt die Supervision eine wichtige präventive Rolle in der Stressbewältigung. Durch die regelmäßige Auseinandersetzung mit den beruflichen Herausforderungen im Rettungsdienst und den perspektivischen Anforderungen können Stress und gegebenenfalls Burnout bzw. Demotivation und Fluktuationsgefahr frühzeitig erkannt und präventive Maßnahmen ergriffen werden. Supervision im Rettungsdienst ist somit ein wesentliches Instrument zur Förderung der persönlichen und beruflichen Entwicklung der Mitarbeiter, zur Qualitätssicherung der Arbeit und zur Unterstützung der psychosozialen Gesundheit (DGSF, 2008) und daher für helfende Berufe dringend geboten (Ludwig, 2008).

▶ **Praxistipp** Richten Sie nach besonders belastenden Einsätzen (z. B. Reanimationen, Kindernotfälle, Suizide) kurze, moderierte Reflexionsgespräche im Team ein – noch während der Schicht oder direkt danach. So schaffen Sie einen sicheren Raum zur emotionalen Entlastung, stärken den Teamzusammenhalt und legen den Grundstein für eine langfristige Supervisionskultur.

2.2 Belastungen und Beanspruchungen im Rettungsdienst

Die präklinische Akutversorgung von Notfallpatienten befindet sich seit Jahren in einem kontinuierlichen Wandel. Die berufsbedingten Belastungen und die daraus resultierenden Beanspruchungen sind vielfältig (Abb. 2.2). Die zunehmenden Arbeitsbelastungen von Rettungskräften infolge steigender Einsatzzahlen, fehlender Rechtssicherheit während der Einsätze sowie die Fluktuation von Mitarbeitern werden in der Literatur als wesentliche Einflussfaktoren auf Motivation und Gesundheit von Einsatz- und Rettungskräften im Rettungsdienst benannt (BMG, 2023). Parallel dazu stellen zunehmend komplexe diagnostische und therapeutische Möglichkeiten sowie organisatorische und arbeitsrechtliche Rahmenbedingungen hohe Anforderungen an das Rettungsdienstpersonal. Neben den körperlichen Belastungen durch Heben und Tragen sind auch die psychischen Herausforderungen erheblich, wie das Bewältigen plötzlich auftretender Stresssituationen und der regelmäßige Umgang mit Schmerz, Leid, Verlust, Tod und Trauer. Besonders die Wahrnehmung der eigenen beruflichen Identität spielt in diesem Zusammenhang eine entscheidende Rolle für die individuelle psychosoziale Gesundheit von Rettungsdienstpersonal (Hering et al. 2004, Heringshausen et al., 2010; Schumann et al., 2017; Heringshausen, 2021).

2.2.1 Physische Belastungen

Die körperlichen Belastungen im Rettungsdienst sind vielfältig. Rettungskräfte sind täglich einer Vielzahl von körperlichen Belastungen ausgesetzt, die durch schwere Hebe- und Tragetätigkeiten, unregelmäßige Arbeitszeiten und den Einsatz

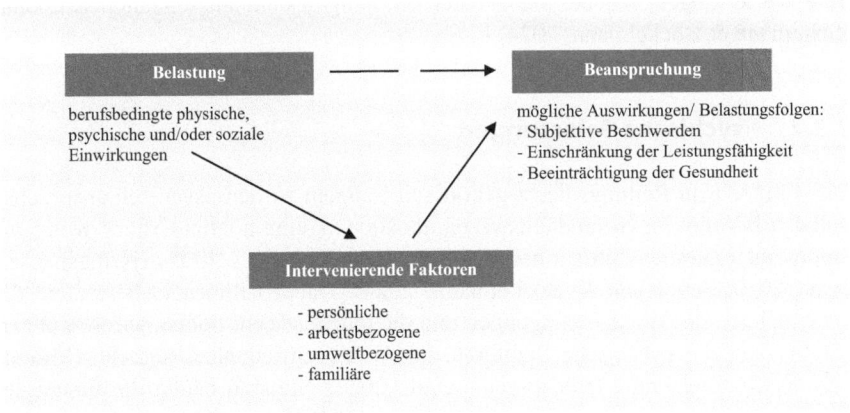

Abb. 2.2 Belastungs-Beanspruchungs-Modell. (Eigene Erstellung in Anlehnung an Rohmert & Rutenfranz, 1975)

in herausfordernden Umgebungen bedingt sind. Diese physischen Anforderungen stellen regelmäßig ein erhebliches Gesundheitsrisiko dar (Heringshausen, 2021). Eine der zentralen körperlichen Herausforderungen für Rettungskräfte ist das Heben und Tragen von Patienten, oft unter schwierigsten Bedingungen. Die Notwendigkeit, Patienten aus engen Räumen, Treppenhäusern oder unwegsamem Gelände zu transportieren, führt häufig zu einseitiger Körperhaltung und Fehlbelastungen und erhöht langfristig die körperliche Beanspruchung (IFA, 2017). Während der Einsätze müssen Rettungskräfte häufig in unbequemen und unnatürlichen Positionen arbeiten, was zu einseitigen Belastungen führt. Diese Belastung konzentriert sich dabei vor allem auf die Lendenwirbelsäule und die Rückenmuskulatur, was langfristig zu degenerativen Erkrankungen führen kann, wie Bandscheibenvorfällen oder chronischen Rückenschmerzen (UK/BG, 2019). Neben den konstanten körperlichen Anstrengungen treten in Notfallsituationen oft akute Belastungsspitzen auf, wie bei der Reanimation oder dem schnellen Transport von Patienten in lebensbedrohlichen Zuständen. Diese Situationen führen zu einer kurzfristigen, aber intensiven körperlichen Belastung, die das Risiko für akute Verletzungen und Erschöpfungszustände erhöht (Böckelmann et al., 2022). Die Zusammenhänge und die langfristigen Auswirkungen auf die Gesundheit der Rettungskräfte im Hinblick auf Muskel-Skelett-Erkrankungen und auf Herz-Kreislauf-Erkrankungen sind seit Jahren gut beforscht. Chronische Rückenschmerzen, Schulter-Nacken-Syndrome und Knieprobleme zählen zu den häufigsten Beschwerden. Aktuelle Studien zeigen, dass der Anteil der Rettungskräfte, die unter solchen Beschwerden leiden, signifikant höher ist als in anderen Berufsgruppen (ver.di, 2022; UK/BG, 2024). Die körperliche Anstrengung in Kombination mit Stress und unregelmäßigen Arbeitszeiten kann aber auch einen Einfluss auf das Herz-Kreislauf-System der Rettungskräfte haben. So erhöhen die ständigen Belastungssituationen im Rettungsdienst das Risiko für Bluthochdruck und andere kardiovaskuläre Erkrankungen. Besonders bei Rettungseinsätzen, die mit hoher körperlicher Anstrengung verbunden sind, kann die Herzfrequenz schnell auf kritische Werte steigen, was bei mangelnder Erholung gesundheitsschädlich sein kann (Schumann & Böckelmann, 2024).

2.2.2 Psychische Belastungen

Die Tätigkeit im Rettungsdienst gehört seit Langem zu den psychisch anspruchsvollsten Berufen im Gesundheitswesen, da sie u. a. eine kontinuierliche Konfrontation mit extremen Situationen erfordert (Mühlen et al., 2005; Heringshausen et al., 2010, Schumann & Böckelmann, 2024). Dabei nehmen insbesondere diverse belastende Arbeitsbedingungen und die teilweise sehr hohen Anforderungen Einfluss auf die psychische Stabilität, die Arbeitszufriedenheit und die Gesundheit der Rettungskräfte (Böckelmann et al., 2022). Sie sind häufig die Ersten am Einsatzort, wenn es zu Unfällen, plötzlichen Todesfällen oder der Versorgung schwer- bzw. schwerstverletzter Patienten kommt. Die regelmäßige Exposition gegenüber solchen traumatischen Ereignissen kann bei Rettungsdienstpersonal tiefgreifende psychische Spuren hinterlassen. Bei vielen Einsätzen müssen Rettungskräfte (regelmäßig auch eigenverantwortlich) innerhalb kürzester Zeit lebensrettende Entscheidungen treffen, oft in Situationen, die von Leid, Schmerz und Tod geprägt sind. Die wiederholte Auseinandersetzung mit menschlichem Leid, der Unvorhersehbarkeit und der Ungewissheit über den Ausgang des Einsatzes erhöht das Risiko einer dauerhaften psychischen Belastung (Dreßing et al., 2023). Aktuelle Studien zeigen eindeutig, dass die andauernde Konfrontation mit Tod und Verletzungen das Risiko für die Entwicklung von posttraumatischen Belastungsstörungen (PTBS) erhöht (Petrie et al., 2018; Möckel et al., 2022). Neben einer PTBS ist aber auch die allgemeine emotionale Erschöpfung ein häufiges Phänomen im Rettungsdienst. Zugleich ist sie ein Kernsymptom des Burnout-Syndroms. Diese gefühlte Erschöpfung entsteht einerseits durch den ständigen emotionalen und körperlichen Einsatz, der über die regulären Arbeitszeiten hinausgeht und durch fehlende Erholungsphasen verstärkt wird und zugleich auch durch den zunehmenden Anteil der Einsätze im Rettungsdienst aus zuweilen nicht nachvollziehbaren, oft sozial indizierten Indikationen, die u. U. durch soziale Probleme getriggert sind (Heringshausen et al., 2010; Völker et al., 2016). Aber auch der allgegenwärtige zeitlich bedingte Stress, der aus dem hohen Zeitdruck und der Notwendigkeit, in Sekundenbruchteilen weitreichende Entscheidungen zu treffen, resultiert, ist ein weiterer gewichtiger Aspekt der psychischen Belastungswahrnehmung im Rettungsdienst. Dieser chronische Stress kann die langfristig kognitive Leistungsfähigkeit beeinträchtigen und führt zu einer Erhöhung des Fehlerpotenzials. Dauerhaft erhöht er das Risiko für Stressfolgeerkrankungen wie Bluthochdruck, Herz-Kreislauf-Erkrankungen und psychische Erkrankungen wie Angststörungen oder Depressionen (Schumann & Böckelmann, 2024).

2.2.3 Soziale und organisatorische Belastungen

Die Arbeit im Rettungsdienst ist nicht nur physisch und psychisch anspruchsvoll, sondern auch durch erhebliche soziale und organisatorische Belastungen geprägt. Diese ergeben sich aus der engen Teamarbeit, den zuweilen hierarchischen Strukturen, den oft herausfordernden Arbeitsbedingungen durch arbeitsbedingte organisatorische Vorgaben (z. B. Wechselschichtarbeit), externen Einflüssen (z. B. Wetter, Kälte und Nässe) und den Interaktionen mit Patienten bzw. deren Angehörigen (ver.di, 2022). Die Teamarbeit im Rettungsdienst ist dabei regelmäßig geprägt von einem hohen Maß an Kooperation und Kommunikation, insbesondere in akuten und stressgeladenen Einsatzsituationen. Unterschiedliche Persönlichkeiten, Arbeitsweisen und Kommunikationsstile innerhalb der multiprofessionellen Teams können zusätzlich zu Konflikten führen. Auftretende bzw. ungelöste Spannungen können dabei nicht nur die Teamdynamik, sondern auch die Arbeitsqualität und Sicherheit während der Einsätze beeinträchtigen (Schmitz et al., 2016; Pluntke, 2017). Hinzu kommen belastende soziale Interaktionen mit Patienten, Angehörigen und anderen Einsatzkräften (u. a. Feuerwehr, Polizei). Insbesondere im direkten Einsatzgeschehen sind Rettungskräfte häufig mit emotional aufgeladenen Situationen konfrontiert, beispielsweise durch die Angst oder Aggressionen von Patienten oder den Druck durch beobachtende Angehörige. Solche Begegnungen erfordern ein hohes Maß an sozialer Kompetenz und Empathie in der Beziehungsgestaltung (Urban et al., 2013). Allerdings können sie jedoch auf Dauer zu emotionaler Erschöpfung und weiteren Belastungsfolgen führen. Aber auch organisatorische Belastungen, die sich u. a. aus den Strukturen, aus Zeitdruck und aus den vorgefundenen Arbeitsbedingungen ergeben können, werden von Rettungskräften zuweilen als beanspruchend empfunden. Diese Belastungen resultieren häufig aus unzureichenden strukturellen Rahmenbedingungen. So können besonders unklare Einsatzregeln, mangelhafte Kommunikation innerhalb der Organisation und ineffiziente Abläufe zu zusätzlichem Stress und zu Verunsicherung im Arbeitsalltag führen. Besonders der Zeitdruck, der durch stetig steigende Einsatzzahlen und oft begrenzte Ressourcen entsteht, wirkt sich häufig negativ auf die Arbeitszufriedenheit und Gesundheit der Rettungskräfte aus (Heringshausen et al., 2010). Ein weiteres Problem sind wechselnde Schichtdienste und lange Arbeitszeiten, Arbeit an Wochenenden und Feiertagen, die den Biorhythmus der Beschäftigten stören und ihre Work-Private-Balance beeinträchtigen (Heringshausen et al., 2010; Hübenthal, 2021). Gleichzeitig führen gesetzliche und organisatorische Anforderungen, wie die Dokumentation und Nachbereitung von Einsätzen, zu einer zusätzlichen Arbeitsverdichtung und damit zu einer Mehrbelastung. Aber auch die mangelnde Wertschätzung der eigenen Arbeitsleistung seitens des Arbeitgebers und hier insbesondere auch die unzureichende Anerkennung des Berufsbildes Notfallsanitäter in der Gesamtbevölkerung werden in der aktuellen Literatur als persönlich psychosozial belastend beschrieben (Roth et al., 2021). Die Kombination aus den beschriebenen sozialen und organisatorischen Belastungen kann sich wiederum sowohl auf die psychische als auch auf die physische Gesundheit der Rettungskräfte auswirken. Andauernde Konflikte im Team, stetiger Zeitdruck und unzureichende organisatorische Unterstützung können somit zu einem Gefühl der Überforderung und letztlich zu einem Burnout führen. Langfristig besteht dann die Gefahr einer erhöhten Fluktuation innerhalb der Belegschaft und eines generellen Rückgangs der Arbeitszufriedenheit (Heringshausen et al., 2010).

2.3 Bedarf und Notwendigkeit von Unterstützung

Die Bewältigung belastender Situationen im Arbeitsalltag des Rettungsdienstes erfordert den gezielten Einsatz von organisationalen, sozialen und personalen Ressourcen. Diese spielen eine entscheidende Rolle bei der Vermeidung von Fehlbeanspruchungen, der Prävention arbeitsbedingter Erkrankungen sowie der Förderung der Gesundheit von Rettungskräften. Aktuelle Studien belegen, dass ein erweitertes Maß an Handlungs- und Entscheidungsspielraum, der Mitarbeitern gewährt wird, als organisationale Ressource fungieren kann. Diese Selbstbestimmung wirkt berufsbedingten Belastungen entgegen und trägt dazu bei, die Resilienz der Rettungskräfte zu stärken (Abb. 2.3).

2.3 Bedarf und Notwendigkeit von Unterstützung

Abb. 2.3 Belastungen und Ressourcen in der Arbeitswelt (Bußkönning & Göbel, 2017, S. 24)

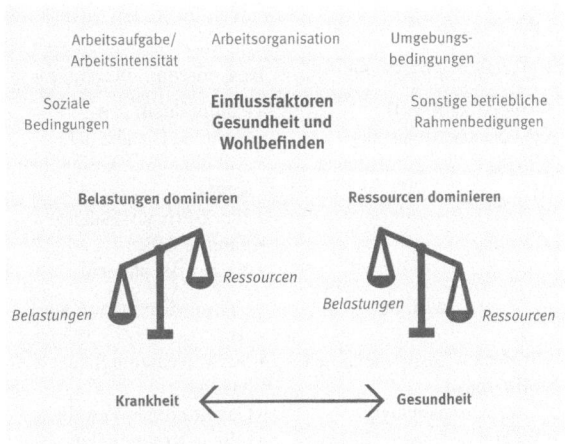

Insbesondere eigenverantwortliches Arbeiten und selbstständige Entscheidungsfindung reduzieren das Belastungsempfinden von Rettungskräften signifikant. Im Gegensatz dazu wird die Kontrolle durch Vorgesetzte häufig als belastend wahrgenommen (Böckelmann et al., 2022). Auch soziale Ressourcen, insbesondere die Unterstützung durch Kollegen und Vorgesetzte, spielen eine präventive Schlüsselrolle bei der Vermeidung psychischer Beeinträchtigungen und Erkrankungen infolge arbeitsbedingter Belastungen (Tab. 2.1).

Dies gilt in besonderem Maße für den Rettungsdienst, wo ein unterstützendes soziales Umfeld die Bewältigung von Stresssituationen erleichtern kann (Rosen, 2016). Böckelmann et al. (2022) weisen auf den Zusammenhang zwischen arbeitsbezogenen Verhaltensmerkmalen wie „innere Ruhe", „Ausgeglichenheit", „Erfolgserleben im Beruf" und „Lebenszufriedenheit" sowie dem „Erleben sozialer Unterstützung" hin. Diese Faktoren wirken sich positiv auf die Erholung und negativ auf Beanspruchung und Beschwerden aus. Besonders das Erleben sozialer Unterstützung wird als wesentlicher psychologischer Schutzfaktor in belastenden Situationen betrachtet (Tab. 2.2). Es ist sowohl ein Indikator für Wohlbefinden als auch ein Ausdruck psychischer Gesundheit (Böckelmann et al., 2022).

Somit kommt den vorhandenen Ressourcen eine wichtige Schutz- und Unterstützungsfunktion zu. Supervision ermöglicht diese Ressourcenaktivierung. Sie ist zwar im Rettungsdienst in Deutschland noch lange nicht flächendeckend etabliert, aber sie kann einen entscheidenden Beitrag zur psychischen und emotionalen Entlastung von Rettungskräften bieten. Sie ermöglicht für Rettungskräfte nicht nur eine präventive Unterstützung gegen Burnout und PTBS, sondern schafft auch eine Grundlage für die langfristige Aufrechterhaltung der mentalen Gesundheit im Rettungsdienst. Supervision sollte daher als wichtiges Element im Kontext des betrieblichen Gesundheitsmanagements im Rettungsdienst implementiert sein (Prein, 2023).

Tab. 2.1 Belastungen und Ressourcen im Rettungsdienst. (Eigene Erstellung in Anlehnung an Klinger, 2023)

Belastungen/Risikofaktoren	Ressourcen/Schutzfaktoren	Externe Unterstützung
→ Individuell, z. B.: • Psychische Belastung • Work-Privacy-Imbalance	→ Individuell, z. B.: • Gesunde Distanz halten • Auf die eigene Gesundheit achten • Work-Privacy-Balance • Familienleben • Netzwerke pflegen	z. B.: • Professionelle Hilfe bei Überforderung/psychischen Problemen • PEER-Betreuung
→ Team-/Einsatzbezogen, z. B.: • Schlechte Zusammenarbeit • Misstrauen • Informationsmangel • Wahrgenommene Hilflosigkeit	→ Team-/Einsatzbezogen, z. B.: • Starke Teammitglieder aufbauen • Gegenseitiges Vertrauen • Offene Kommunikation • Einsatznachbesprechungen • CRM (Crew Resource Management) • Wahrnehmen von (gemeinsamen) Fortbildungen	
→ Organisationsbezogen, z. B.: • Mangelhafte Ausrüstung • Zu wenig Personal • Zu viel Bürokratie • Mangelnde Unterstützung durch Vorgesetzte	→ Organisationsbezogen, z. B.: • Anbieten von Fortbildungen/Schulungen • Redundanzen aufbauen • Prozesse optimieren • Wertschätzung im Rettungsdienst etablieren	

Tab. 2.2 Spezifische Ressourcen im Rettungsdienst. (Eigene Erstellung in Anlehnung an Bußkönning & Göbel, 2017; Böckelmann et al., 2022)

Organisatorische Ressourcen	Soziale Ressourcen	Personale Ressourcen
Arbeitshilfen	Anerkennung	Physische Fitness
Schutzkleidung	Gutes Verhältnis zur Leitung	Vorhandener Impfschutz
Intaktes Material	Unterstützung durch Kollegen	Ausreichende Qualifikation
Ruheräume	Vorhandener Freundeskreis	Kohärenzempfinden
Fortbildungsmöglichkeiten	Rückhalt in der Familie	Erholung und Ausgleich
		Gutes Körperbewusstsein

2.3.1 Psychische und emotionale Entlastung

Supervision bietet Rettungskräften einen geschützten Raum, um sich mit den emotionalen und mentalen Herausforderungen ihres Berufs auseinanderzusetzen. Sie schafft eine Plattform zur Reflexion nach belastenden Einsätzen, den Umgang mit

Stress sowie die Verarbeitung von Erlebnissen, die potenziell traumatisch oder emotional belastend sind. Im Berufsalltag von Rettungskräften entstehen durch die hohe Verantwortung, Zeitdruck und Konfrontation mit schwerwiegenden Schicksalen oft emotionale Spannungen. Supervision ermöglicht es, diese Belastungen bewusst wahrzunehmen, zu analysieren und einzuordnen. Die strukturierte Reflexion innerhalb der Supervision fördert nicht nur das Verständnis für die eigene emotionale Reaktion, sondern sie unterstützt auch die Entwicklung und das Erlernen von Strategien, um besser mit solchen Herausforderungen umgehen zu können. Indem emotionale Belastungen besprochen und reflektiert werden, kann verhindert werden, dass sich diese zu chronischen Stressfaktoren entwickeln (Schumann et al., 2017; Heringshausen, 2021). Supervision kann zugleich eine entscheidende Rolle in der Prävention von Burnout und posttraumatischen Belastungsstörungen spielen. Burnout entsteht häufig durch eine anhaltende Überforderung, die mit dem Gefühl einhergeht, den Anforderungen des Berufs nicht mehr gewachsen zu sein (Sendera & Sendera, 2013). Supervision hilft dabei, Warnsignale für drohenden Burnout frühzeitig zu erkennen und individuelle Bewältigungsmechanismen zu entwickeln. Bei der Prävention von PTBS unterstützt Supervision durch die Möglichkeit, belastende Einsätze zeitnah zu verarbeiten (Prein, 2023). Die in der Supervision mögliche strukturierte Besprechung traumatischer Ereignisse kann dazu beitragen, den inneren Druck zu reduzieren und das Risiko für langfristige psychosoziale Folgen zu verringern. In der systemischen Supervision steht nicht nur die Verarbeitung von Einzelereignissen im Fokus, sondern auch die Stärkung und der Aufbau von Resilienz, also der Fähigkeit, mit zukünftigen belastenden Situationen besser umgehen zu können (Gingelmaier & Schwarzer, 2019). Ein weiterer Aspekt der Supervision ist die Förderung von Selbstfürsorge. Supervisionssitzungen erinnern Rettungs- und Einsatzkräfte immer wieder daran, auf ihre eigenen Bedürfnisse zu achten und sich und ihrem Handeln Grenzen zu setzen, um langfristig leistungsfähig und gesund zu bleiben. Gleichzeitig fördert Supervision das Verständnis und die Unterstützung innerhalb des Teams, da sie Raum für einen offenen und angstfreien Austausch schafft. Dadurch kann sich (wieder) ein starkes Teamgefüge entwickeln und dieses wirkt sich wiederum positiv auf die psychosoziale Gesundheit der einzelnen Mitarbeiter aus (Weigand, 2019).

▶ **Praxistipp** Nach emotional belastenden Einsätzen (z. B. plötzlicher Kindstod, Suizid, Todesnachrichten) sollten Einsatz- und Rettungskräfte im Team verbindlich ein kurzes Entlastungsgespräch einführen: Es reichen regelmäßig 10–15 min ungestört im Aufenthaltsraum, ohne Funk oder Telefon. Dabei geht es nicht um Ursachenklärung, sondern um das Teilen von Gefühlen, Wahrnehmungen und Entlastung durch Zuhören – gerne moderiert durch einen kollegial geschulten Ansprechpartner (z. B. PEER). Dieser einfache Schritt senkt nachweislich die psychische Belastung, beugt langfristigem Stress vor und stärkt das Teamklima.

2.3.2 Verbesserung der Arbeitsqualität

Supervision nimmt im Hinblick auf die Verbesserung der Arbeitsqualität eine personenorientierte Funktion ein. In diesem Kontext kann sie eine zentrale Rolle spielen, um die Arbeitsqualität im Kontext der helfenden Berufe, zu denen der Rettungsdienst zählt, zu verbessern und langfristig ein gesundes Arbeitsumfeld zu schaffen (Loebbert, 2016). Ein positives Arbeitsklima im Rettungsdienst ist daher entscheidend für die langfristige Leistungsfähigkeit und das Wohlbefinden der Mitarbeiter. Supervision bietet hier die Möglichkeit, durch regelmäßige Reflexion und Begleitung ein Klima der Wertschätzung und Unterstützung im Rettungsdienst zu schaffen. Aus diversen Studien ist der Zusammenhang zwischen Wertschätzung, Anerkennung und sozialer Unterstützung und der damit einhergehenden Steigerung der Motivation und der beruflichen Zufriedenheit bekannt (Salfeld & Gerisch, 2019). Supervision ermöglicht den Mitarbeitern, belastende Erlebnisse zu verarbeiten und emotionale Unterstützung zu erfahren. Durch das Schaffen eines sicheren Raumes, in dem offen über Herausforderungen gesprochen werden kann, können Spannungen reduziert und das Vertrauen innerhalb des Teams gestärkt werden. Supervision kann so dazu beitragen, dass Mitarbeiter im Rettungsdienst ihren eigenen beruflichen Beitrag bewusster wahrnehmen und durch Teamkollegen oder Vorgesetzte Wertschätzung für ihre Arbeit erfahren (Loebbert, 2016). Vor dem Hintergrund der Notwendigkeit der stetigen Verbesserung der Versorgungsqualität im Rettungsdienst fördert Supervision zugleich die Selbsterkenntnis und Selbstreflexion, wodurch Rettungskräfte ihre eigenen Stärken und beruflichen Kompetenzen besser einschätzen können und somit durch Supervision auch Lernprozesse angeregt werden. Dies trägt nicht nur zur persönlichen Entwicklung bei, sondern steigert auch das Engagement für die rettungsdienstliche Arbeit. Zugleich bietet Supervision einen strukturierten Rahmen, um Kommunikationsprobleme zu identifizieren und gezielt zu bearbeiten. Seit jeher ist eine effektive Kommunikation (im zumeist multidisziplinären Einsatzteam) eine der zentralen Voraussetzungen für erfolgreiche Teamarbeit im Rettungsdienst (Klinger, 2023). Insbesondere durch systemische Interventionen in der Supervision können Kommunikationsmuster im Team analysiert und optimiert werden. Das gemeinsame Reflektieren von Interaktionen stärkt das gegenseitige Verständnis und fördert eine offene und respektvolle Kommunikationskultur. Konflikte können so frühzeitig erkannt und konstruktiv gelöst werden. Langfristig führt eine konstruktive Konfliktkultur dann zu einem besseren Verständnis innerhalb des Teams und zu einer besseren Zusammenarbeit der multiprofessionellen Notfallteams. Supervision ist somit ein wirksames Instrument zur Verbesserung der Arbeitsqualität im Rettungsdienst (Kühl, 2008; Klinger, 2023).

2.3.3 Förderung der professionellen Weiterentwicklung

Die professionelle Weiterentwicklung im Rettungsdienst ist ein essenzieller Bestandteil, um den regelmäßig hohen Anforderungen des Berufsfeldes gerecht zu werden. Angesichts der komplexen Herausforderungen, denen Rettungskräfte täglich entweder in der Notfallrettung oder im qualifizierten Krankentransport begegnen, von medizinischen Notfällen über psychologische Belastungen bis hin zu ethisch-moralischen Fragen, bedarf es zielorientierter und kontinuierlicher Angebote seitens des Arbeitgebers zur Stärkung und Weiterentwicklung sowohl persönlicher als auch beruflicher Kompetenzen der eigenen Mitarbeiter. Professionelle Weiterentwicklung im Rettungsdienst erfordert daher eine ganzheitliche Herangehensweise, die sowohl die Reflexion beruflicher Erfahrungen als auch die Förderung von Kompetenzen im Umgang mit komplexen Situationen und die Stärkung der Selbstfürsorge umfasst (Sendera & Sendera, 2013). Letztlich profitieren davon nicht nur die Arbeitgeber im Rettungsdienst und die Rettungskräfte selbst, sondern auch die Patienten, die auf professionelle Hilfe und Unterstützung angewiesen sind. Supervision ermöglicht es letztendlich Rettungs- und Einsatzkräften z. B. durch eine geleitete Reflexion aus den gemachten beruflichen Erfahrungen zu lernen und die eigenen Fähigkeiten im Hinblick auf die Weiterentwicklung der eigenen beruflichen Handlungskompetenz weiterzuentwickeln und so die Behandlungsqualität in der rettungsdienstlichen Versorgung zu sichern (Möller, 2018). Insbesondere im Rettungsdienst, wo Entscheidungen oft unter Zeitdruck und in komplexen, hochdynamischen oft schwer überschaubaren Situationen getroffen werden müssen, bietet die gezielte Reflexion somit eine gute Möglichkeit, eigene Handlungsmuster zu analysieren und zu optimieren (Prein, 2023). Eine mögliche Herangehensweise (z. B. in einer Supervisionssitzung) ist die strukturierte Nachbesprechung von Einsätzen.

▶ **Praxistipp** Hilfreiche Leitfragen für eine Supervisionssitzung zur strukturierten Einsatznachbesprechung:

- Wie habe ich den Einsatz erlebt?
- Welche Entscheidungen wurden von wem getroffen und wofür?
- Welche alternativen Vorgehensweisen gab es?
- Wie haben sich die Entscheidungen auf den Verlauf des Einsatzes ausgewirkt?
- Was könnte beim nächsten Mal anders/besser gemacht werden?

Durch diese Reflexionsprozesse können Rettungskräfte ein tieferes Verständnis für ihr eigenes Handeln entwickeln und so ihre beruflichen Kompetenzen gezielt weiterentwickeln. Darüber hinaus fördert die Reflexion die Selbstwahrnehmung, was langfristig zu einer gesteigerten (für das Berufsbild Notfallsanitäter so wichtigen) professionellen Souveränität beiträgt. Supervision bietet aber auch die Gelegenheit zum spezifischen Austausch bzw. zur Unterstützung im Umgang mit komplexen Einsätzen und ethischen Dilemmata. Denn die Tätigkeit im Rettungsdienst bedingt regelmäßig komplexe emotional intensive Einsätze und zuweilen auch ethisch-moralische Fragestellungen (Umgang mit Leid, Trauer, Tod und Sterben bzw. Akzeptanz von Patientenverfügungen etc.). Diese Situationen gehören sicher zu den anspruchsvollsten Herausforderungen im Rettungsdienst. Sie erfordern nicht nur fachliches Know-how, sondern auch ein hohes Maß an moralischer Entscheidungsfähigkeit und situativer Sensibilität (Sendera & Sendera, 2013; Moser, 2023). Um Rettungskräfte auf diese spezifischen Situationen vorzubereiten bzw. sie hilfreich zu unterstützen, sollten seitens der Arbeitgeber praxisnahe Trainings, Fortbildungen und insbesondere die Möglichkeit der Supervision angeboten werden. Die konkreten Bedarfe sind dazu seitens der Organisation (z. B. durch das BGM) kontinuierlich zu erheben und als Unterstützungsangebote den Mitarbeiter zur Verfügung zu stellen (Steil & Turowski, 2018). Praxisnahe Übungen in den Supervisionen können dann dabei helfen, realistische Entscheidungssituationen zu simulieren und das schnelle, aber durchdachte Handeln zu trainieren. Regelmäßige Schulungen zu ethischen Fragestellungen können dazu beitragen, ein Bewusstsein für moralische Konflikte zu entwickeln. Diskussionsforen oder Fallanalysen bieten eine Plattform, um Erfahrungen auszutauschen und Lösungsansätze zu erarbeiten. Die Einbindung erfahrener Kollegen als Mentoren kann insbesondere bei schwierigen Einsätzen entlastend wirken. Der Austausch mit Gleichgesinnten hilft, emotionale Belastungen besser zu bewältigen, und unterstützt die professionelle Weiterentwicklung (Blume et al., 2023). Vor dem Ziel der Erhaltung der Leistungsfähigkeit und Förderung der professionellen Weiterentwicklung der Mitarbeiter im Rettungsdienst kommt auch der Verbesserung der Stressbewältigung und der Selbstfürsorge eine wichtige Funktion zu (Berger & Nolten, 2019). Supervision kann Rettungskräften auch hier durch eine systematische Stressbewältigung und die Förderung von Selbstfürsorge eine Möglichkeit eröffnen, langfristig im Beruf gesund und leistungsfähig zu bleiben. Ziel ist es in diesem Zusammenhang, Stress zu vermeiden, ihn besser zu erkennen und gegebenenfalls zu bewältigen. Durch Coaching oder Supervision können individuelle Strategien zur Stressbewältigung und Selbstfürsorge entwickelt werden. Wichtig ist in diesem Zusammenhang, dass der Zugang zu diesen Angeboten niedrigschwellig gestaltet ist, um etwaige Hemmschwellen der Inanspruchnahme abzubauen (Berger & Nolten, 2019).

2.4 Organisatorische Voraussetzungen von Supervision im Rettungsdienst

Die nachhaltige Implementierung von Supervision im Rettungsdienst erfordert eine ganzheitliche Betrachtung der strukturellen Voraussetzungen. Supervision kann einen wertvollen Beitrag zur Unterstützung der Mitarbeiter im Rettungsdienst leisten, wenn sie strukturell gut innerhalb der Organisation eingebettet ist. Regelmäßige und verbindliche Termine, eine durchdachte zeitliche Planung sowie eine gesicherte Verfügbarkeit finanzieller, organisatorischer und personeller Ressourcen bilden die Grundlage für eine erfolgreiche Implementierung in den rettungsdienstlichen Arbeitsalltag. Der Nutzen liegt klar auf der Hand: Supervision erhöht nicht nur die individuelle Belastbarkeit der Rettungskräfte, sondern verbessert auch langfristig die Qualität der rettungsdienstlichen Versorgung und die Zusammenarbeit im Notfallteam (Steil & Turowski, 2018; Prein, 2023).

2.4.1 Rahmenbedingungen für Supervision im Rettungsdienst

Damit Supervision im Rettungsdienst als ein Instrument der Qualitätssicherung, der beruflichen Weiterentwicklung und der psychosozialen Unterstützung nachhaltig und effektiv ihre volle Wirksamkeit entfalten kann, ist das Konzept der Unterstützung und Entwicklung durch Supervision institutionell zu verankern. Dazu sind innerhalb der Rettungsdienstorganisation klare strukturelle Rahmenbedingungen erforderlich, die sowohl die Einbettung in den tagtäglichen Arbeitsalltag als auch die Verfügbarkeit von Ressourcen sicherstellen (Siller, 2008). Die notwendige Integration der Supervision in den Arbeitsalltag des Rettungsdienstes ist demzufolge eine Leitungs-/Führungsaufgabe und die Verantwortung dafür liegt auf der obersten Managementebene. Für eine Verankerung im betrieblichen Gesundheitsmanagement bzw. im Qualitätsmanagement ist eine systematische und langfristige Planung und Umsetzung notwendig (West-Leuer, 2019). Supervision im Rettungsdienst sollte daher regelmäßig und in festen Intervallen stattfinden. Eine monatliche oder quartalsweise Durchführung wird empfohlen, um eine kontinuierliche Reflexion und Bearbeitung von Herausforderungen zu ermöglichen. Dabei ist einerseits sicherzustellen, dass die Supervisionstermine frühzeitig geplant und auch verbindlich sind, um eine hohe Teilnahmequote seitens der Rettungs- und Einsatzkräfte (Supervisanden) zu gewährleisten und andererseits in der Dienstplangestaltung die Teilnahme der Mitarbeiter regelmäßig zu ermöglichen. Durch die Zuordnung im Dienstplan wird, durch die Anrechnung als Arbeitszeit, einerseits eine Verbindlichkeit und Verpflichtung zur Teilnahme erreicht und der Supervision zugleich die notwendige Bedeutung seitens der Leitungs-/Führungsebene beigemessen. Das erleichtert die Akzeptanzsicherung für Supervisionsangebote seitens der Rettungskräfte. In der Praxis der Dienstplanung hat sich dazu ein vorwärts rollierendes System bewährt, sodass zumindest jedes zweite Supervisionsangebot von Mitarbeitern wahrgenommen werden kann. Da der Rettungsdienst aber auch oft durch unvorhersehbare und kurzfristige Dienstplanänderungen geprägt ist, sollten auch Mechanismen für den Umgang mit kurzfristigen Absagen oder Verschiebungen etabliert werden. Dazu bieten sich beispielsweise fest geplante Ersatztermine bzw. die Teilnahmeoption auf anderen Rettungswachen oder auch eine hybride Durchführung (Präsenz und Online-Option) und somit digitale Teilnahme an. Eine effektive Supervision setzt aber auch voraus, dass die Teilnehmer während der Sitzungen vollständig entlastet und aus dem Dienst auf der Rettungswache freigestellt sind. Daher sollte der Dienstplan so gestaltet werden, dass ausreichend Zeit für die Teilnahme (inkl. der Vor- und Nachbereitung) bleibt.

Die standardisierte Berücksichtigung der Supervision im regulären Dienstplan signalisiert den Mitarbeitern, dass Reflexion und Weiterentwicklung und damit die psychosoziale Gesundheit einen hohen Stellenwert im Unternehmen haben.

2.4.2 Verfügbarkeit von Ressourcen

Die Bereitstellung angemessener Ressourcen ist eine zentrale Voraussetzung für die Planung, für die Umsetzung und für das Gelingen von Supervision im Rettungsdienst. Supervision verursacht Kosten, beispielsweise für qualifizierte Supervisoren, Raummiete oder technische Infrastruktur. Arbeitgeber und Trägerorganisationen müssen daher sicherstellen, dass ausreichende finanzielle Mittel bereitgestellt werden. Eine klare Budgetplanung im Hinblick auf die Kostenstelle Supervision sollte Teil der Gesamtkostenstruktur des Rettungsdienstes sein. Dazu ist es zwingend notwendig, dass Supervision als Teil des Leistungsangebots und der Leistungsanforderung mit in die Ausschreibungen aufgenommen und von den Kostenträgern so refinanziert wird. Fördermittel oder Kooperationen mit den Kostenträgern bzw. mit den kommunalen Trägern können zusätzliche Unterstützung bieten. Neben den finanziellen Ressourcen ist eine effektive organisatorische Unterstützung innerhalb der Rettungsdienstorganisation essenziell. Elementar ist dazu eine zentrale Ansprechperson oder ein Supervisionskoordinator, der die Planung und Organisation übernehmen und als Bindeglied zwischen Mitarbeitern, Leitungen und Supervisoren agieren kann. Für die Akzeptanzsicherung und das Gelingen der Supervision ist die Verfügbarkeit von qualifizierten rettungsdiensterfahrenen Supervisoren entscheidend (vgl. Kap. 5). Angemessene, ruhige und geschützte Räume für Supervisionspräsenzsitzungen sind wichtig, um eine vertrauensvolle Atmosphäre zu schaffen. Gegebenenfalls ist Technik für hybride Supervisionssitzungen vorzuhalten. Zugleich fördert eine transparente Kommunikation der Rettungsdienstleitung über die Ziele, den Ablauf und den erwarteten Nutzen der Supervision die Akzeptanz bei den Mitarbeitern.

2.4.3 Struktur und Ablauf systemischer Supervision im Rettungsdienst

Systemische Supervision hat sich bereits in vielen Bereichen der helfenden Berufe als wirksames Instrument etabliert, um die professionelle Entwicklung von Teams und Einzelpersonen zu fördern (Loebbert, 2016; Como-Zipfel & Lanig, 2022). Durch eine klare Struktur und einen transparenten Ablauf kann systemische Supervision im Rettungsdienst Rettungskräfte dabei unterstützen, mit belastenden Situationen besser umzugehen, relevante Kommunikations- und Kooperationsprozesse zu verbessern und die eigene Arbeit kritisch zu reflektieren. Wichtig ist in diesem Zusammenhang einerseits die Zielsetzung und daraus folgend die Gestaltung der entsprechenden Supervisionsprozesse und andererseits die Dauer und Häufigkeit der jeweiligen Supervisionen sowie deren Dokumentation und Evaluation. Die Zielsetzung des Supervisionsangebots sollte im Vorfeld klar definiert und auf die Bedürfnisse der Rettungskräfte (Supervisanden) abgestimmt sein. Mögliche rettungsdienstspezifische Ziele könnten sein:

- Reflexion und Bearbeitung belastender Einsätze bzw. Erlebnisse
- Verbesserung der Teamkommunikation und Zusammenarbeit im Einsatzteam
- Entwicklung persönlicher und beruflicher Kompetenzen
- Vorbeugung von Burnout und Förderung der Resilienz und psychosozialen Gesundheit

Im Hinblick auf die daraus folgenden spezifischen Supervisionsangebote innerhalb der Rettungsdienstorganisation hängt die Wahl der Struktur bzw. der Ausgestaltung von Supervision u. a. von der eigentlichen Zielsetzung der Supervision, der Dynamik innerhalb des jeweiligen Teams und den persönlichen Bedürfnissen der Teilnehmer ab. Als Struktur bieten sich dazu entweder Einzel-, Team-, Gruppen- oder Leitungssupervisionen an (DGSF, 2016). Eine besondere Form von Supervision ist das Coaching (vgl. Tab. 2.3 und Kap. 4 bis 9). In der Praxis wird jedoch häufig eine Kombination aus den verschiedenen Ansätzen genutzt, um sowohl die Bedürfnisse der Organisation, des Teams als auch die individuellen Anliegen der Mitarbeiter abzudecken.

Zu Beginn eines Supervisionsprozesses sollte gemeinsam mit den Beteiligten ein individueller Zielkatalog erarbeitet werden, der während des Prozesses regelmäßig überprüft und bei Bedarf angepasst wird (Tab. 2.4). Eine Supervisionssitzung im Rettungsdienst sollte klar strukturiert und zielorientiert gestaltet werden, um den Teilnehmern eine effektive Möglichkeit zur Reflexion, Problembewältigung und Weiterentwicklung zu bieten (Tab. 2.5). Die Dauer einer Supervisionssitzung im Rettungsdienst variiert je nach Kontext und Zielsetzung, liegt aber üblicherweise zwischen 90 und 120 min. Während kürzere Sitzungen oft für Einzelsupervisionen bzw. Coachings geeignet sind, bieten längere Formate in einer Team- oder Gruppensupervision ausreichend Zeit für einen intensiven Austausch und die Bearbeitung komplexer rettungsdienstrelevanter Themen. Die Frequenz der Supervision hängt von den Bedürfnissen der Organisation und der Mitarbeiter ab. Im Rettungsdienst haben sich – wie bereits beschrieben – monatliche oder quartalsweise Termine als sinnvoll erwiesen. Bei akutem Bedarf, etwa nach belastenden Einsätzen, kann auch eine häufigere Durchführung notwendig sein. Regelmäßige Sitzungen stellen sicher, dass Supervision ein kontinuierlicher Bestandteil der beruflichen Praxis bleibt und nicht nur reaktiv bei Problemen eingesetzt wird.

Die systematische Dokumentation ist ein wesentlicher Bestandteil und Notwendigkeit der Supervision im Rettungsdienst. Neben den eigentlichen Zielen der Supervision (Welche Themen und Anliegen sollen bearbeitet werden?) sollten auch die Prozessverläufe (Welche Methoden und Ansätze wurden verwendet? Welche Themen standen im Fokus?) und die Ergebnisse (Welche Erkenntnisse und Lösungsansätze wurden erarbeitet?) dokumentiert werden. Die Dokumentation erfolgt dabei unter strikter Wahrung der Vertraulichkeit und anonymisiert, um

Tab. 2.3 Systemische Supervision: Formen und Settings im Überblick. (Eigene Erstellung in Anlehnung an Belardi, 1994; Kühl, 2008; DGSF, 2008/2016; Berger & Nolten, 2019)

Einzel- oder Fallsupervision	Im Fokus steht die Bearbeitung individueller Herausforderungen und Fragestellungen im Kontext konkreter Beratungs- oder Therapiesituationen. Ziel ist es, dem Supervisanden einen „kreativen Entwicklungsraum" zu eröffnen und neue Perspektiven sowie Handlungsmöglichkeiten für die Gestaltung seiner beruflichen Tätigkeit zu entwickeln
Teamsupervision	Teams innerhalb einer Organisation reflektieren ihre interne Dynamik und berufliche Interaktion. Dabei werden die institutionellen Rahmenbedingungen, die Ziele der Organisation sowie die gesellschaftlichen Einflüsse berücksichtigt. Ziel ist es, die Zusammenarbeit im Team zu verbessern und eine Balance zwischen individuellen und organisatorischen Anforderungen zu finden
Gruppensupervision	Dieses Format bringt Teilnehmer aus unterschiedlichen Institutionen zusammen, die gemeinsam berufliche Herausforderungen und Interaktionen reflektieren. Durch den wechselseitigen Austausch entstehen wertvolle Impulse zur Entwicklung von Strategien für die Bewältigung beruflicher Aufgaben
Leitungssupervision	Dieses Setting richtet sich an Führungskräfte, die ihre Leitungsrolle, ihren Führungsstil und ihre persönliche Weiterentwicklung reflektieren möchten. Im Rahmen der Supervision werden spezifische Zielsetzungen erarbeitet sowie Strukturierungshilfen für die Gestaltung der Führungsaufgaben entwickelt
Coaching	Coaching ist eine spezielle Form der beruflichen Beratung, die auf die Weiterentwicklung kommunikativer, konzeptioneller und strategischer Kompetenzen abzielt. Ursprünglich auf Führungskräfte im Managementbereich ausgerichtet, hat sich Coaching inzwischen in unterschiedlichen Kontexten etabliert – sowohl im Einzel- als auch im Mehrpersonensetting sowie im Profit- und Non-Profit-Bereich

Tab. 2.4 Beginn eines systemischen Supervisionsprozesses im Rettungsdienst mit Einsatzkräften. (Eigene Erstellung in Anlehnung an Lippmann, 2013)

Vorbereitung und Rahmenbedingungen
→ **Zielklärung**
• Festlegen des Supervisionsziels: z. B. Fallbearbeitung, Teamdynamik, Umgang mit belastenden Einsätzen
• Klärung der Zielgruppe: Welche Rettungs- und Einsatzkräfte nehmen teil (z. B. Notfallsanitäter, Rettungssanitäter, Notärzte)?
→ **Rahmen definieren**
• Abstimmung der Gruppengröße (optimal: 6–12 Personen)
• Vereinbarung des zeitlichen Rahmens (ca. 90–120 min pro Sitzung)
• Ort: Sicherstellen, dass ein ruhiger, störungsfreier Raum verfügbar ist
• Vertraulichkeit: Vereinbarung über den vertraulichen Umgang mit besprochenen Themen
• Rollenklärung: Der Supervisor übernimmt die Funktion als neutraler Prozessbegleiter

Tab. 2.5 Ablauf einer systemischen Supervision im Rettungsdienst mit Rettungs- und Einsatzkräften. (Eigene Erstellung in Anlehnung an Lippmann, 2013)

1. Einstieg und Kontaktaufbau (ca. 10–15 min)	
Begrüßung und Einführung	• Begrüßung der Supervisanden • Kurze Vorstellung des Ablaufs und der Methodik • Erinnerung an die Vertraulichkeit und Schaffung einer offenen Atmosphäre
Aufwärmrunde	• Einführung einer kurzen Check-in-Runde mit Fragen wie: „Was beschäftigt dich gerade?" oder „Was brauchst du, um heute gut arbeiten zu können?" • Ziel: Einstieg erleichtern und emotionale Präsenz fördern
2. Themenfindung und Priorisierung (ca. 15–20 min)	
Bedarfsfeststellung	• Sammlung von Themen, die die Gruppe bewegen (z. B. belastende Einsätze, Teamkonflikte, persönliche Herausforderungen) • Methoden: Kartenabfrage, Brainstorming oder das systemische Tool „Auftragskarussell"
Themenauswahl	• Gemeinsame Priorisierung der Themen • Fokus auf ein (gegebenenfalls zwei) Schwerpunktthemen, die innerhalb der verfügbaren Zeit bearbeitet werden können
3. Bearbeitung des zentralen Themas (ca. 45–60 min)	
Methodische Gestaltung (z. B. Reflexion eines Falls)	• *Fallbeschreibung:* Ein Teilnehmer schildert anonymisiert einen belastenden Einsatz • *Emotionale Ebene:* Die Gruppe reflektiert ihre Gefühle und Reaktionen (z. B. Angst, Schuld, Überforderung) • *Kognitive Ebene:* Der Einsatz wird analysiert – was lief gut, was hätte anders laufen können? • *Lösungen und Ressourcen:* Strategien entwickeln, um in zukünftigen Situationen besser vorbereitet zu sein
Bearbeitung	• *Schilderung des Problems:* Betroffene Personen schildern ihre Sichtweisen • *Moderation:* Der Supervisor unterstützt eine respektvolle Kommunikation und fördert gegenseitiges Verständnis • *Klärung:* Gemeinsam Lösungen erarbeiten
Ressourcenstärkung	• *Stärkung von Resilienz und Teamarbeit:* z. B. durch Austausch über persönliche Ressourcen • Förderung des Teamzusammenhalts durch Feedback oder gemeinsame Zielsetzungen
Aktive Einbindung	• Alle Beteiligten können ihre Perspektive teilen, z. B. durch Fragen wie: „Wie hast Du die Situation erlebt?" oder „Welche Ressourcen hast Du genutzt?" • Der Supervisor moderiert und achtet darauf, dass alle Stimmen gehört werden
4. Reflexion und Transfer (ca. 15–20 min)	
Zusammenfassung der Ergebnisse	• Wichtige Erkenntnisse und Einsichten festhalten • Systemische Fragen stellen: „Was nehmt ihr aus der Sitzung mit?" oder „Welche Schritte wollt ihr bis zur nächsten Sitzung unternehmen?"

(Fortsetzung)

Tab. 2.5 (Fortsetzung)

4. Reflexion und Transfer (ca. 15–20 min)	
Entwicklung von Handlungsimpulsen	• Erarbeiten konkreter Lösungen oder Strategien für den Arbeitsalltag • Fokussieren auf Ressourcen und Stärken der Gruppe
5. Abschluss und Feedback (ca. 10 min)	
Abschlussrunde	• Kurzes Blitzlicht: Jeder Teilnehmer gibt ein kurzes Feedback zur Sitzung („Was war heute hilfreich?")
Ausblick	• Der Supervisor bedankt sich bei der Gruppe für die Offenheit • Geplante nächste Schritte oder Termine ansprechen

Tab. 2.6 Evaluation von Supervisionsangeboten. (Eigene Erstellung in Anlehnung an Kühl, 2008; Siller, 2008; Merz, 2023; Hausinger, 2023)

Feedback der Teilnehmer	Regelmäßiges Feedback zu Inhalten, Methoden und der Zufriedenheit mit dem Prozess, z. B. Auswertungsgespräche, Metaplan, digitale Tools (u. a. easy-feedback)
Zielerreichung	Überprüfung zum Grad der Zielerreichung, z. B. qualitative Interviews, Beobachtungen, Kompetenzmessungen etc.
Langfristige Wirkung	Analyse der nachhaltigen Veränderungen in der beruflichen Praxis, z. B. Follow-up-Befragungen, die Beobachtung von Teamprozessen, empirische Erhebung der beruflichen Handlungskompetenz, Kommunikations- und Teamkompetenz etc.

die Offenheit der Teilnehmer nicht zu gefährden. Die systematische Dokumentation dient der Nachvollziehbarkeit der Inhalte und Fortschritte und ermöglicht die Evaluation der Supervisionsprozesse. Die Evaluation hat das Ziel, die Effektivität und den Nutzen der Supervision zu bewerten (Kühl, 2008; Siller, 2008). Hierbei können sowohl qualitative als auch quantitative Methoden der empirischen Sozialforschung eingesetzt werden (Tab. 2.6).

Zusammenfassend ist festzustellen, dass systemische Supervision im Rettungsdienst von den Akteuren eine strukturierte und gleichzeitig flexible Vorgehensweise erfordert, die sowohl individuelle als auch teambezogene Bedürfnisse berücksichtigt. Durch eine klare Gestaltung der Prozesse, regelmäßige Reflexion und eine fundierte Dokumentation und Evaluation kann somit sichergestellt werden, dass Supervision einen nachhaltigen Beitrag zur Qualitätssicherung und zur Personalentwicklung im Rettungsdienst leisten kann (Kühl, 2008).

2.5 Personelle Voraussetzungen für Supervision

In der Supervision spielen sowohl der Supervisor als auch der Supervisand eine entscheidende Rolle für den Erfolg des Supervisionsprozesses. Der Prozess der Interaktion ist dabei ein kooperativer und kokreativer Prozess, der durch eine

2.5 Personelle Voraussetzungen für Supervision

wertschätzende Zusammenarbeit die Grundlage für Reflexion, Weiterentwicklung und Problemlösung ermöglicht (Hausherr Fischer et al., 2013). Der Supervisor stellt in diesem Prozess den Rahmen und die Werkzeuge zur Verfügung und der Supervisand bringt die Bereitschaft und die Themen ein. Nur wenn beide aktiv und konstruktiv zusammenarbeiten, kann der Supervisionsprozess in Gänze erfolgreich sein.

2.5.1 Die Rolle des Supervisors

Für die Akzeptanz, die Qualität und das Gelingen von Supervision im Rettungsdienst spielen die personellen Voraussetzungen des Supervisors eine entscheidende Rolle. Neben den formalen Grundvoraussetzungen für die Tätigkeit als Supervisor – wie einem abgeschlossenen Studium, einschlägiger Berufserfahrung und einer zertifizierten Weiterbildung in Supervision (vgl. DGSF, SG, DGSv) – verweist die deutschsprachige Fachliteratur übereinstimmend auf eine Vielzahl spezifischer Kernkompetenzen (Abb. 2.4), die für die professionelle Ausübung dieser Tätigkeit als unverzichtbar gelten (vgl. Hausherr et al., 2013; Belardi, 2015; Schubert, 2018; Como-Zipfel & Lanig, 2022).

Diese Kernkompetenzen umfassen nicht nur eine Reihe von Anforderungen, die die Pflichten und Verantwortlichkeiten von Supervisoren beschreiben, sondern definieren auch, welche Fähigkeiten und Tätigkeiten von ihnen erwartet werden. Como-Zipfel und Lanig (2022) definieren dazu für Supervisoren drei Kompetenzbereiche. Demnach benötigen Supervisoren sogenannte Feldkompetenzen, d. h. Fachkenntnisse und spezifisches Wissen über das Arbeitsfeld, in dem die Supervision stattfindet, einschließlich der branchenspezifischen Anforderungen und Dynamiken (Junkers, 2009). Für Supervisoren im Rettungsdienst bedeutet das, dass Rettungsdienst- und Einsatzerfahrung zwingend notwendig sind. Diese

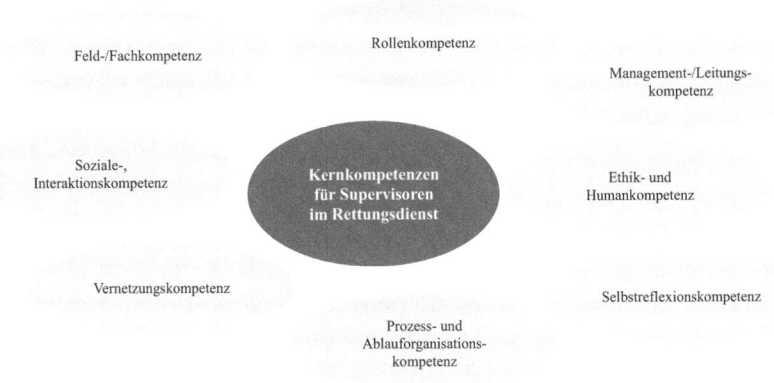

Abb. 2.4 Kernkompetenzen für Supervisoren im Rettungsdienst. (Eigene Erstellung in Anlehnung an Hausherr et al., 2013)

Erfahrungen ermöglichen es einerseits, in der Supervision auf rettungsdienstspezifische Themen und Anliegen adäquat einzugehen, und zugleich lässt sich so die Akzeptanz des Supervisionsangebotes seitens der Rettungskräfte sichern. Langjährig berufserfahrene Rettungs- und Einsatzkräfte weisen diese Feldkompetenz regelmäßig nach. Elementar sind nach Como-Zipfel und Lanig (2022) aber auch die beratungs- und abstraktionsbezogenen Kompetenzen, d. h. Fähigkeiten, die für die strukturierte Durchführung und Steuerung von Beratungsprozessen notwendig sind, wie methodisches Vorgehen, Prozesssteuerung und systemische Analyse. Belardi (2015) und Schubert (2018) definieren in diesem Zusammenhang folgende Fähigkeiten und Techniken für Supervisoren als notwendig: berufsspezifische Gesprächsführung, Moderation, Präsentation und Dokumentation. Für den Aufbau einer tragfähigen und einer vertrauensvollen Arbeitsbeziehung zwischen Supervisor und den Rettungskräften ist es zudem wichtig, dass während der Supervision eine geschützte Atmosphäre entsteht, die auf Respekt, Wertschätzung, Akzeptanz, Neutralität, Autonomie und Verschwiegenheit beruht. Dazu werden persönlichkeitsbezogene und soziale Kompetenzen benötigt. Eigenschaften wie Empathie, Kommunikationsfähigkeit, Reflexionsvermögen und eine hohe soziale Sensibilität ermöglichen es, vertrauensvolle Beziehungen aufzubauen und zugleich mit komplexen zwischenmenschlichen Dynamiken umgehen zu können (Como-Zipfel & Lanig, 2022). Vor diesem Hintergrund lassen sich folgende Anforderungen und personelle Kriterien für Supervisoren im Rettungsdienst ableiten (Tab. 2.7):

2.5.2 Die Rolle der Supervisanden

Die Durchführung einer Supervision ist ein interaktiver Prozess, der auf der Kommunikation und Kooperation aller beteiligten Akteure basiert. Für das Gelingen von Supervision im Rettungsdienst spielen daher neben der Person des Supervisors auch die Supervisanden (Rettungs- und Einsatzkräfte) mit ihren berufsspezifischen Einsatzerfahrungen (Feldkompetenz) und ihrem Fachwissen (Fachkompetenz), ihren allgemeinen Fähigkeiten und ihren sozialen Kompetenzen eine wichtige Rolle (Como-Zipfel & Lanig, 2022). Vor dem Hintergrund des Verständnisses von Supervision als kooperativer und kokreativer Prozess ist es wichtig, dass diese aufgeschlossen und bereit sind, sich auf den Prozess der Interaktion während der Supervision einzulassen. Diese Offenheit und Akzeptanz ermöglicht es Rettungskräften, während der Supervision eigene belastende Themen mit anderen und dem Supervisor zu teilen und sich im Prozess auf Thematisierung, (Selbst-)Reflexion und Feedback einzulassen. Die Fähigkeit, sich aktiv in die Supervision einzubringen, und die Bereitschaft, eigene Fragestellungen oder Problemstellungen zu thematisieren, ermöglicht somit erst die persönliche und berufliche Weiterentwicklung (Lukesch & Petzold, 2011). Insbesondere in der Zusammenarbeit mit anderen Teilnehmern (bei Gruppen- oder Teamsupervision vgl. Kap. 5 und 6) ist ein respektvoller Umgang innerhalb der Supervisionsgruppe unerlässlich. Zusätzlich benötigen sie zudem das Vertrauen und die Zusicherung seitens des Supervisors und der Teilnehmer, dass die Inhalte der Supervision stets

Tab. 2.7 Anforderungen an Supervisoren im Rettungsdienst. (Eigene Erstellung an Como-Zipfel & Lanig, 2022)

Fachliche und berufsspezifische Anforderungen	
Supervisionsausbildung	• Eine abgeschlossene, anerkannte Ausbildung in Supervision oder Coaching (empfehlenswert: systemischer Ansatz)
Berufserfahrung	• Mehrjährige Erfahrung im Bereich des zu supervidierenden Arbeitsfeldes (z. B. Rettungsdienst)
Zertifizierung	• Nachweis über eine anerkannte Zertifizierung von Berufsverbänden wie z. B. der Deutschen Gesellschaft für Supervision und Coaching (DGSv), Systemischen Gesellschaft (SG) oder der Deutschen Gesellschaft für Systemische Therapie, Beratung und Familientherapie (DGSF)
Rettungsdienstspezifische Anforderungen	• Kenntnisse über typische Belastungen (z. B. Schichtdienst, Notfall-/Einsatzgeschehen) • Erfahrung im Umgang mit posttraumatischen Belastungsstörungen (PTBS) und der Prävention von Burnout im Rettungsdienst • Verständnis für die Hierarchien und Strukturen im Rettungsdienst
Methodische Anforderungen	
Moderationsfähigkeiten	• Fähigkeit, Gruppendiskussionen zu leiten und konstruktive Reflexionsprozesse zu fördern • Nutzung von unterschiedlichen Ansätzen wie systemischer Supervision und lösungsorientierter Gesprächsführung
Diagnose und Analyse	• Fähigkeit, Probleme, Konflikte und Veränderungspotenziale innerhalb eines Teams oder einer Organisation zu erkennen und zielgerichtet zu bearbeiten
Krisenintervention	• Kenntnisse und Techniken, um in akuten Stress- oder Krisensituationen stabilisierend und lösungsorientiert einzugreifen
Nachhaltige Lösungsentwicklung	• Entwicklung von Maßnahmen, die langfristig die Arbeitsqualität und das Wohlbefinden der Mitarbeiter fördern
Persönliche Anforderungen	
Empathie und Kommunikationsfähigkeit	• Einfühlungsvermögen, um die Perspektiven der Supervisanden zu verstehen und eine vertrauensvolle Atmosphäre zu schaffen • Fähigkeit, komplexe Zusammenhänge klar und verständlich zu kommunizieren
Allparteilichkeit und Unvoreingenommenheit	• Bereitschaft und Fähigkeit, alle Parteien und Perspektiven gleichermaßen zu berücksichtigen, ohne eigene Interessen oder Vorurteile einzubringen
Selbstreflexion	• Fähigkeit, die eigene Arbeit regelmäßig zu hinterfragen und sich der eigenen Werte, Emotionen und Grenzen bewusst zu sein
Geduld und Durchhaltevermögen	• Bereitschaft, auch langwierige oder schwierige Prozesse zu begleiten, ohne die Motivation zu verlieren

(Fortsetzung)

Tab. 2.7 (Fortsetzung)

Persönliche Anforderungen	
Flexibilität	• Anpassungsfähigkeit an unterschiedliche Teams, Persönlichkeiten und Situationen
Psychologische und soziale Anforderungen	
Konfliktfähigkeit	• Fähigkeit, Spannungen oder Konflikte innerhalb von Teams zu moderieren und konstruktive Lösungen zu entwickeln
Resilienz und Stressbewältigung	• Belastbarkeit und die Fähigkeit, auch in emotional anspruchsvollen Situationen stabil zu bleiben
Verständnis für Gruppendynamik	• Kenntnisse über die Dynamiken in Teams und Organisationen, um gezielt mit Gruppenprozessen arbeiten zu können
Interkulturelle Kompetenz	• Sensibilität für Diversität und die Fähigkeit, in unterschiedlichen kulturellen Kontexten angemessen zu agieren
Organisatorische Anforderungen	
Vertraulichkeit und Datenschutz	• Einhaltung von ethischen Standards und gesetzlichen Vorgaben, insbesondere im Umgang mit sensiblen Daten
Erreichbarkeit und Flexibilität	• Verfügbarkeit für regelmäßige Sitzungen und bei Bedarf für kurzfristige Interventionen
Dokumentation und Evaluation	• Fähigkeit, Supervisionsprozesse zu dokumentieren und die Fortschritte der Arbeit systematisch zu evaluieren

vertraulich behandelt werden. Die Teilnehmer sollten zugleich intrinsisch motiviert sein, ihre eigene Kommunikations- und Kooperationskompetenz und ihre persönliche Belastungsfähigkeit in der Supervision zu reflektieren und weiterzuentwickeln (Junkers, 2009).

▶ **Praxistipp** Es kann hilfreich sein, dass seitens des Supervisors zu Beginn eines Supervisionsprozesses immer geprüft wird, ob bei den Teilnehmern grundlegendes Wissen über die Methode der Supervision und damit das Verständnis z. B. für Selbstwahrnehmung und Reflexion bereits vorhanden ist oder ob dieses Wissen zuerst in geeigneter Form vermittelt werden müsste. Dies kann gerade im Arbeitsfeld Rettungsdienst von entscheidender Bedeutung für die Akzeptanz und das Gelingen der Supervision sein.

2.5.3 Die Rolle des Auftraggebers bzw. der Leitung

Der Auftraggeber (Leitungs-/Führungsebene, z. B. Rettungsdienstleitung) nimmt im Prozess der Supervision eine Schlüsselrolle ein, indem er die Rahmenbedingungen für eine effektive Supervision schafft, den Prozess begleitet und die nachhaltige Umsetzung der Ergebnisse im Arbeitsalltag ermöglicht. Damit spielt er für den Erfolg der Supervision eine zentrale Rolle. Zu den primären Aufgaben und Verantwortlichkeiten gehört u. a. die Klärung des Auftrages. Das bedeutet, dass die Leitungs-/Führungsebene maßgeblich an der Formulierung des allgemeinen Supervisionsauftrags beteiligt ist. Sie definiert die übergeordneten Ziele, Rahmenbedingungen und Erwartungen, die die Grundlage für den gesamten Prozess des Supervisionsangebotes bilden. Eine klare Auftragsklärung seitens der Leitungs-/Führungsebene bedeutet in diesem Zusammenhang allerdings nicht, dass bereits die eigentlichen Inhalte, die individuellen Ziele und die methodische Ausgestaltung der einzelnen Supervisionssitzungen durch den Auftraggeber vorgegeben werden. Diese Verantwortung liegt allein in der Entscheidungs- und Gestaltungshoheit von Supervisor und Supervisanden im Prozess der Supervision. Der Auftraggeber schafft allein die strukturellen Rahmenbedingungen und stellt die organisatorischen Voraussetzungen sicher, wie etwa zeitliche, räumliche und finanzielle Ressourcen. Die Leitungs-/Führungsebene agiert im Prozess damit als Bindeglied zwischen dem Supervisor und den Supervisanden und kann z. B. durch Nachbesprechungen oder durch die direkte zeitnahe Umsetzung von konkreten Empfehlungen, die im Rahmen der Supervision erarbeitet wurden, den Transfer der Erkenntnisse in den rettungsdienstlichen Arbeitsalltag sicherstellen.

2.5.4 Interne versus externe Supervision

Auftraggeber stehen regelmäßig vor der Entscheidung, ob sie auf interne oder externe Supervisoren zurückgreifen sollen. Beide Ansätze haben ihre spezifischen Vorteile und Herausforderungen. Gemeinsam ist internen und externen Supervisoren nach Junkers (2009) folgendes: Sie sind gefordert, die Spannung zwischen Autonomie und Abhängigkeit kontinuierlich auszubalancieren. Dabei wird ihre grundlegende Akzeptanz der organisatorischen Zielsetzungen vorausgesetzt. Beide Positionen sind zudem durch spezifische Abhängigkeitsverhältnisse gekennzeichnet. Während interne Supervisoren in direkter Abhängigkeit zur Organisation stehen, unterliegen externe Supervisoren den Dynamiken und Bedingungen des Marktes (Tab. 2.8).

Bei interner Supervision übernimmt eine geschulte Person aus der eigenen Organisation, z. B. häufig ein in Supervision ausgebildeter und berufserfahrener Kollege (vgl. Tab. 2.7 Anforderungen an Supervisoren) oder eine entsprechende Leitungskraft, die Rolle des Supervisors. Der Vorteil interner Supervisoren ist, dass sie i. d. R. über umfassende Kenntnisse der Organisation und ihrer Strukturen verfügen. Die Inanspruchnahme interner Ressourcen ist oft kostengünstiger, da keine externen Honorare anfallen. Interne Supervisoren sind in der Regel kurzfristig erreichbar und können die Supervision flexibel in den Arbeitsalltag integrieren (Lippmann, 2013). Da sie jedoch selbst Teil der Organisation sind, werden sie oft nicht als „externe Instanz" wahrgenommen. Von ihnen wird erwartet, dass sie sich an die Gegebenheiten des Teams oder der Organisation anpassen, anstatt dass sich die Organisation auf sie einstellt. Ihr tiefes Verständnis der internen Organisationsgeschichte

Tab. 2.8 Interne versus externe Supervision. (Eigene Erstellung in Anlehnung an Pühl, 2009, Lippmann, 2013)

	Vorteile	Nachteile
Interne Supervision	• Organisationskenntnis • Niedrigere Kosten • Schnelle Erreichbarkeit • Beziehungsnähe • Nähe zum Beratungsgegenstand • Hohe Feldkompetenz	• Mangelnde Allparteilichkeit, Neutralität und Objektivität • Rollenkonflikte • Begrenzter Perspektivenwechsel
Externe Supervision	• Allparteilichkeit, Neutralität und Objektivität • Methodisch-fachliche Expertise • Perspektivenvielfalt • Vertraulichkeit	• Kostenintensiv • Begrenzte Verfügbarkeit • Eingeschränkte Organisationskenntnis • Eingeschränkte Feldkompetenz

und -dynamik ermöglicht es ihnen, Vorbehalte, Misstrauen und Ablehnung innerhalb des Arbeitsfeldes Rettungsdienst effektiver zu überwinden. Als Grenzen interner Supervision wird oft die Nähe zum System beschrieben. Dies bedingt zuweilen eine „Betriebsblindheit". Da interne Supervisoren in der Organisation selbst eine Rolle ausfüllen, ist es möglich, dass sie selbst Teil des Problems sind. Zudem besteht die Gefahr, dass ihre eigene innere Autonomie gefährdet ist, da sie sich leicht mit einem Teil der Organisation verbünden. Die Verantwortung für die Einhaltung und Kontrolle der Standards liegt ebenso bei ihnen, sodass eine offene Lernkultur ständig gefährdet ist und in eine Art Bewertung bzw. Zensurengebung umschlägt. Als Leitungsperson bzw. als Kollege ist zudem der Umgang mit persönlichen Informationen der Mitarbeiter problematisch (Pühl, 2009).

Externe Team-Supervision ergibt dann Sinn, wenn organisatorische Probleme den Anlass für die Supervision darstellen und ein neutraler, unvoreingenommener Blick von außen benötigt wird, um z. B. Teamkonflikte, Leitungskonflikte oder Spannungen zwischen Leitung und Team zu klären. Auch wenn berufsspezifische Fragestellungen eine externe, fachliche Expertise erfordern, die mit den vorhandenen Ressourcen der Organisation nicht lösbar ist, oder wenn neue Konzepte in die Organisation eingeführt werden sollen, bietet sich eine externe Supervision an. In Organisationen mit einer etablierten Reflexionskultur oder wenn Mitarbeiter durch ihre Ausbildung bereits eine Offenheit für Reflexion und Veränderung mitbringen, ist die Akzeptanz für Supervision oft höher. Dies erleichtert die Umsetzung der gewonnenen Erkenntnisse und steigert die Wirksamkeit der Supervision (Lippmann, 2013). Ein wesentlicher Vorteil externer Supervisoren liegt in ihrer Position außerhalb des Systems. Sie werden als unabhängige Instanz wahrgenommen, an deren Perspektive sich das jeweilige System anpassen muss (Pühl, 2009). Trotz dieser Vorteile stößt externe Supervision auch an ihre Grenzen. So ist es möglich, dass in Organisationen ohne etablierte Beratungs- und Reflexionskultur der Supervision häufig Skepsis oder sogar Ablehnung gegenübersteht. Externe Supervisoren ohne Feldkompetenz verfügen durch ihre Distanz nur über begrenzte Kenntnisse des Berufsfeldes und der spezifischen Organisationsdynamiken. Externe

Supervisoren können zwar Veränderungen anstoßen, sind jedoch oft nicht in der Lage, deren Umsetzung langfristig in der Organisation zu begleiten (Lippmann, 2013).

Aber auch die Kombination von interner und externer Supervision im Rettungsdienst bietet eine Reihe von Vorteilen, die sich aus den jeweiligen Stärken beider Ansätze ergeben. So ermöglicht die Kombination (z. B. interne Kurzsupervisionen und externe Reflexionssitzungen) es, sowohl die internen Gegebenheiten als auch neue Perspektiven und Ideen einzubeziehen. Dies ist jeweils individuell und kontextabhängig zu entscheiden.

2.6 Fazit und Ausblick

Systemische Supervision spielt im Rettungsdienst zunehmend eine wichtige Rolle, da sie spezifische Ansätze und Methoden bietet, die besonders gut auf die komplexen und dynamischen Anforderungen des Arbeitsfeldes Rettungsdienst abgestimmt sind. Sie ermöglicht durch den systemischen Ansatz einen ganzheitlichen Blick auf die komplexen Strukturen im Rettungsdienst und betrachtet dabei nicht nur den einzelnen Mitarbeiter, sondern das gesamte System, in dem er agiert – einschließlich der Teamdynamik, der Organisation und der Interaktionen mit Patienten und anderen Akteuren im Einsatzgeschehen. Die systemische Supervision legt in diesem Zusammenhang einen starken Fokus auf die Analyse und Verbesserung dieser zwischenmenschlichen Beziehungen und Interaktionen, sowohl innerhalb der Einsatzteams als auch in der multiprofessionellen Zusammenarbeit. Systemische Supervision ist stark lösungsorientiert und bietet den Rettungskräften den Raum ihre Ressourcen zu erkennen und Lösungen für Probleme zu entwickeln. Zugleich stellt sie Methoden zur Verfügung, um mit den hohen Anforderungen des Berufsbildes und seiner Komplexität umzugehen, indem sie flexible Denkweisen fördert und dabei hilft, verschiedene Perspektiven einzunehmen, um besser auf unerwartete Herausforderungen zu reagieren.

Dabei steht die Aktivierung der Stärken und Ressourcen der Mitarbeiter im Fokus. Dadurch können Rettungskräfte ihre eigenen Fähigkeiten besser nutzen und widerstandsfähiger gegenüber Stress und Belastungen werden. Systemische Supervision bietet aber auch eine Vielzahl von Werkzeugen zur Erkennung und Bearbeitung von Konflikten, wodurch die Teamentwicklung gefördert und die Zusammenarbeit verbessert wird. Insgesamt ermöglicht die systemische Supervision im Rettungsdienst eine tiefere Reflexion und ein besseres Verständnis der komplexen Arbeitsumgebung, fördert die Entwicklung nachhaltiger Lösungen und unterstützt die emotionale und berufliche Stabilität der Rettungskräfte. Nicht zuletzt sind Supervisionsangebote essenziell, um die langfristige Gesundheit, die Motivation und die Zufriedenheit der Mitarbeiter im Rettungsdienst sicherzustellen. Supervision gelingt dann, wenn folgende Faktoren zusammenkommen: ein geeigneter Supervisor, offene Teilnehmer, eine vertrauensvolle und wertschätzende Atmosphäre, die Unterstützung durch die Leitung und durch die Organisation und eine klar formulierte Zielsetzung. Wenn diese personellen und organisatorischen

Voraussetzungen erfüllt sind, kann Supervision im Rettungsdienst langfristig zur Verbesserung der Arbeitszufriedenheit, der Teamkultur und der psychosozialen Gesundheit der Mitarbeiter beitragen.

Literatur

Berger, H., & Nolten, A. (2019). Rahmenbedingungen des BGM: Gesundheitspolitische und betriebswirtschaftliche Grundlagen. In E.-C. Reinfelder, R. Jahn, &S. Gingelmaier (Hrsg.), *Supervision und psychische Gesundheit* (S. 27–60). Springer. https://doi.org/10.1007/978-3-658-22193-5_8.

Belardi, N. (1994). Supervision. Von der Praxisberatung zur *Organisationsentwicklung*. Junfermann.

Belardi, N. (2015). *Supervision für helfende Berufe*. Lambertus.

Blume, A., Niedermeier, N., & Knabe, A. (2023). RUPERT zur Förderung der psychischen Gesundheit von Rettungskräften. *Elsevier Emergency, 4*, 12–19.

BMG. (2023). *Regierungskommission für eine moderne und bedarfsgerechte Krankenhausversorgung*. Bundesministerium für Gesundheit. www.bundesgesundheitsministerium.de/krankenhauskommission-stellungnahme-rettungsdienst.pdf.

Breuer, F., Beckers, S. K., Dahmen, J., Gnirke, A., Pommerenke, C., & Poloczek, S. (2023). Vorbeugender Rettungsdienst – präventive Ansätze und Förderung von Gesundheitskompetenz an den Schnittstellen zur Notfallrettung. *Anaesthesiologie,2023*(72), 358–368. https://doi.org/10.1007/s00101-023-01272-6.

Bußkönning, S., & Göbel, F. (2017). *Fit im Rettungsdienst. Informationen und Trainingsprogramm zur Rückengesundheit*. Prävention in NRW | 73. Unfallkasse NRW.

Como-Zipfel, F., & Lanig, S. (2022). *Verhaltensorientierte Supervision für soziale und pädagogische Berufe – Einführung und Leitfaden*. Springer.

destatis. (2024). *12,4 Mio Behandlungen in Notfallambulanzen im Jahr 2023. Pressemitteilung Nr. N061*. Zugegriffen: 9. Dez. 2024.

DGSF. (2008). *Besser mit System – Systemische Supervision*. Deutsche Gesellschaft für Systemische Therapie und Familientherapie.

DGSF. (2016). Systemisch gedacht und systemisch gemacht: Supervision, Coaching und Organisationsentwicklung. Fachgruppe Systemische Supervision, Coaching und Organisationsentwicklung. https://dgsf.org/service/download-bereich/systemisch-gedacht-und-systemisch-gemacht-supervision-coaching-und-organisationsentwicklung.

DGSv. (1996). *Supervision – professionelle Beratung zur Qualitätssicherung am Arbeitsplatz* Deutsche Gesellschaft für Supervision e. V.

Dreßing, H., Spellbrink, W., & Hoell, A. (2023). PTBS bei RettungssanitäterInnen: Eine „Wie-Berufskrankheit".*Nervenarzt 2023 · 94*, 1059–106. https://doi.org/10.1007/s00115-023-01539-8.

Gingelmaier, S., & Schwarzer, N.-H. (2019). Die Bedeutung von Mentalisierung und Epistemischem Vertrauen für die Förderung psychischer Gesundheit durch Supervision – theoretische Zusammenhänge und erste Befunde einer empirischen Pilotstudie. In E.-C. Reinfelder, R. Jahn, & S. Gingelmaier (Hrsg.), *Supervision und psychische Gesundheit* (S. 125–138). Springer. https://doi.org/10.1007/978-3-658-22193-5_8.

Hausherr Fischer, A. et al. (2013). Spezielle Anwendungsfelder und Fragestellungen. In E. Lippmann (Hrsg.), *Coaching* (S. 221–368). Springer. https://doi.org/10.1007/978-3-642-35921-7_7.

Hausinger, B. (2023). Partizipatives Evaluieren lernen – Evaluation eines Supervisionsprozesses. In H. Neumann-Wirsig (Hrsg.),*Supervisions-Tools* (S. 300–306). managerSeminare.

Hering, T. et al. (2004). *Retten als Arbeit zwischen Routine und Katastrophe – Gesundheit, Belastungen und Burnout im Rettungsdienst*. Profil.

Heringshausen, G. (2021). Blaulichtberuf Rettungsdienst – NotfallsanitäterInnen im Spannungsfeld zwischen Belastungen und Beanspruchungen. *Dr.med.Mabuse,05–06* (21), 29–31.

Heringshausen, G., Karutz, H., & Brauchle, G. (2010). Wohlbefinden, Lebenszufriedenheit und Work-Family-Konflikt bei Einsatzkräften im Rettungsdienst. *Notfall + Rettungsmedizin 03/10*, 227–233.

Hübenthal, S. (2021). *Belastungen im Rettungsdienst und Möglichkeiten der Reduzierung durch das Betriebliche Gesundheitsmanagement. Eine empirische Studie.* Stumpf + Kossendey. https://doi.org/10.36209/2021.2024E1.25.

IFA (2017). *Körperliche Belastung von Rettungskräften beim Patiententransport in Treppenhäusern. Institut für Arbeitsschutz der Deutschen Gesetzlichen Unfallversicherung. Ausgabe 10/2017.* DGUV.

Junkers, G. (2009). Supervision, Konzept- und Organisationsentwicklung in der Arbeit mit alten Menschen. In H. Pühl (Hrsg.), *Handbuch Supervision und Organisationsentwicklung* (S. 371–396). VS Verlag.

Klinger, J. (2023). Resilienz im Rettungsdienst. *Elsevier Emergency, 4,* 20–25.

Kühl, S. (2008). *Coaching und Supervision. Zur personenorientierten Beratung in Organisationen.* Verlag für Sozialwissenschaften.

Lippmann, R. (2013). Settings. In E. Lippmann (Hrsg.), *Coaching.* (S. 87–106). Springer. https://doi.org/10.1007/978-3-642-35921-7_7.

Loebbert, M. (2016). *Wie Supervision gelingt. Supervision als Coaching für helfende Berufe.* Springer.

Ludwig, M. (2008). Supervision: Geliebt und gefürchtet – Methode zur Weiterentwicklung pflegerischer Fachlichkeit. *Heilberufe,02*(2008), 56–58.

Lukesch, B., &Petzold, H.G. (2011). Lernen und Lehren in der Supervision – ein komplexes, kokreatives Geschehen In: SUPERVISION (Hrsg.), *Theorie-Praxis-Forschung – Materialien aus der Europäischen Akademie für psychosoziale Gesundheit. Eine interdisziplinäre Internetzeitschrift.* 05/2011. http://www.fpi-publikation.de/supervision/alle-ausgaben/05-2011-lukesch-b-petzold-h-g-lernen-und-lehren-in-supervision-ein-komplexes-kreatives-gescheh.html.

Merz, E. (2023). Bewertungsbogen für Team- und Gruppensupervisionsprozesse. In H. Neumann-Wirsig (Hrsg.), *Supervisions-Tools* (S. 300–306). managerSeminare.

Möckel, L., Arnold, C., May, T., & Hofmann, T. (2022). The prevalence of diseases in German emergency medical services staff: A survey study. *Arch Environ Occup Health,* 77(10): 838–845. https://doi.org/10.1080/19338244.2022.2031846.

Möller, H. (2018). Supervision. In O. Decker (Hrsg.), *Sozialpsychologie und Sozialtheorie.* (S. 139–152). Springer.

Moser, M. (2023). Überbringen einer Todesnachricht. Elsevier. *Emergency,4*(2023), 46–48.

Petrie, K., Milligan-Saville, J., Gayed, A., Deady, M., Phelps, A., Dell, L., & Harvey, S. B. (2018). Prevalence of PTSD and common mental disorders amongst ambulance personnel: A systematic review and meta-analysis. *Social psychiatry and psychiatric epidemiology,53*(9), 897–909.

Pfütsch, P. (2020). *Notfallsanitäter als neuer Beruf im Rettungsdienst. Ein Überblick über Entwicklungen und Tendenzen.* Springer.

Pluntke, S. (2017). *Der Praxisanleiter im Rettungsdienst.* Springer.

Prein, M. (20023). Was für andere zu viel wäre, ist für uns ganz normal. *Elsevier Emergency, 4,* 26–33.

Pühl, H. (2009). Team-Supervision und Teamarbeit. In H. Pühl (Hrsg.), *Handbuch Supervision und Organisationsentwicklung* (S. 161–193). VS Verlag.

Rohmert, W., &Rutenfranz, J. (1975). *Arbeitswissenschaftliche Beurteilung der Belastung und Beanspruchung an unterschiedlichen industriellen Arbeitsplätzen.* Bundesministerium für Arbeit und Sozialforschung.

Rosen, P. H. (2016). *Psychische Gesundheit in der Arbeitswelt – Handlungs- und Entscheidungsspielraum, Aufgabenvariabilität.* Bundesanstalt für Arbeitsschutz und Arbeitsmedizin, Dortmund.

Roth, K., Baier, N., Busse, R., &Henschke, C. (2021). Arbeitszufriedenheit und Burnout in der präklinischen Notfallversorgung. *Notfall Rettungsmed,2022*(25), 561–569. https://doi.org/10.1007/s10049-021-00881-1

Salfeld, B., & Gerisch, B. (2019). Das Unbehagen in der Arbeitswelt? Zeitdiagnosen zwischen störungs- und stimmungsbezogenen Ansätzen. In E.-C. Reinfelder, R. Jahn, & S. Gingelmaier (Hrsg.), *Supervision und psychische Gesundheit* (S. 13–26). Springer. https://doi.org/10.1007/978-3-658-22193-5_8.

Schmitz, D., Roth, M., Götz, S., Papkalla, N., Koberne, F., &Müller, M. P. (2016). Simulationstraining für das Team im Rettungsdienst. *Notfall Rettungsmed,2016*(19), 559–565. https://doi.org/10.1007/s10049-016-0164-7.

Schubert, F.-C. (2018). Supervision. In D. Wälte & M. Borg-Laufs (Hrsg.), *Psychosoziale Beratung* (S. 288–302). Kohlhammer.

Schumann, H., et al. (2017). Auswirkungen von Führungsverhalten und sozialer Beziehung auf Belastungsfolgen im Rettungsdienst. *Zbl Arbeitsmed,67*(1), 245–254.

Schumann, H., & Böckelmann, I. (2024). *Ergebnisse der Belastungs- und Beanspruchungsforschung im bundesdeutschen Rettungsdienst zwischen 2013 und 2023*.https://doi.org/10.13140/RG.2.2.19874.44487.

Sendera, A., &Sendera, M. (2013). *Trauma und Burnout in helfenden Berufen*. Springer. https://doi.org/10.1007/978-3-7091-1244-1_5.

Siller, G. (2008). *Professionalisierung durch Supervision – Perspektiven im Wandlungsprozess sozialer Organisationen*. Springer.

Statista. (2025). *Urbanisierungsgrad in Deutschland von 1990 bis 2023*.https://de.statista.com/statistik/daten/studie/662560/umfrage/urbanisierung-in-deutschland.

Steil, M., & Turowski, M. (2018). Führungskräfteentwicklung im Rettungsdienst – Übel oder Chance? In A. Neumayr, M. Baubin, & A. Schinnerl (Hrsg.), *Herausforderung Notfallmedizin. Innovation – Vision – Zukunft* (S. 85–94). Springer.

UK/BG.(2019). Fit im Rettungsdienst. 02/19. https://www.sicherer-rettungsdienst.de/rettungswache/taetigkeiten/fit-im-rettungsdienst.

UK/BG. (2024). Rückenbelastung im Rettungsdienst. Situation im Rettungsdienst. 01/24. https://www.sicherer-rettungsdienst.de/rettungswache/taetigkeiten/rueckenbelastung-im-rettungsdienst.

Urban, B., Lazarovici, M., & Sandmeyer, B. (2013). Simulation in der Notfallmedizin – Stationäre Simulation. In M. St.Pierre & G. Breuer (Hrsg.), *Simulation in der Medizin. Grundlegende Konzepte – Klinische Anwendung* (S. 231–241). Springer. https://doi.org/10.1007/978-3-642-29436-5_21.

ver.di. (2022). *ver.di-Befragung »Gute Arbeit im Rettungsdienst«*. https://gesundheit-sozialesbildung.verdi.de/mein-arbeitsplatz/rettungsdienst/++co++8e852d8c-4021-11ed-bb9f-001a4a160111.

Völker, T., Jahn, N., Kaisers, U., Laudi, S., Knebel, L., & Bercker, S. (2016). Soziale Aspekte von Einsätzen im Rettungsdienst. *PRO CARE* 1–2.

Weigand, W. (2019). Der kritische Beitrag der Supervision zur Förderung betrieblicher Gesundheit. In E.-C. Reinfelder, R. Jahn, &S. Gingelmaier (Hrsg.), *Supervision und psychische Gesundheit* (S. 81–92). Springer. https://doi.org/10.1007/978-3-658-22193-5_8.

West-Leuer, B. (2019). Gesundheitscoaching im Gesundheitswesen – Placebo in Zeiten fortschreitender Ökonomisierung und Kommerzialisierung? In E.-C. Reinfelder, R. Jahn, & S. Gingelmaier (Hrsg.). Supervision und psychische Gesundheit. (S. 139–150). Springer. https://doi.org/10.1007/978-3-658-22193-5_8.

Möglichkeiten von Supervision im Rettungsdienst

3

Inhaltsverzeichnis

3.1	Möglichkeiten von Supervision im Rettungsdienst	2
3.2	Beratung als Bestandteil der Supervision	4
3.3	Reflexion als zentraler Aspekt der Supervision	5
3.4	Teamentwicklung durch Supervision	9
3.5	Kritik an Supervision	11
3.6	Forschungsstand	12
3.7	Evaluation	13
3.8	Fazit	15
	Literatur	16

Zusammenfassung

Im deutschen Rettungsdienst wächst die Herausforderung, mit Unsicherheiten, Widersprüchen und komplexen Dynamiken umzugehen. Gleichzeitig steigt unter Einsatz- und Rettungskräften das Bedürfnis nach Resonanz in der Beziehungsgestaltung zu Mitarbeitern, Patienten und anderen Akteuren im Arbeitsfeld Rettungsdienst. Systemische Supervision und Coaching können diese Resonanz gezielt unterstützen und fördern. Supervision wird daher zunehmend als der zentrale Faktor für zufriedenstellende Arbeitsbedingungen in helfenden Berufen angesehen. Supervisoren sind darauf spezialisiert, Widersprüche zu integrieren und konstruktive Reflexionsräume zu schaffen. Für den Rettungsdienst ist es daher essenziell, neuen supervisorischen Anforderungen mit Offenheit zu begegnen, anstatt sie aus Skepsis oder Fortschrittskritik abzulehnen. Systemische Supervision bietet Einsatz- und Rettungskräften die Möglichkeit, ihre anspruchsvolle Arbeit strukturiert zu reflektieren. Sie trägt somit nicht nur zur individuellen Weiterentwicklung Einzelner bei, sondern unterstützt auch die professionelle Entwicklung des gesamten Teams im Rettungsdienst und der Gesundheitseinrichtung als Ganzes.

3.1 Möglichkeiten von Supervision im Rettungsdienst

In den vergangenen Jahren hat der Rettungsdienst in Deutschland eine erhebliche Professionalisierung erfahren und sich zu einem anspruchsvollen Berufsfeld entwickelt, das allerdings mit hohen psychischen, physischen und sozialen Belastungen einhergeht (vgl. Kap. 2) (Heringshausen, 2019). Um die rettungsdienstliche Versorgungsqualität sowie das Wohlbefinden der Mitarbeiter langfristig zu sichern, gewinnt systemische Supervision zunehmend an Bedeutung. Supervision im beruflichen Handlungsfeld des Rettungsdienstes spielt daher eine erhebliche Rolle bei der Prävention des beruflichen Stresserlebens von Einsatz- und Rettungskräften (Prein, 2023). Sie bietet eine strukturierte Möglichkeit zur Reflexion und unterstützt sowohl die professionelle Weiterentwicklung des Personals als auch die Optimierung organisationaler Strukturen. Zudem wird Supervision als zentrales Kriterium für zufriedenstellende Arbeitsbedingungen in helfenden Berufen angesehen (Sendera & Sendera, 2013). Im herausfordernden Arbeitsfeld Rettungsdienst dient Supervision so der Reflexion des eigenen rettungsdienstlichen Handelns und der Reflexion organisatorischer Abläufe. Ziel ist es, die Qualität psychischer, sozialer und institutioneller Faktoren in der beruflichen Praxis zu verbessern. Die systemische Supervision basiert dabei auf den Prinzipien der Systemtheorie und fokussiert die Kommunikations- und Interaktionsmuster innerhalb eines Systems sowie dessen Austausch mit der Umwelt (DGSF, 2016). Dadurch kann systemische Supervision im Rettungsdienst Einsatz- und Rettungskräfte dabei unterstützen, ihre berufliche Tätigkeit im Versorgungsprozess kritisch zu reflektieren und kontinuierlich weiterzuentwickeln. Darüber hinaus trägt sie zur Klärung und Weiterentwicklung von Teamstrukturen bei und ermöglicht die zielgenaue Verbesserung der Arbeitsabläufe. Ein wesentlicher Bestandteil ist gleichzeitig die konstruktive Bearbeitung von Teamkonflikten (vgl. Kap. 5) durch eine externe Perspektive, die neue Lösungsansätze eröffnet. Neben der Förderung der Teamdynamik wird Supervision auch zur Begleitung und Weiterentwicklung von Fach-, Leitungs- und Führungskräften eingesetzt. Sie unterstützt individuelle berufliche Entwicklungsschritte und begleitet Organisationen in Phasen institutioneller Umstrukturierung (DGSF, 2016).

Supervision stammt aus der sozialen Arbeit, stellt ein evidenzbasiertes und praxisnahes Konzept zur personen- und zur organisationsbasierten Beratung dar und forciert dabei inhaltlich zwischenmenschliche Handlungen in der Interaktion im beruflichen Team. Fragen, welche sich im beruflichen Kontext ergeben, Fallbeispiele, Problemfelder und Konflikte stehen hierbei im Vordergrund. Supervisionen sind darauf ausgelegt, die berufliche Entwicklung, das Lernen der

Einsatz- und Rettungskräfte, Gruppen, Teams, Projekte und Organisationen zu fördern. Sie fördern die Kommunikation und die Zusammenarbeit im beruflichen Kontext, erheben, erörtern und analysieren Situationen des beruflichen Alltags und beziehen an der Situation Beteiligte in die Problemberatung und/oder die Lösung mit ein (Deutsche Gesellschaft für Supervision, 2025).

Die Durchführung einer Supervision im Rettungsdienst kann über verschiedene Methoden erfolgen, um das festgelegte/vereinbarte Ziel erreichen zu können. Auf übergeordneter Ebene muss entschieden werden, ob eine Supervision mit einzelnen Teilnehmern, in einer Gruppe oder auf Organisationsebene erfolgen soll. Mikromethoden ermöglichen im Anschluss die konkrete Durchführung eines gewählten Formates. Durch geeignete Präventionsmaßnahmen können eine Fluktuation im Arbeitsfeld Rettungsdienst verhindert, Krankheitstage verringert, die Berufszufriedenheit gestärkt und damit die rettungsdienstliche Versorgungsqualität verbessert werden. Eine emotionale Entlastung, die Entwicklung von Copingstrategien oder der Erhalt von Resilienz sollte hier als oberstes Ziel verstanden werden.

▶ **Praxistipp** Ein erster Schritt könnte sein, Feedback fest im Arbeitsalltag auf Ihrer Rettungswache zu verankern. Etablieren Sie dazu eine kollegiale Feedback-Kultur: Geben Sie nach komplexen Einsätzen gegenseitig kurz Rückmeldung. Was lief gut, was war herausfordernd? Konstruktives Feedback stärkt das Vertrauen im Einsatzteam und hilft bei der persönlichen Weiterentwicklung der Kollegen.

Um eine Supervision durchzuführen, gibt es unterschiedliche Möglichkeiten. Bevor die Entscheidung des Formates getroffen wird, welche sich grundsätzlich in die Formate der Einzel-, Fall- und Teamsupervision gliedern, muss das jeweilige Ziel im Spannungsfeld der beruflichen Tätigkeit identifiziert werden (Abb. 3.1). Die Einzelsupervision stellt das Spannungsfeld zwischen Persönlichkeit und dem beruflichen Kontext dar. Persönliche Erlebnisse, Entscheidungen oder Strategien können reflektiert und bearbeitet werden. Die Fallsupervision erfolgt in einer Gruppe. Die Teilnehmer beschäftigen sich mit derselben Fragestellung und schaffen die Möglichkeit, den eigenen Lernprozess durch Erfahrungen anderer Teilnehmer zu perfektionieren. Die Teamsupervision umfasst Fragestellungen zu Kommunikation im Team, Arbeitsprozessen, Zielen und Strukturen (Sesil, 2024).

An eine Teamsupervision wird oft dann gedacht, wenn Konflikte innerhalb eines Teams die Arbeitsbereitschaft der einzelnen Mitarbeiter bereits stark beeinträchtigt haben. An dieser Stelle eignen sich allerdings bevorzugt Mediationen und keine Teamsupervision. Die Teamsupervision ist ein Instrument, welches neu zusammengesetzte Teams unterstützt, gemeinsame Ziele und neue Strukturen herzustellen und organisationsrelevante Fragestellungen im Zentrum der Durchführung zu verstehen (Sesil, 2024).

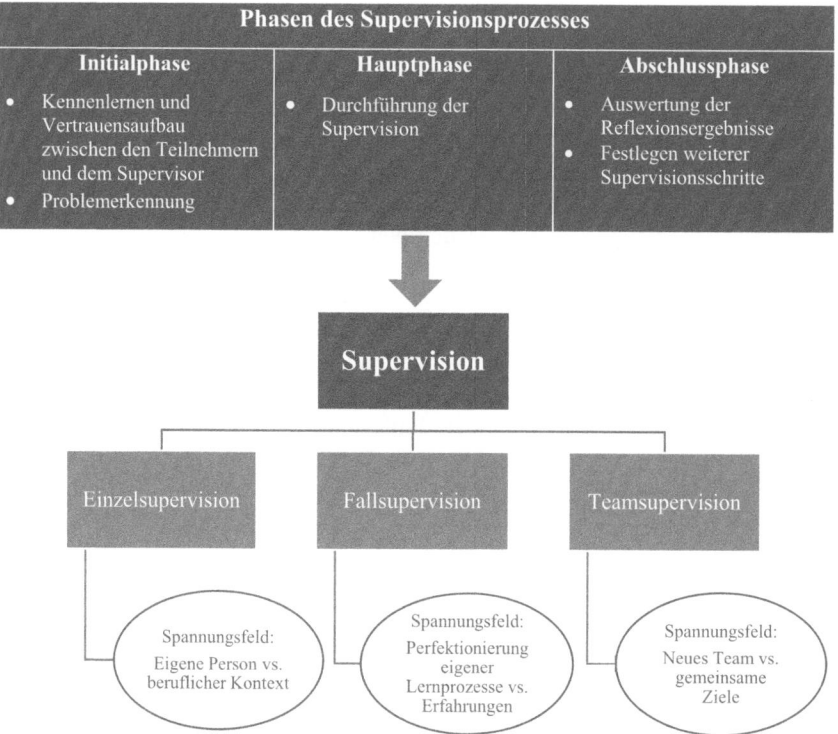

Abb. 3.1 Phasen des Supervisionsprozesses. (Eigene Erstellung)

3.2 Beratung als Bestandteil der Supervision

Supervision kann auf unterschiedlichen Ebenen erfolgen. Übergeordnet wird bei einer Supervision entschieden, ob es sich um eine Einzel–, Team- oder Fallsupervision handeln soll. Die Supervision stellt eine spezielle Form der Beratung dar (Loebbert, 2016). Das Wort Supervision leitet sich aus dem Lateinischen ab und umfasst die Bedeutung des „Blicks von oben". Der Supervisand stellt also sein zu bearbeitendes Thema in den Mittelpunkt, sodass der Supervisor den „Blick von oben" auf das Problem richten kann. Der beratende Anteil liegt darin, den Supervisanden zu unterstützen, neue Perspektiven auf das eigene berufliche Handeln einzunehmen und entsprechend das subjektiv empfundene Problem zu bearbeiten (Meier, 2024).

Der Berufsalltag im Rettungsdienst bietet zahlreiche Herausforderungen, denen Einsatz- und Rettungskräfte täglich ausgesetzt sind. Emotionale Belastungen, Konflikte im Team, ethische und moralische Dilemmata, suboptimale Strukturen, die mit den eigenen Wertevorstellungen nicht übereinstimmen, Personalmangel und die daraus resultierenden Überlastungen, Beziehungskonflikte, Trauer oder auch der Umgang mit Teamkollegen oder Angehörigen gehören zu den täglichen Herausforderungen, denen sich Mitarbeiter im Rettungsdienst stellen müssen (vgl. Kap. 2). Emotionale Konflikte sind subjektiv und auf das einzelne Individuum bezogen. Der Blick des einzelnen Subjektes auf eine berufliche Situation bestimmt die emotionale Empfindung, die sich daraus erschließt (Steinhöfel, 2014). Entsprechend ist davon auszugehen, dass eine Einzelsupervision im Rahmen einer Beratung zielführend ist, um die individuelle Situation durch den Supervisor sachlich und professionell betrachten zu lassen. Hierbei geht es nicht darum, dem Betroffenen eine Lösung oder ein gezieltes Verhalten zu empfehlen, sondern über Möglichkeiten des Perspektivwechsels zu beraten. Der Supervisor überlässt dem Betroffenen jedoch die Entscheidung, aus welcher Perspektive er den Sachverhalt sehen will und welche Handlungen für ihn persönlich daraus folgen. Die Entscheidung für das Ergebnis trägt der Betroffene selbst. Neben dem Erwerb einer neuen Perspektive auf eine herausfordernde oder belastende Situation ist es dem Supervisanden auch möglich, im Rahmen der Beratung spezifische Fachkompetenzen zu erlangen, beispielsweise den Umgang mit demenziell erkrankten Menschen, das eigene Konfliktmanagement oder die Selbstorganisation bei strukturellen Problematiken (Deutsche Gesellschaft für Supervision, 2025).

Um die beschriebenen Ziele und Kompetenzen erreichen zu können, muss eine Supervision im Rahmen einer Beratung erfolgen. Der Ablauf einer Supervision hängt von der Motivation zu deren Durchführung und vom Supervisor (vgl. Abschn. 2.5.1) ab.

3.3 Reflexion als zentraler Aspekt der Supervision

Reflexion bezeichnet den Prozess des Nachdenkens, der Selbstbetrachtung und der kritischen Auseinandersetzung mit eigenen Gedanken, Handlungen oder Erfahrungen. Zentral dabei ist es, sich mit den eigenen Gefühlen, Motiven und Zielen auseinanderzusetzen und diese zu hinterfragen. Kennt man die eigenen Gefühle, Motivationen und Ziele, fällt es leichter, eigene Verhaltensmuster zu erkennen und gegebenenfalls ein womöglich wiederholt gezeigtes Verhalten zu verändern. Reflexion ermöglicht eine persönliche Weiterentwicklung und kann dazu beitragen, Entscheidungen fundierter treffen zu können. Spricht man von Selbstreflexion, wird konkret und aktiv über das eigene Handeln und Denken nachgedacht und auf äußere Einflüsse auf eigene Handlungs- und Denkmuster verzichtet (Greif, 2008).

In den letzten Jahren hat sich der Lernbedarf von Organisationen erheblich verstärkt. Durch flachere und durchlässigere Hierarchien erhalten Mitarbeiter zunehmend mehr Mitspracherecht sowie eine größere Entscheidungsverantwortung (Heringshausen, 2024). Gleichzeitig sind viele Märkte, in denen Unternehmen agieren, von tiefgreifenden Veränderungen betroffen (Scherm, 2014). So auch der Rettungsdienst, der bereits 2014 mit dem Notfallsanitätergesetz (NotSanG) eine grundlegende Novellierung seiner (Ausbildungs-)Strukturen erfahren hat und damit einhergehend auch die eigenverantwortliche Durchführung heilkundlicher

Maßnahmen durch Notfallsanitäter (NotSanG, 2023, § 2a). Die genannte Entscheidungsverantwortung ist somit für den Beruf des Notfallsanitäters maßgeblich gestiegen, sodass eine gelungene und konstruktive Reflexion des eigenen beruflichen Handelns für den Rettungsdienst an Bedeutung gewonnen hat. In diesem dynamischen Umfeld ist der Erfolg des beruflichen Handelns maßgeblich davon abhängig, wie schnell und effektiv aus Feedback und anschließender Reflexion gelernt werden kann. Die individuelle Selbstreflexion bedeutet bewusstes Nachdenken über das eigene Verhalten und Handeln. Dabei geht es jedoch nicht um ziellose Gedankengänge oder endlose Selbstzweifel, sondern um eine strukturierte Auseinandersetzung mit der eigenen Leistung und den eigenen Reaktionen (Picca et al., 2013). Beispielsweise könnte ein Notfallsanitäter nach einem Einsatz selbstkritisch hinterfragen, warum er im Einsatzgeschehen die eine oder die andere Entscheidung getroffen hat und wie zieldienlich diese war, oder warum er in einer bestimmten Situation unfreundlich auf einen Patienten oder Angehörigen reagiert hat, obwohl dies nicht mit den eigenen Berufsidealen oder Wertevorstellungen übereinstimmt. Besonders wichtig ist, dass Selbstreflexion ergebnisorientiert erfolgt. Das bedeutet, sie sollte nicht nur systematisch ablaufen, sondern auch zu konkreten, praktisch verwertbaren Erkenntnissen führen, sodass hier eine Richtlinie für zukünftiges Verhalten entsteht und eine nachhaltige Weiterentwicklung ermöglicht wird (Greif, 2008).

> ▶ **Praxistipp** Nutzen Sie die systemische Kurzreflexion nach Dienst-/Schichtende. Richten Sie dazu an Ihrer Wache feste Zeiten für freiwillige Kurzreflexionen ein, z. B. „10 min Nachklang" nach belastenden Einsätzen. Ein ruhiger Raum, ein Getränk und ein ehrlicher kollegialer Austausch können helfen, eigene Emotionen einzuordnen und eventuellen Stress frühzeitig abzubauen.

Die Reflexion des eigenen Verhaltens ist immer dann erforderlich, wenn unerwartete Herausforderungen auftreten, die eine sofortige Reaktion erfordern. Solche Situationen zeichnen sich dadurch aus, dass die betroffene Person das Problem eigenständig lösen muss, auf Basis ihrer individuellen Erfahrungen, ihres Wissens und ihrer bisherigen Bildung. Es gibt in diesen Fällen keine allgemeingültigen Lösungswege, die einfach übernommen werden können (Hübner, 1976).

Die bewusste Analyse solcher Momente führt dazu, dass sich eine Person tiefergehend mit ihrem eigenen Verhalten auseinandersetzt. Durch diese Reflexion entsteht ein umfassenderes Bewusstsein über das eigene Handeln. Die Wechselwirkung zwischen Feedback und Reflexion ist essenziell für den langfristigen Erfolg, bezogen auf die Interaktion mit Notfallpatienten, der Tätigkeit im multiprofessionellen Einsatz- und Versorgungsteam und Angehörigen. Besonders Einsatz- und Rettungskräfte sind auf regelmäßiges Feedback angewiesen, da sie tagtäglich mit herausfordernden Situationen konfrontiert werden und innerhalb einer emotional vulnerablen Gruppe agieren. Selbstreflexivität bedeutet in diesem Zusammenhang, die eigene Wahrnehmung mit der des Umfelds abzugleichen. Mitarbeiter im Rettungsdienst, die ihre eigenen Stärken und Schwächen realistisch einschätzen und konstruktiv mit Feedback umgehen, schaffen eine Umgebung, in der kontinuierliche Weiterentwicklung gefördert wird (siehe nachfolgendes Fallbeispiel). Dadurch wird nicht nur die persönliche Weiterentwicklung, sondern auch das Vertrauen gestärkt, welches Notfallpatienten in Einsatz- und Rettungskräfte setzen (Scherm, 2014).

→ **Fallbeispiel zur Notwendigkeit von Nachbesprechung und Reflexion im Rettungsdienst**
Einsatzsituation:
Der Rettungsdienst wird in den frühen Morgenstunden zu einer ländlichen Wohnadresse alarmiert. Die Einsatzmeldung lautet: "Unklare Bewusstlosigkeit, möglicherweise verstorbene Person, Angehöriger in psychischer Ausnahmesituation". Vor Ort angekommen, treffen die Rettungskräfte im Hausflur auf die Nachbarin und finden einen 34-jährigen Mann, Herrn M., in einer kleinen Dreizimmerwohnung in einem Mehrfamilienhaus vor. Neben ihm liegt seine 61-jährige Mutter, die offensichtlich plötzlich verstorben ist. Laut Erstinformationen durch die Leitstelle hat Herr M. in der Nacht keine Hilfe gerufen.

Situationsbewertung:
Herr M. zeigt sich bei Eintreffen der Rettungskräfte desorientiert und emotional stark belastet. Er berichtet, dass seine Mutter in der Nacht unter massiver Atemnot das Bewusstsein verlor und letztendlich verstarb. Aufgrund einer geistigen Behinderung war er nicht in der Lage, den Notruf zu wählen oder anderweitig Hilfe zu organisieren. Diese Situation hat bei ihm zu einem tiefen Gefühl der Hilflosigkeit und Trauer geführt.

Medizinische Erstversorgung und Transportentscheidung:
Bei der ersten Untersuchung zeigt sich Herr M. vital stabil, jedoch in einem psychisch stark belasteten Zustand. Er klagt über Atemnot, jedoch ohne objektivierbare respiratorische Einschränkungen. Die Atemnot ist vermutlich psychosomatisch bedingt. Da der Patient zunehmend unruhig wird und eine akute Eigengefährdung nicht ausgeschlossen werden kann, wird eine ärztliche Beurteilung erforderlich.

Herausforderung für das Rettungsteam:
Im Verlauf des Einsatzes zeigt sich Herr M. zunehmend agitiert und verbal aggressiv gegenüber den Einsatzkräften. Es kommt zu Abwehrreaktionen bis hin zu ersten körperlichen Übergriffen. Die emotionale Belastung des Patienten sowie seine kognitive Einschränkung erschweren die Kontaktaufnahme und Deeskalation. Das Rettungsteam empfindet zunehmenden Widerstand gegenüber dem Patienten, was eine professionelle Betreuung herausfordernd macht.

Teambesprechung und Reflexion:
Nach Übergabe des Patienten in einer psychiatrischen Notfallaufnahme reflektiert das Rettungsteam den Einsatz im Rahmen einer internen Fallbesprechung. Es wird

deutlich, dass die starken negativen Emotionen des Patienten unbewusst auf die Einsatzkräfte übertragen wurden. Die Hilflosigkeit und Verzweiflung von Herrn M. führten zu einer passiv-aktiven Gegenübertragung, wodurch das Rettungsteam ebenfalls mit negativen Emotionen reagierte.

Im Rahmen einer ausführlichen Teambesprechung wurden die individuellen Wahrnehmungen und Reaktionen der Einsatzkräfte reflektiert und diskutiert. Einzelne Teammitglieder schilderten ihre Emotionen während des Einsatzes, insbesondere das Gefühl der Frustration, der Hilflosigkeit und der eigenen Überforderung. Durch diese offene Reflexion wurde den Rettungskräften bewusst, dass ihre ablehnende Haltung gegenüber Herrn M. nicht aus seinem Verhalten, sondern aus ihrer eigenen emotionalen Reaktion resultierte.

Zur besseren Bewältigung solcher Einsätze wurden mögliche Deeskalationsstrategien und anwendbare Techniken zur professionellen Distanz besprochen. Zudem wurde die Bedeutung von Supervision und psychologischer Unterstützung betont, um emotionale Belastungen innerhalb des Teams frühzeitig zu erkennen und zu verarbeiten. Das Team einigte sich darauf, zukünftig in ähnlichen Situationen noch gezielter auf eine empathische, aber dennoch professionelle Kommunikation zu achten, um eine deeskalierende und patientenzentrierte Versorgung zu gewährleisten.

Für eine konstruktive Selbstreflexion ist das Geben und Nehmen eines Feedbacks die Grundvoraussetzung. Das Wort Feedback leitet sich aus dem englischen ab und bedeutet „Rückmeldung" (Duden, 2025). Hierbei geht es also im Wesentlichen darum, eine Rückmeldung entweder an sein Gegenüber zu erteilen oder diese anzunehmen. Eine Feedbackkultur sollte in jedem Rettungsdienstsetting etabliert sein, um für Einsatz- und Rettungskräfte optimale Handlungsbedingungen zu schaffen und so die im Versorgungsprozess angestrebten Ziele erfolgreich zu erreichen. Zudem fördert es einen konstruktiven und patientenbezogenen Austausch innerhalb des multiprofessionellen Teams. Eine Feedbackkultur bezieht sich hierbei auf das Annehmen und Geben von positiven wie auch negativen Rückmeldungen zwischen verschiedenen Mitgliedern des multiprofessionellen Teams. Oft liegt der Fokus auf der Rückkopplung negativer Beobachtungen. Um eine motivationsfördernde Zusammenarbeit zu gewährleisten ist es relevant, ebenfalls die positiven Beobachtungen anzusprechen und hervorzuheben (Freuding & Garnitz, 2023). Der Erfolg einer Selbstreflexion liegt darin, diese regelmäßig und in kurzen Sequenzen zu üben, bereits erfolgreich reflektierte Inhalte wiederholt zu reflektieren, um diesen Lernerfolg beizubehalten und die Inhalte nicht isoliert voneinander, sondern in einem Gesamtkontext anzuwenden (Krawiec, 2023).

Final betrachtet, ist die Reflexion also eine Fähigkeit, die in der Zusammenarbeit in einem multiprofessionellen Team unumgänglich ist. Je konstruktiver die Selbstreflexion, desto besser die Selbstwahrnehmung. Reduzierung von Stress, Verbesserung der interprofessionellen Zusammenarbeit und das Erreichen von qualitativ guten Handlungserfolgen, lässt die tägliche Tätigkeit im rettungsdienstlichen Handlungssetting konstruktiver gestalten. Um sich auf den Prozess der Selbstreflexion einzulassen, um eine bessere, stabile und geübte Reflexion abbilden zu können, braucht es Rahmenbedingungen, welche im Handlungsfeld

Rettungsdienst nicht immer als gegeben vorausgesetzt werden können. Der allgemeine und tagtäglich erlebte Ressourcenmangel im Rettungsdienst (Personalengpässe, Zeitknappheit, fehlende Finanzmittel etc.) lässt vermuten, dass das Üben der Selbstreflexion unter Einsatz- und Rettungskräften nicht durchgehend höchste Priorität erfährt. Entsprechend fehlt die Übung innerhalb der Reflexionsmethodik. Zudem ist zu vermuten, dass emotionale Barrieren einen Hinderungsgrund darstellen, sich mit der eigenen Persönlichkeit zu beschäftigen.

3.4 Teamentwicklung durch Supervision

Das Wort Teamentwicklung wird vielseitig verwendet, sei es in der Schule, im Beruf oder in der Freizeit. Diese Begrifflichkeit wird häufig verwendet, wenn es darum geht, eine informelle Gruppe zusammenzubringen oder handlungsfähig zu machen. Die wirtschaftspsychologische Gesellschaft fasst unter dem Begriff alle Maßnahmen zusammen, die an einem bestehenden Team ansetzen, um dessen Eigenschaften und Prozesse zu optimieren (Becker, 2025). Besonders in helfenden Berufen wie dem Rettungsdienst muss der Teamentwicklung eine hohe Bedeutung zugeschrieben werden (Loebbert, 2016). Denn im Rettungsdienst sind eine effektive Kommunikation und eine reibungslose Zusammenarbeit im Versorgungsprozess von zentraler Bedeutung. Supervision ermöglicht es Teams, Konflikte konstruktiv zu bewältigen, Missverständnisse auszuräumen und die Teamdynamik zu stärken (Lippmann, 2013). Ein ausgeprägtes Teamgefühl kann dabei helfen, Einsatzabläufe effizient zu gestalten und potenzielle Fehlerquellen zu reduzieren. Es ist jedoch notwendig, Supervision von der klassischen Teamentwicklung abzugrenzen. Während sich die klassische Teamentwicklung primär mit Aspekten wie Teamzielen, Rollenklarheit und Kooperationsvereinbarungen befasst, dienen diese in der Supervision lediglich als Kontext für das individuelle supervisorische Handeln (Dallüge, 2015). Supervisorische Teamentwicklung zielt demnach darauf ab, die Leistung von Teams innerhalb des Rettungsdienstsystems zu optimieren. Dies geschieht durch die Klärung aufgabenbezogener Aspekte, etwa Arbeitsmethoden und notwendige Kompetenzen der Teammitglieder, sowie durch eine verbesserte Zusammenarbeit innerhalb des Teams und mit den zugehörigen Führungskräften. Der Teamentwicklung wird an dieser Stelle noch eine weitere Bedeutung zugeschrieben. Die Definition der Begrifflichkeit beinhaltet, dass Teambildung erst dann greift, wenn das Team bereits mit allen Teammitgliedern zusammengesetzt wurde. Im Arbeitskontext des Rettungsdienstes ist die Auswahl der Teammitglieder nicht durch die einzelnen Mitglieder zu bestimmen oder zu beeinflussen. Die Zusammensetzung der Teammitglieder, z. B. einer Rettungswache, wird auf Metaebene bestimmt und bietet somit eine Grundlage, um Teambildungsmaßnahmen zu initiieren und zu gestalten (Tewes, 2021; Becker, 2025).

Um eine möglichst effektive Teambildung innerhalb einer Organisation zu ermöglichen, bieten sich diverse Methoden an. Das Ansetzen regelmäßiger Supervisionen stellt eine professionell geeignete Methode dar. Es fokussiert übergeordnet das Ziel, die Zusammenarbeit unter Mitarbeitern eines Unternehmens oder einer Organisation zu fördern. Regelmäßige Supervisionen ermöglichen einem Teammitglied, das eigene Verständnis zum beruflichen Handeln und zu den eigenen Kompetenzen zu verbessern. Es erweitert die eigene Perspektive auf berufliche Handlungen und ermöglicht ein regelmäßiges Reflektieren und Evaluieren des eigenen Handelns. Übergeordnet kann ein manifestiertes Verständnis für Ziele, Werte und Bedürfnisse der Organisation erzielt werden, welches den Bedürfnissen der Organisation entgegenkommt. Die Mitarbeiter haben zusätzlich die Möglichkeit, über Reflexion persönliche Verbesserungspotenziale zu erkennen und das eigene Handeln über Struktur zu optimieren (Loebbert, 2021). Die Teilnahme an einer Supervision kann die Handlungsfähigkeit des einzelnen Mitarbeiters optimieren, sodass die Ziele einer Organisation fokussierter erreicht werden können. Generell bietet die Supervision zusätzliche Möglichkeiten, Teams innerhalb eines Unternehmens so zu stärken, dass diese effizient entsprechend den Zielen des Unternehmens tätig sind. Über regelmäßige Teilnahmen an Supervisionen können Konflikte im Team gelöst oder ihnen präventiv begegnet werden. Es wird eine positive und offene Kommunikationskultur erreicht, welche die Beziehungen innerhalb des Teams stärkt. Die regelmäßige Durchführung von Supervisionen kann zudem innerhalb des Teams Vertrauen aufbauen, Offenheit im Team stärken und das Zusammengehörigkeitsgefühl forcieren (Loebbert, 2021).

Die Methode der Supervision bietet Kollegen im Rahmen der Teambildung die Möglichkeit, Erfahrungen untereinander zu teilen und sich entsprechend besser zu unterstützen. Supervision kann einen Raum für gegenseitige Wertschätzung und Anerkennung der Kollegen untereinander bieten, um diese zum Ausdruck zu bringen, wofür in der alltäglichen rettungsdienstlichen Arbeit oft keine Zeitvakanzen bleiben.

▶ **Praxistipp** Etablieren Sie auf Ihrer Rettungswache Teamsupervision als Routine statt als Ausnahme. Organisieren Sie einmal pro Quartal eine externe Teamsupervision – nicht nur bei Krisen, sondern regelmäßig. Themen können z. B. Kommunikation im Team, Rollenklärung oder spezielle Einsatzbelastungen sein. So wird Supervision zum festen Bestandteil professioneller Praxis in Ihrem Rettungsdienst.

3.5 Kritik an Supervision

Unter jeglicher Berücksichtigung der konstruktiven Auswirkungen einer Supervision geht diese auch mit erheblichen Risiken einher (Abb. 3.2). Während die positiven Effekte von Supervision gut dokumentiert sind, wurde das Thema negativer Auswirkungen lange vernachlässigt. Die Forschung zeigt, dass Fehler in der Supervision auf verschiedenen Ebenen auftreten können und durchaus zu psychischen, sozialen oder materiellen Schäden führen können (Schigl, 2016).

Die Folgen von verbalen und non-verbalen Interaktionen innerhalb einer Supervision kann ein Supervisor nicht von vornherein ausschließen. Zeigt sich die Persönlichkeit von Supervisoren in narzisstischen Tendenzen und mangelnder

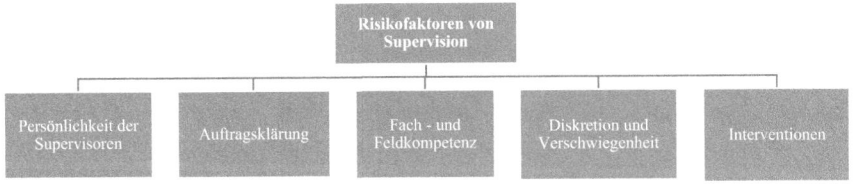

Abb. 3.2 Risikofaktoren von Supervision. (Eigene Darstellung in Anlehnung an Schigl, 2011)

Selbstreflexion, sind dies die häufigsten Ursachen für Fehler im Rahmen einer Supervision. Sie gehen mit verheerenden Folgen für den Supervisanden einher. Ist die Auftragslage unklar, führt dies ebenfalls zu Fehlern, welches das Format der Supervision infrage stellt. Fehlende Zielvereinbarungen und unzureichende Analysen der Systemdynamik erhöhen das Risiko von negativen Entwicklungen innerhalb der Sitzungen. Die Intervention muss durch den Supervisor gut geplant sein. Zu kurz greifende oder unpassende Interventionen können zu Kränkungen und Bloßstellungen der Supervisanden führen und damit erhebliche emotionale Schädigungen hinterlassen. Um die Beurteilung der Situationsdynamik fehlerfrei durchzuführen, sollte der Supervisor über ein besonders hohes Fachwissen im beruflichen Handlungsfeld der Supervisanden verfügen. Ist diese Voraussetzung nicht erfüllt, kommt es zu Fehlbeurteilungen der Situation und die Supervision entfaltet nicht den angestrebten und gewünschten Erfolg (Schigl, 2011). Kommt es zu Fehlern innerhalb einer Supervision, sind die Auswirkungen auf unterschiedlichen Ebenen spürbar. Manifeste Konflikte zwischen den Supervisanden, Kränkungen, Demütigungen und Grenzüberschreitungen, finanzielle Verluste und eine abnehmende Versorgungsqualität können fatale Folgen für die Organisation und alle Beteiligten sein (Schigl, 2011).

Supervision ist ein komplexer Prozess, der sowohl positive als auch negative Effekte haben kann. Um Schäden zu vermeiden, sind eine klare Auftragsklärung, fachliche Kompetenz und kontinuierliche Selbstreflexion (vgl. Abschn. 3.2) der Supervisoren unerlässlich. Besonders in Gruppensettings müssen Supervisoren sensibel auf Gruppendynamiken achten und rechtzeitig intervenieren, um Kränkungen und Bloßstellungen zu verhindern. Transparenz und eine ethische Grundhaltung sind entscheidend, um das Vertrauen der Supervisanden zu wahren.

3.6 Forschungsstand

Eine differentielle Wirksamkeitsforschung für den spezialisierten Supervisionsbereich der sytemischen Supervision im Rettungsdienst ist nicht wirklich existent und schon gar nicht rettungsdientsspezifisch nachweisbar. Zudem werden in den aktuellen Studienlagen häufig die Begriffe „Coaching", „Supervision" und „Beratung" nicht trennscharf, sondern synonym verwendet (Schigl 2022). Das erschwert eine klare Argumentation im Hinblick auf Wirksamkeit. Um Effekte und Wirkungen von systemischer Supervision für das Arbeitsfeld Rettungsdienst sicher nachzuweisen, müsste sich Supervisionsforschung sowohl mit der Effektivität als auch mit Prozessmerkmalen direkt von Supervision beschäftigen. Um zu wirksamer, forschungsgestützter „guter Praxis" der Supervision zu gelangen, müsste sie dazu die Verschränkung von Praxis, Theorienbildung, Forschung, Methodenentwicklung und Lehre ermöglichen (Mathias-Wiedemann 2020). Allerdings stellten bereits 1998 Märtens und Möller in ihrem Artikel „Zur Problematik der Supervisionsforschung: Forschung ohne Zukunft?" dar, dass diverse Befunde aus der Psychotherapieforschung verdeutlichen, wie schwierig es ist, im Kontext von Therapie und Beratung spezifische Effekte eindeutig bestimmten Methoden zuzuschreiben (Märtens & Möller 1998). Da sich Wissenschaft durch vier zentrale Tätigkeiten auszeichnet (Beobachten, Messen, Erklären und Vorhersagen) müssten die dazugehörigen Prinzipien auf die wissenschaftliche Untersuchung von systemischer Supervision angewandt werden. Dann würden sich folgende Fragestellungen ergeben:

- Beobachten: z. B. „Welche Prozesse finden innerhalb der Supervision tatsächlich statt?"
- Messen: z. B. „Welche Aspekte dieser Prozesse sowie deren Ergebnisse lassen sich quantifizieren?"
- Erklären: z. B. „Mit welchen theoretischen Modellen lassen sich die beobachteten und gemessenen Phänomene fundiert erklären?"
- Vorhersagen: z. B. „Wie lassen sich auf Basis systematischer Beobachtung und Messung künftige Entwicklungen oder Effekte in Supervisionsprozessen prognostizieren?"

Diese strukturierte Herangehensweise würde perspektivisch eine fundierte wissenschaftliche Auseinandersetzung mit der Wirksamkeit und den Mechanismen von Supervision ermöglichen (Märtens & Möller, 1998). Aktuell stellt sich der Forschungsstand allerdings sehr übersichtlich dar. Die Forschungslage weist aber darauf hin, dass Berater, Therapeuten und Fachkräfte im Gesundheitswesen von Supervision profitieren können (Mathias-Wiedemann, 2020).

Als diesbezüglich lesenswert lässt sich das komplexe Werk von Schigl et al. aus dem Jahr 2020 (Supervision auf dem Prüfstand – Wirksamkeit, Forschung, Anwendungsfelder, Innovation) identifizieren. Die Autoren kommen in diesem Buch zu dem Ergebnis, dass Supervision ein sehr spezifischer Beratungsansatz mit einer schon sehr langen Tradition, einem breiten Praxiswissen und einer offensichtlichen Nützlichkeit in schwierigen Praxisfeldern für die Menschen ist, die in ihnen arbeiten. Nach Schigl et al. (2020, S. XI) ist Supervision „… eine Methode zur Förderung von persönlichen, professionellen und organisationalen Entwicklungsprozessen". Übertragen auf den Nutzen von Leitungssupervision wird dies in der Untersuchung von Neuschäfer (2004) deutlich. Er zeigte in der Evaluation von Leitungssupervisionsgruppen von Schulleitern und Lehrkräften die Wichtigkeit von Supervision hinsichtlich des Austausches über zentrale Leitungsaufgaben, der Weiterentwicklung der Leitungsrolle, der Reflexion des eigenen Leitungsverhaltens sowie der Bearbeitung belastender Arbeitssituationen auf.

Insgesamt bewerteten in seiner Untersuchung 97 % der befragten Supervisanden die Supervision als positiv. Sie erfuhren eine Stärkung ihrer sozialen und personalen Wahrnehmungsfähigkeit und eine Verbesserung der Zusammenarbeit mit den Kollegen (Neuschäfer, 2004, zit. n. Schigl et al., 2020). In der Gesamtbetrachtung bedarf der Nachweis der Wirksamkeit von Supervision und insbesondere von Leitungssupervision weiter umfassender empirischer Untersuchungen. Erste bestehende Forschungsergebnisse weisen vorsichtig auf positive Effekte hin. Allein das derzeitige Fehlen einer belastbaren empirischen Evidenz darf aber nicht mit einem Nachweis der Unwirksamkeit gleichgesetzt werden. Vielmehr sprechen die wenigen bisherigen Studienbefunde für einen Nutzen von Supervision, weshalb ihre Anwendung in der Praxis ausdrücklich befürwortet wird (Müller et al., 2022).

3.7 Evaluation

Beratungs- und Supervisionsleistungen werden in der Literatur besondere Eigenschaften im Hinblick auf ihre Evaluation zugeschrieben. Demnach unterscheiden sich Beratungsleistungen in ihrer Dienstleistungsform in mehrfacher Hinsicht von produktbasierten Leistungen. Ähnlich wie die Arbeit von Ärzten, Rechtsanwälten oder Therapeuten sind sie immateriell und vergänglich. Ihr Nutzen entsteht ausschließlich im Moment der Inanspruchnahme, wodurch sie sich mit ihrem „Konsum" selbst verbrauchen. Eine einmal erbrachte Beratung kann daher weder gespeichert noch identisch reproduziert oder weiterveräußert werden. Diese Charakteristika erschweren die direkte Zurechenbarkeit von Beratungs- und Supervisionserfolgen (vgl. Abschn. 7.2.2) (Kühl, 2008).

Allerdings kann insbesondere die Evaluation von Beratungsleistungen im Kontext von Leitungssupervisionen durch eine präzise Problem-, Auftrags- und Zieldefinition zu Beginn der Maßnahme erleichtert werden. Werden das Problem, der Ausgangszustand und die Zielformulierung klar beschrieben, lassen sich sowohl die angestrebten Verbesserungen als auch die notwendigen Schritte zur Zielerreichung systematisch festlegen. Diese Vorgehensweise erleichtert eine Erfolgsmessung anhand eines Vorher-Nachher-Vergleichs, da die Ausgangssituation als objektivierbare Referenz dient. Für die Bestimmung der Veränderung und der Effekte mittels Methoden der Sozialforschung (qualitative bzw. quantitative Methoden) ist zu beachten, dass „… die empirische Sozialforschung selbst und auch die Ergebnisse der qualitativen Evaluation [nur] kommunikativ hergestellte Konstrukte sind." (Ahlburg, 2019, S. 67). Vor diesem Hintergrund bräuchte es andere bzw. erweiterte Strategien der Erfolgsmessung.

Eine Möglichkeit zur systematischen Bestimmung und Überprüfung der Effektivität von Leitungssupervisionen wäre – aus Sicht des Verfassers – das Kirkpatrick-Evaluationsmodell (Abb. 3.3). Dieses vierstufige Modell – bestehend aus Reaktion, Lernerfolg, Transfer und Outcome – ermöglicht demnach eine umfassende Analyse von Supervisionseffekten (Merle et al., 2023; Statz et al., 2023; Krause et al., 2023). Die erste Stufe, Reaktion, fokussiert sich auf die unmittelbare Wahrnehmung der Teilnehmer. Hier wird evaluiert, wie die Leitungs- und

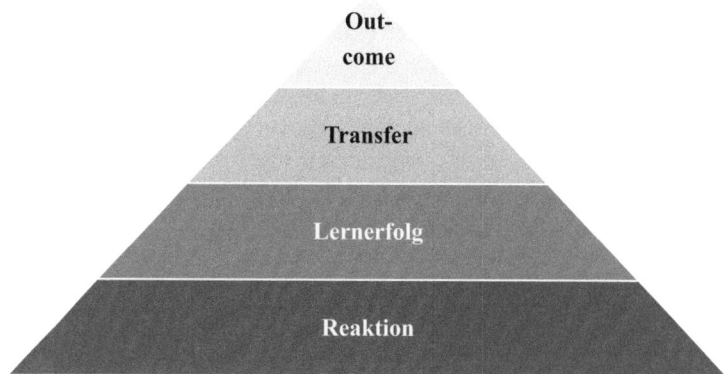

Abb. 3.3 Kirkpatrick's Pyramide. (Eigene Erstellung in Anlehnung an Heinrichs und Heinrichs, 2014)

Führungskraft die Supervision erlebt hat, ob sie als nützlich empfunden wurde und inwiefern die Inhalte als praxisrelevant gelten. Methoden wie standardisierte Feedback-Fragebögen, Reflexionsrunden oder Interviews dienen zur Erfassung dieser Ebene. Eine positive Wahrnehmung bildet die Basis für eine erfolgreiche Umsetzung der erarbeiteten Inhalte im Arbeitsalltag. In der zweiten Stufe, Lernerfolg, werden die kognitiven, emotionalen oder verhaltensbezogenen Erkenntnisse untersucht, die durch die Supervision gewonnen wurden. Es wird evaluiert, ob die Leitungs- und Führungskraft neue Kompetenzen, etwa in Kommunikation, Konfliktmanagement oder Führungsstil, entwickelt hat. Vorher-Nachher-Befragungen, Reflexionsprotokolle oder Fallanalysen eignen sich zur Messung dieser Ebene. Die dritte Stufe, Transfer, überprüft die praktische Umsetzung des erlernten Wissens. Hier wird untersucht, ob sich das Leitungs- und Führungsverhalten der Leitungskraft messbar verändert hat und neue Strategien angewendet werden. Beobachtungen, 360-Grad-Feedback von Mitarbeitern oder Follow-up-Gespräche können zur Erfassung dienen. Der Fokus liegt auf der Transferleistung: Ein nachhaltiger Nutzen entsteht erst, wenn die erarbeiteten Inhalte aktiv im Arbeitsalltag implementiert werden. Die vierte Stufe, Outcome, betrachtet die langfristigen Ergebnisse/Auswirkungen der Supervision auf Team und Organisation. Indikatoren wie Mitarbeiterzufriedenheit, Teamdynamik, Konfliktlösungskompetenz oder betriebliche Kennzahlen (z. B. Krankenstände, Fluktuation) werden herangezogen. Ein Vergleich dieser Werte vor und nach der Supervision kann Aufschluss über strukturelle Verbesserungen geben (Heinrichs und Heinrichs, 2014; Webers, 2015; Krause et al., 2023). Das Kirkpatrick-Modell könnte somit einen umfassenden, praxisnahen Ansatz zur Evaluation von Leitungssupervisionen bieten (Stats, 2023). Erst die Berücksichtigung der Kombination kurzfristiger Effekte (Zufriedenheit, Erkenntnisgewinne) sowie langfristiger Veränderungen (Verhaltensanpassungen, organisationale Verbesserungen) ermöglicht (aus Verfassersicht) differenzierte Aussagen über den Nutzen von Supervision. Diese mehrdimensionale Betrachtung ist essenziell, um den nachhaltigen Mehrwert für Leitungs- und Führungskräfte im Rettungsdienst und in rettungsdienstlichen Organisationen fundiert zu bewerten.

▶ **Praxistipp** Machen Sie nach jeder Supervision die Wirkung mit Mini-Feedbacks sichtbar. Führen Sie dazu nach Supervisionssitzungen eine kurze, anonyme Rückmeldung im Team ein, z. B. mit drei Fragen auf einem Zettel oder digital:

- *Was war heute hilfreich?*
- *Was nehme ich mit?*
- *Was wünsche ich mir fürs nächste Mal?*

Diese einfache Praxis schafft ohne großen Aufwand ein realistisches Bild der Wirkung (vgl. Abb. 3.3, Stufe 1 & 2 des Kirkpatrick-Modells) und gibt direkte Impulse zur Weiterentwicklung.

3.8 Fazit

Der Rettungsdienst ist ein herausforderndes Berufsfeld, das sowohl physische als auch emotionale Belastungen mit sich bringt. Neben dem Fachkräftemangel, hierarchischen Strukturen und mangelnder gesellschaftlicher Anerkennung stellen moralische Konflikte, Stressbewältigung und zwischenmenschliche Herausforderungen wesentliche Belastungsfaktoren in diesem Berufsfeld dar und bilden den Erklärungsrahmen für eine hohe Fluktuation im Arbeitsfeld Rettungsdienst. Ein entscheidender Lösungsansatz zur Bewältigung dieser Herausforderungen ist die Supervision, die als evidenzbasiertes Beratungsformat im Rettungsdienst immer mehr an Bedeutung gewinnt. Supervision bietet Einsatz- und Rettungskräften die Möglichkeit, ihre Arbeit zu reflektieren, schwierige Situationen zu analysieren und neue Perspektiven zu entwickeln. Sie unterstützt sowohl die individuelle als auch die teambezogene Weiterentwicklung und trägt dazu bei, Stress zu reduzieren, Konflikte zu lösen und die Qualität der rettungsdienstlichen Versorgung langfristig zu verbessern. Neben der emotionalen Entlastung fördert die Supervision auch die Selbstreflexion, die eine Schlüsselrolle für die professionelle Weiterentwicklung von Einsatz- und Rettungskräften spielt. Durch regelmäßige Reflexion des eigenen Handelns und gezieltes Feedback wird die Wahrnehmung von Stressoren verbessert, was zu einer stabileren beruflichen Identität führt. Dies ist insbesondere im Rettungsdienst notwendig, da es ein dynamisches Umfeld mit stetigem Entscheidungsdruck darstellt. Zukunftsaussichten der systemischen Supervision im Rettungsdienst umfassen wahrscheinlich auch verstärkt digitale Formate, eine interdisziplinäre Ausweitung sowie eine stärkere Integration in die Personalentwicklung. Der steigende Bedarf an Reflexion und strukturiertem Austausch macht Supervision zu einem unverzichtbaren Instrument zur Sicherung der rettungsdienstlichen Versorgungsqualität und zur Förderung des Wohlbefindens von Einsatz- und Rettungskräften. Supervision trägt entsprechend maßgeblich dazu bei, die Arbeitszufriedenheit von Mitarbeitern im Rettungsdienst zu erhöhen und die Qualität in der Primärversorgung im Rettungsdienst zu sichern. Durch regelmäßige Reflexion, Teamentwicklung und den Austausch von Erfahrungen können belastende Faktoren reduziert, die Resilienz gestärkt und berufliche Handlungskompetenzen erweitert werden. Angesichts der Herausforderungen im Rettungsdienst ist Supervision somit ein entscheidender Faktor für eine nachhaltige Verbesserung der Arbeitsbedingungen und der psychosozialen Versorgung von Einsatz- und Rettungskräften.

Literatur

Ahlburg, B. E. (2019). *Live-Supervision im Kontext Systemischer Familientherapie – Auswirkungen auf den psychotherapeutischen Prozess*. Springer.

Becker, F. (2025). Modernes Teambuilding: Welche Maßnahmen nutzen wirklich? https://wpgs.de/fachtexte/gruppen-und-teams/teambuilding-massnahmen/.

Dallüge, T. (2015). Coaching im Kontext sozialer Systeme. In A. Schreyögg & C. Schmidt-Lellek (Hrsg.), *Die Professionalisierung von Coaching, Coaching und Supervision* (S. 87–103). Springer. https://doi.org/10.1007/978-3-658-08172-0_5.

Deutsche Gesellschaft für Supervision. (2025). Supervision/Coaching/Organisationsberatung. https://www.dgsv.de/beratung/supervision/.

DGSF (2016). Systemisch gedacht und systemisch gemacht: Supervision, Coaching und Organisationsentwicklung. Fachgruppe Systemische Supervision, Coaching und Organisationsentwicklung. https://dgsf.org/service/download-bereich/systemisch-gedacht-und-systemisch-gemacht-supervision-coaching-und-organisationsentwicklung.

Duden (2025). Feedback. www.duden.de/rechtschreibung/Feedback.

Freuding, J., & Garnitz, J. (2023). Feedbackkultur und die Personalpolitik 2023. ifo Schnelldienst 1/2023 76. *Jahrgang*, 44–48.

Greif, S. (2008). *Coaching und ergebnisorientierte Selbstreflexion, Theorie, Forschung und Praxis des Einzel- und Gruppencoachings*. Hogrefe.

Heinrichs, W., & Heinrichs, M. (2014). Einbindung von Human Factors in das Simulatortraining. Ein Erfahrungsbericht. *Notfall Rettungsmed 2014, 17*, 407–414. https://doi.org/10.1007/s10049-013-1804-9.

Heringshausen, G. (2024). Lernende Bildungsorganisation – teilhabeorientiertes Management auf allen Ebenen. In *Chancen und Strategien des digitalen Lehrens und Lernens in den Gesundheitsfachberufen*. Springer. https://doi.org/10.1007/978-3-662-68869-4_4.

Hübner, W. (1976). Der Weg der Selbstreflexion, Versuch der begrifflichen Bestimmung eines Paradigmas für historische Erklärungen. Dissertation. Hamburg.

Krawiec, V. (2023). *Selbstreflexion zwischen psychologischer Theorie und schulischer Praxis*. university pres.

Kühl, S. (2008). *Coaching und Supervision. Zur personenorientierten Beratung in Organisationen*. Verlag für Sozialwissenschaften.

Lippmann, R. (2013). Settings. In E. Lippmann (Hrsg.), *Coaching*. (S. 87–106). Springer. https://doi.org/10.1007/978-3-642-35921-7_7.

Loebbert, M. (2016). *Wie Supervision gelingt*. Wiesbaden: Springer Fachmedien Wiesbaden.

Loebbert, M. (2021). *Supervision für professionelle Beratung – Consulting Supervision*. Springer. https://doi.org/10.1007/978-3-658-33200-6.

Märtens, M., & Möller, H. (1998). Zur Problematik der Supervisionsforschung: Forschung ohne Zukunft? Supervision als homöopathische Inszenierung. *Organisationsberatung - Supervision - Clinical Management, Heft, 3*(1998), 205–221.

Mathias-Wiedemann, U. (2020). Mythos Supervision? Ohne Forschung kein Weiterkommen! *SUPERVISION: Theorie – Praxis – Forschung. 04*/20, 1–23.

Meier, K. (2024). Supervision als Beratungsformat im psychosozialen Bereich. *PSYCHOSOZIALE UMSCHAU, 01*(2024), 6–7.

Merle Krause, M., Eichenlaub, S., Gurrath, M., & Braun, O.L. (2023). Positive Psychologie und Zeit- und Energiemanagement. In O.L. Braun & S. Mihailović (Hrsg.), *Positive Psychologie: Digitale Vermittlung von Handlungskompetenzen und Mentaler Stärke* (S. 183–200). Springer. https://doi.org/10.1007/978-3-662-65454-5_3.

Müller, A., Zimmermann, J., & Möller, H. (2022). Einblicke in die Forschung – Bisheriger (Un-) Wissensstand über den Nutzen von Supervision für Coaches und Psychotherapeut*innen. Z Psychodrama Soziom (2022) (Suppl 2) 21:121–133. D/https://doi.org/10.1007/s11620-022-00672-x.

NotSanG. (2023). Notfallsanitätergesetz vom 22. Mai 2013 (BGBl. I S. 1348). https://www.gesetze-im-internet.de/notsang/BJNR134810013.html.

Picca, M. della, et al. (2013). Zielgruppen für Einzelcoaching. In E. Lippmann (Hrsg.), *Coaching* (S. 107–220). Springer. https://doi.org/10.1007/978-3-642-35921-7_1.

Prein, M. (2023). *Was für andere zu viel wäre, ist für uns ganz normal. Elsevier Emergency, 4*, 26–33.

Scherm, M. (2014).*Kompetenzfeedbacks, Selbst- und Fremdbeurteilung beruflichen Verhaltens.* Hogrefe.

Schigl, B. (2011). *Risiken, Nebenwirkungen und Schäden durch Supervision und Beratung.* ResearchGate. https://www.researchgate.net/publication/285356422_Risiken_Nebenwirkungen_und_Schaden_durch_Supervison_und_Beratung#fullTextFileContent.

Schigl, B. (2016). Risiken von Supervision: Perspektiven in ein Dunkelfeld. *Psychotherapie Forum (2016), 21*, 82.89. https://doi.org/10.1007/s00729-016-0073-8.

Schigl, B., Höfner, C., Artner, N. A., Eichinger, K., Hoch, C. B., & Petzold, H. G. (2020). *Supervision auf dem Prüfstand. Wirksamkeit, Forschung, Anwendungsfelder, Innovation.* https://doi.org/10.1007/978-3-658-27335-4.

Schigl, B. (2022). Internationale Supervisionsforschung revisited: Trends, Highlights und Desiderate. *In Organisationsberat Superv Coach 29*(3), 365–380. schiglhttps://doi.org/10.1007/s11613-022-00769-0.

Sendera, A. & Sendera, M. (2013). Trauma und Burnout in helfenden Berufen. Springer. https://doi.org/10.1007/978-3-7091-1244-1_5.

Sesil, T. (2024). *Supervision: Definition, Bedeutung und Ablauf.* https://www.acquisa.de/magazin/supervision.

Statz, R., Molter, M., & Braun, O. L. (2023). Positive Psychologie und Konfliktmanagement. In O. L. Braun & S. Mihailović (Hrsg.), *Positive Psychologie: Digitale Vermittlung von Handlungskompetenzen und Mentaler Stärke* (S. 31–54). Springer. https://doi.org/10.1007/978-3-662-65454-5_3.

Steinhöfel, D. (2014). *Physische und Psychische Belastungen von Pflegepersonal.* Dissertation. Hamburg.

Tewes, R. (2021). Mutige Zukunft der Personalentwicklung im Gesundheitswesen. In R. Tewes & C. U. Matzke (Hrsg.)*, Innovative Personalentwicklung im In- und Ausland.* (S. 285–335). Springer. https://doi.org/10.1007/978-3-662-62977-2_1.

Webers, T. (2015). *Systemisches Coaching.* Springer. https://doi.org/10.1007/978-3-658-08479-0_10.

Systemische Einzelsupervision im Rettungsdienst

4

Inhaltsverzeichnis

4.1 Relevanz systemischer Einzelsupervision im Rettungsdienst 64
4.2 Theoretische Rahmung 65
4.3 Methodenskizze 66
    4.3.1 Ziele von Einzelsupervision 66
    4.3.2 Methoden und Techniken 67
    4.3.3 Struktur und Ablauf 68
4.4 Fallbeispiel „Systemische Einzelsupervision im Rettungsdienst" 71
    4.4.1 Fallbeschreibung 71
    4.4.2 Durchführung 73
    4.4.3 Ergebnisse 77
    4.4.4 Evaluation 79
4.5 Erfahrungsbericht aus der Praxis 80
4.6 Fazit 83
Literatur 83

Zusammenfassung

Die systemische Einzelsupervision ist ein zentrales Unterstützungsangebot für Einsatz- und Rettungskräfte. Im vertraulichen 1:1-Setting können sie den vielfältigen psychischen und emotionalen Belastungen ihres Arbeitsalltags aus unterschiedlichen Blickwinkeln begegnen. Besonders geeignet ist dieses Format zur Bearbeitung individueller Anliegen und als emotionaler Anker in herausfordernden Situationen. Durch den gezielten Einsatz systemischer Fragetechniken sowie Übungen zur Achtsamkeit und Selbstfürsorge kann spürbare Entlastung geschaffen werden. Die Supervision fördert die Selbstreflexion, stärkt persönliche Ressourcen und trägt damit unmittelbar zum Wohlbefinden und zur Resilienz der Einsatzkräfte bei. Darüber hinaus unterstützt sie die persönliche und berufliche Weiterentwicklung, stärkt die Eigenverantwortung und eröffnet neue Perspektiven durch den systemischen Blick. So trägt sie zur Erweiterung individueller Handlungskompetenzen bei und leistet einen wesentlichen Beitrag zur langfristigen Gesunderhaltung der Mitarbeitenden im Rettungsdienst.

4.1 Relevanz systemischer Einzelsupervision im Rettungsdienst

Der Alltag im Rettungsdienst ist zuweilen geprägt von extremen Einsatzsituationen. Dies können lebensbedrohlich erkrankte Menschen oder schwere Unfälle sein und zugleich gehört menschliches Leid, Sterben und Tod zur täglichen Realität von Einsatz- und Rettungskräften (vgl. Kap. 2). Diese wiederholten Erfahrungen führen regelmäßig zu starken seelischen und körperlichen Belastungen (Böckelmann et al., 2022). Häufig müssen Entscheidungen unter Zeitdruck und mit nur wenigen Informationen über Patienten getroffen werden. Daraus leitet sich für Einsatzkräfte oft eine enorme Verantwortung ab. Solche Einsätze können starke emotionale Reaktionen hervorrufen und die mentale Gesundheit der Einsatzkräfte deutlich belasten (Baubin et al., 2018). Besonders belastend können dabei Einsätze mit Kindern in Lebensgefahr, Erfahrungen mit Gewalt oder Suiziden sowie der Umgang in eskalierenden Situationen wirken. Diese Situationen fordern Einsatz- und Rettungskräfte emotional oft bis an ihre Grenzen (Bengel & Heinrichs, 2004). Wie stark letztendlich solche Erlebnisse die Akteure beanspruchen, ist allerdings von Mensch zu Mensch verschieden. Die Folgen sind vielfältig und reichen von Stresssymptomen über Ängste bis hin zu posttraumatischen Belastungsstörungen (PTBS) oder einem deutlichen Rückgang der individuellen beruflichen Leistungsfähigkeit (Heringshausen & Brauchle, 2010; Steil, 2018).

Hinzu kommen strukturelle Belastungen durch unregelmäßige bzw. lange Arbeitszeiten, Schichtdienste, ständige Bereitschaft und wenig Zeit für Familie, Freunde oder Erholung (Heringshausen & Brauchle, 2010; Karutz et al., 2013). All diese Faktoren zeigen, wie wichtig eine gute und gezielte Unterstützung für die psychische Gesundheit der Einsatzkräfte ist. Die systemische Einzelsupervision kann hier eine wertvolle Unterstützung anbieten. In einem geschützten, vertraulichen Rahmen können Einsatzkräfte über belastende Erlebnisse sprechen, ihre Gedanken sortieren und neue Perspektiven entwickeln. Klassische Strategien wie „einfach weitermachen" oder „darüber hinwegsehen" greifen hier oft zu kurz. Sie können sogar gegenteilig wirken und die Belastungswahrnehmung eher noch weiter verstärken (Bengel & Heinrichs, 2004). Die Einzelsupervision ermöglicht einen Raum, in dem ein Umgang mit den eigenen Emotionen gefunden und das eigene Verhalten besser verstanden werden kann (Winterstein, 2024). Der systemische Ansatz hilft dabei, auch verdeckte Zusammenhänge und Muster zu erkennen und so Ursachen und Wirkungen, die nicht sofort offensichtlich sind, sichtbar zu machen. So können typische Stresssituationen identifiziert und wirkungsvolle Bewältigungsstrategien entwickelt werden. Die Einzelsupervision bietet damit eine echte Chance, den berufsbedingten Belastungen im Rettungsdienst besser zu begegnen (Systemische Gesellschaft, o. J.). Zugleich fördert sie die Selbstreflexion, stärkt persönliche Ressourcen und unterstützt so die psychische Gesundheit, die berufliche Leistungsfähigkeit und die langfristige Stabilität der Einsatz- und Rettungskräfte (Weigand, 2019).

▶ **Praxistipp** Testen Sie nach belastenden Einsätzen (in einer ruhigen Situation) doch einmal die Methode des Perspektivwechsels, indem Sie sich selbst die Frage stellen: „Wie würde ein Kollege, den ich fachlich sehr schätze, diese Situation bewerten?"

Durch diesen systemischen Impuls können Sie eingefahrene Selbstzuschreibungen (z. B. „Ich habe versagt") hinterfragen, neue Handlungsspielräume erkennen und Ihre Selbstwirksamkeit stärken.

4.2 Theoretische Rahmung

Die systemische Einzelsupervision ist eine spezifische Form der Supervision (vgl. Kap. 2) und dient der Bearbeitung individueller Anliegen, Fragestellungen sowie Herausforderungen der Einsatzkräfte (Abb. 4.1). Sie kann auch in der Sonderform einer Leitungssupervision (vgl. Kap. 7) stattfinden, wobei diese eine andere inhaltliche Relevanz hat.

In einem vertraulichen 1:1-Setting erfolgt das Gespräch zwischen der Einsatzkraft (Supervisand) sowie dem Supervisor. Dieses erfolgt in der Regel durch einen externen Supervisor. Meistens haben die Kollegen des Supervisanden keine Kenntnis darüber, dass die Einzelsupervision in Anspruch genommen wird. Somit bietet eine Einzelsupervision der Einsatzkraft ein vertrauliches und zugleich konstruktives Setting zur fachlichen, persönlichen und sozialen Kompetenzerweiterung

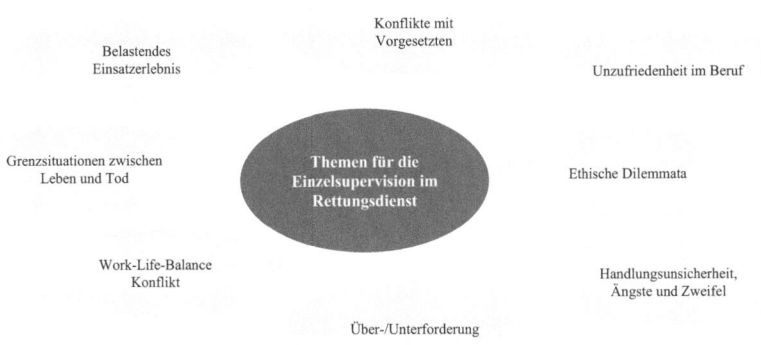

Abb. 4.1 Beispielhafte Anliegen für Einzelsupervision im Rettungsdienst. (Eigene Erstellung)

und ermöglicht ihr überdies eine umfassende Reflexion der eigenen Professionsrolle (Belardi, 2018; Lippmann, 2013).

Durch das Vier-Augen-Gespräch im 1:1-Setting wird ein besonders vertraulicher Rahmen geschaffen, der ein Höchstmaß an psychologischer Sicherheit für den Supervisanden bedeutet. Hierdurch hat die Einzelsupervision den großen Vorteil, dass besonders private und sensible Themen vom Supervisanden leichter angesprochen werden können als im Setting einer Team- oder Gruppensupervision.

Die systemische Einzelsupervision kann der Einsatzkraft ein emotionaler Anker sein und die Bewältigung von belastenden Einsätzen erleichtern. Durch die systemische Reflexion von eigenen Ängsten, Unsicherheiten und Zweifeln kann ein adäquater Umgang mit diesen erlernt werden (Siller, 2022). Klarheit und Veränderung wird im Setting der Einzelsupervision durch die sehr intensive Auseinandersetzung mit den Emotionen erreicht, welche durchaus zu inneren Widerständen führen. Innere Widerstände lösen jedoch oft tiefgreifende emotionale Lernprozesse aus, welche für die Stabilisierung und Entwicklung einer persönlichen Resilienz sowie die Stärkung der Selbstreflexionsfähigkeit immens wichtig sind (Belardi, 2018). Wenngleich der Nutzen dieser Supervisionsform für die einzelne Einsatzkraft sehr groß ist, so sind die Wirkungen auf das umgebende System der Einsatzkraft nur begrenzt, weil Teamdynamiken nur marginal bearbeitet werden können. Die systemische Einzelsupervision stellt aber trotz dieser Einschränkung ein sehr wertvolles Instrument für die persönliche und berufliche Weiterentwicklung des Supervisanden dar. Überdies leistet sie einen wichtigen Beitrag zur Stärkung der Psychohygiene im Rettungsdienst (Winterstein, 2024).

4.3 Methodenskizze

Die Durchführung einer systemischen Einzelsupervision bedarf einer sorgfältigen Vorbereitung, um einen bestmöglichen Nutzen für den Supervisanden zu bewirken. Um dies zu erreichen, ist es sinnvoll, einerseits einen Blick auf die Ziele von Einzelsupervision zu werfen und andererseits daraus resultierend geeignete Methoden und Techniken zur Anwendung zu bringen. Eingebettet in eine ineinandergreifende zirkuläre Struktur können so optimale Ergebnisse im Supervisionsprozess für den Supervisanden entstehen.

4.3.1 Ziele von Einzelsupervision

Die systemische Supervision als modernes Beratungsformat zur Reflexion der Berufspraxis im Rettungsdienst verfolgt das übergeordnete Ziel einer professionellen Kompetenzerweiterung der Einsatzkräfte, welche sich in unterschiedlichen Dimensionen niederschlägt (vgl. Abschn. 1.1.2) und mit einer Erweiterung der Denk- und Handlungsoptionen einhergeht (Valler-Lichtenberg; Belardi, 2018)

Das Setting der Einzelsupervision fokussiert als bestimmte Art von systemischer Supervision insbesondere die eigenen, persönlichen Anliegen des Supervisanden, welche sich vorrangig aus dessen rettungsdienstlichem Arbeitsalltag ergeben (Lippmann, 2013; Loebbert, 2016). In diesen persönlichen Anliegen und Fragestellungen werden drei Zieldimensionen erkennbar (vgl. Tab. 4.1).

4.3.2 Methoden und Techniken

In der systemischen Einzelsupervision können verschiedene Methoden und Techniken zum Einsatz kommen, um den Supervisanden wirkungsvoll bei der Reflexion seiner Anliegen und Herausforderungen zu unterstützen. Dienlich sind hierzu vor allem Methoden, welche sowohl die Eigenverantwortlichkeit des Supervisanden stärken als auch eine Vielfalt von Entscheidungsoptionen ermöglichen. Gleichsam haben sie alle gemeinsam, dass sie einen Perspektivenwechsel ermöglichen, eingefahrene Denkmuster aufbrechen, neue Ideen hervorbringen und mögliche Wechselwirkungen sichtbar werden lassen. Diese Methoden und Techniken beruhen auf der systemischen Denkweise (vgl. Abschn. 1.2) und gehen alle mit einem umfassenden Maß an Wertschätzung gegenüber dem Supervisanden einher (Ebbecke-Nohlen, 2022).

Das Repertoire systemischer Methoden für die Einzelsupervision ist sehr umfangreich. Im Fokus der Einzelsupervision steht jeweils die Erweiterung der Handlungsoptionen und deren erfolgreiche Integration in den Arbeitsalltag des Supervisanden. Umso wichtiger ist für den Supervisor bei der Wahl der Methode die Beantwortung der leitenden Fragestellung: *„Was ist das mit dem Supervisionsanliegen verbundene Ziel?"*

Systemische Fragen
Systemische Fragen werden als eines der Hauptelemente systemischer Interventionen verstanden (Kindl-Beilfuß, 2022). Die Methode des systemischen Fragens mag im ersten Moment harmlos wirken, sollte jedoch keineswegs unterschätzt

Tab. 4.1 Zieldimensionen der systemischen Einzelsupervision. (Eigene Erstellung in Anlehnung an Winterstein, 2024)

Persönliche Entwicklung
• Förderung der Selbstreflexionsfähigkeit und beruflichen Identitätsentwicklung
• Verbesserung der Kommunikations- und Konfliktfähigkeit
• Entwicklung neuer Perspektiven und Verhaltensweisen
• Verbesserung der Work-Life-Balance und des Wohlbefindens
Verbesserung der Handlungskompetenz
• Erweiterung des Handlungsrepertoires im beruflichen Alltag
• Klarheit von Rolle und Aufgaben
• Qualitätsverbesserung der eigenen Arbeit
Emotionale Unterstützung
• Entlastung nach belastenden/krisenbehafteten Einsatzsituationen
• Umgang mit eigenen Gefühlen, Bewusstsein für die eigene Verletzlichkeit
• Offenheit im Umgang mit Stress- und eigenen psycho-emotionalen Reaktionen

werden. Systemische Fragen regen den befragten Supervisanden zu immer neuen Impulsen und Gedankengängen an und verdeutlichen die Kraft wirkungsvoller Kommunikation sowie deren Impulse zur Anregung reflexiver Prozesse (Schlippe & Schweitzer, 2019). Es existieren verschiedene systemische Fragenarten (Tab. 4.2).

Literaturempfehlung
Kindl-Beilfuß, C. (2022). Fragen können wie Küsse schmecken. Systemische Fragetechniken für Anfänger und Fortgeschrittene. Carl-Auer.
    Schlippe, A. von, Schweitzer, J. (2019). Systemische Interventionen. utb.

Techniken der Achtsamkeit und Selbstfürsorge
Das Prinzip der Achtsamkeit hat sich in den letzten Jahren zu einem wesentlichen Element der Selbstfürsorge entwickelt (Groen et al., 2024) und bietet vielfältige Handlungsansätze, welche sich auch im Rahmen verschiedener Interventionen in die systemische Einzelsupervision einbetten lassen. Insbesondere in helfenden und psychosozialen Berufsgruppen, wie bspw. dem Rettungsdienst, kann das Erlernen verschiedener Selbstfürsorge- und Achtsamkeitstechniken die psychische Gesundheit stärken. Insbesondere wird das persönliche Wohlbefinden gesteigert, Emotionen werden besser reguliert und belastende Gefühle reduziert sowie das Bewusstsein für den eigenen Körper gestärkt und die Selbstakzeptanz gefördert (Groen et al., 2024). Die Prinzipien der Achtsamkeit und Selbstfürsorge verfolgen hierbei unterschiedliche Ziele (Tab. 4.3), die als solche komplementär zueinander stehen, aber sich in ihrer Kombination sinnvoll ergänzen und gegenseitig befruchten.

Systemische Supervision kann als solches bereits als Instrument von Achtsamkeit und Selbstfürsorge gesehen werden, da in ihr entlastende Gespräche stattfinden, aber auch die persönlichen Anliegen des Supervisanden bearbeitet werden (Groen et al., 2024). Es existieren inzwischen jedoch viele kleine Übungen und Interventionen, welche in den Arbeitsalltag integriert werden können (Tab. 4.4) (Kaluza, 2023; Juchmann, 2022; Schug, 2022).

Literaturempfehlung
Schug, S. (2022). Therapie-Tools Achtsamkeit. Mit E-Book inside und Arbeitsmaterial. 2. Originalausgabe. Julius Beltz (Beltz Therapie-Tools).

4.3.3 Struktur und Ablauf

Der Prozess der systemischen Einzelsupervision lässt sich in vier unterschiedliche Phasen unterteilen, welche aufeinander aufbauend sind, aber auch eng miteinander verbunden. Die Schwerpunkte der jeweiligen Phase haben einen bestimmten Fokus, welcher für den Gesamtprozess der Einzelsupervision von großer Bedeutung für deren Gelingen ist. Zuweilen können noch viele weitere Ansätze zur Strukturierung einer Supervision angewandt werden (Groen et al., 2024). Grundlegend ist bei allen

4.3 Methodenskizze

Tab. 4.2 Systemische Fragenarten im Überblick. (Eigene Erstellung in Anlehnung an Schlippe & Schweitzer, 2019; Kindl-Beilfuß, 2022)

Zirkuläre Fragen	Vergleichsfragen
… ermöglichen, sich in die Sichtweise einer anderen Person zu versetzen und hierdurch neue Perspektiven zu eröffnen • *Was denken Sie, wie Ihr Kollege die Situation an der Rettungswache beschreiben würde?* • *Was glauben Sie, welche Erwartungen Ihr Kollege an Sie hat?*	… verfolgen das Ziel, Unterschiede aufzudecken, um Ausnahmen bzw. Veränderbarkeit aufzuzeigen • *Wie beurteilen Sie Ihre Arbeitszufriedenheit im Vergleich zu Ihrem vorherigen Arbeitgeber?* • *Ist es besser, die Chargenkontrolle allein durchzuführen oder noch jemanden hinzuzuziehen?*
Ressourcenorientierte Fragen … sind Fragen nach allem (Kompetenzen, Fähigkeiten, Menschen etc.), was hilfreich ist, eine Herausforderung zu bewältigen • *Was müssten Sie tun, um mehr davon zu machen?* • *Wer kann Sie bei der Bearbeitung unterstützen?*	**Lösungsorientierte Fragen** … dienen dem Erfragen von Lösungsansätzen und fokussieren weg vom Problemdenken • *Was hat Ihnen in einer ähnlichen Situation schon mal geholfen, damit umzugehen?* • *Welche Stärken können Sie von sich nutzen?*
Skalierungsfragen … ermöglichen eine Einschätzung von Situationen und Gefühlen auf einem Skalenniveau • *Wie zufrieden sind Sie in Ihrem Rettungsdienst auf einer Skala von 1 (überhaupt nicht zufrieden) bis 10 (Ich würde meinen Rettungsdienst jedem weiterempfehlen)?* • *Wie belastet fühlen Sie sich aktuell in Ihrem Berufsalltag auf einer Skala von 1 bis 10, Wobei 1 keine Belastung ist und 10 die stärkste Belastung?*	**Hypothetische Fragen** … ermöglichen, den Horizont zu erweitern und zielfördernde Optionen in Gedanken durchzuspielen • *Einmal angenommen, Sie könnten Ihren Rettungsdienst umstrukturieren, was bräuchte es dafür?* • *Wenn Zeit und Geld keine Rolle spielen würden, wie würden Sie sich dann entscheiden?*
Paradoxe Fragen … die Perspektive wird geändert, indem nach dem Gegenteil der Lösung gefragt wird • *Was müssen Sie tun, damit Sie sicherstellen, gekündigt zu werden?* • *Was bräuchte es, um die Schichtbelastung noch schlimmer zu machen?*	**Wirklichkeits- und Möglichkeitskonstruktion** … fragt nach den Glaubenssätzen und wie eine Person ihre Sichtweisen aufbaut • *Woraus ergibt sich Ihre Annahme, dass …?* • *Was befürchten Sie würde passieren, wenn …?*
Konfrontationsfragen … regen durch ihre humorvolle und provozierende Art zum Nachdenken an • *Glauben Sie wirklich, dass es immer am Wachleiter liegt, wenn ein Mitarbeiter ständig seine Unzufriedenheit zum Besten gibt?* • *Sie sagen, dass Sie sich mit ausreichend Schlaf am wohlsten fühlen, gehen aber vor Ihrem Dienst meistens erst um Mitternacht schlafen?*	**Wunderfrage** … lädt dazu ein, sich vorzustellen, dass die Lösung des Problems bereits erfolgt ist, und nähert sich der Lösungsfindung „rückwärts" • *Was würden Sie am meisten in Ihrem Alltag vermissen, wenn das Problem plötzlich weg wäre?* • *Wenn sich das Problem wie ein Wunder aufgelöst hätte: Was würden Sie am Morgen danach als Erstes anders machen? Was danach?*

Tab. 4.3 Ziele von Achtsamkeit und Selbstfürsorge. (Eigene Erstellung in Anlehnung an Groen et al., 2024)

Achtsamkeit	… verfolgt das Ziel, im gegenwärtigen Moment zu sein (im „Hier und Jetzt") und absichtsvoll die Aufmerksamkeit auf den Augenblick zu richten, ohne dabei zu werten
Selbstfürsorge	… verfolgt das Ziel, aktiv das persönliche Wohlergehen zu fördern und hierfür aktiv Dinge zu verändern und zu handeln

Tab. 4.4 Übungen zu Achtsamkeit und Selbstfürsorge. (Eigene Erstellung in Anlehnung an Schug, 2022; Juchmann, 2022; Kaluza, 2023)

Achtsamkeit	Selbstfürsorge
• Morgenrituale	• Aufbau eines sozialen Netzwerkes
• Dankbarkeitsroutine	• Zeitmanagement
• Journaling	• Distanzierungstechniken
• Atemübungen	• Entspannungsübungen
• Fünf-Finger-Methode	• Sport und Bewegung

Phasen der Einzelsupervision die persönliche Situation des Supervisanden Dreh- und Angelpunkt der supervisorischen Begleitung.

Die Phasen der Einzelsupervision im Überblick:

Phase 1: Vorbereitung
In dieser Phase nimmt der Supervisand Kontakt zum Supervisor auf. In einem ersten kurzen (meist telefonischen) Austausch werden hierbei das Anliegen, erste Gedanken zu möglichen Zielen sowie die Rahmenbedingungen für die Supervision abgesteckt.

Phase 2: Kontraktphase
Der Fokus dieser Phase liegt auf der Entwicklung einer wertschätzenden und vertrauensvollen Beziehung zwischen Supervisor und Supervisand. Mittelpunkt ist somit das ausführliche Erstgespräch, in welchem der Supervisand seine individuellen Anliegen und Probleme umfassend darlegt. In einem gemeinsamen Austausch auf Augenhöhe werden so die Ziele für die Einzelsupervision konkretisiert und schlussendlich das weitere Vorgehen besprochen.

Phase 3: Hauptphase
Die Hauptphase kann auch als Zielbearbeitungsphase bezeichnet werden und beinhaltet die intensive Auseinandersetzung des Supervisanden mit seinem Arbeitsfeld (Rettungsdienst) sowie den darin bestehenden Beziehungen und Wechselwirkungen. Sie ist das Herzstück des Supervisionsprozesses und hat die Bearbeitung der Anliegen des Supervisanden zum Inhalt. Durch die Anwendung der systemischen Methoden und Techniken (vgl. Abschn. 4.3.2) für die Einzelsupervision werden durch gezielte Fragen vom Supervisor neue Lösungsansätze erarbeitet, Perspektiven erweitert sowie Handlungsvielfalt erzeugt.

Phase 4: Abschluss- und Evaluationsphase
Eine erfolgreiche Einzelsupervision geht auch mit einer Reflexion der Ergebnisse und Auswertung des Prozesses als solches einher. Im gemeinsamen Austausch zwischen Supervisor und Supervisand werden die gewonnenen Erkenntnisse und Entwicklungen im Vergleich zum vereinbarten Ziel besprochen.

Auf Grund des besonderen Settings der Einzelsupervision ist vor allen Dingen auf eine gute und gelingende Beziehungsebene zwischen Supervisor sowie Supervisand zu achten. Sollte die „Chemie" zwischen beiden Akteuren nicht stimmig sein, besteht die Gefahr, dass der Supervisionsprozess nicht ziel- und lösungsorientiert die gewünschten Veränderungen bewirkt. Bereits in der Phase der Vorbereitung (vgl. Phase 1), spätestens jedoch in der Kontraktphase sollte daher offen, ehrlich und wertschätzend kommuniziert werden, inwieweit der erste Eindruck ein Fundament für eine aufrichtige Zusammenarbeit für die geplante Einzelsupervision bietet. Andernfalls kann und sollte sich der Supervisand oder auch der Supervisor direkt äußern, sodass kein Supervisionskontrakt eingegangen wird (Prior, 2013). Aufgrund der individuellen und teilweise sehr persönlichen und emotional geladenen Themen in der Einzelsupervision ist ein umfassendes Maß an psychologischer Sicherheit, Vertrauen und Wohlbefinden in der Supervision besonders wichtig und zieldienlich.

4.4 Fallbeispiel „Systemische Einzelsupervision im Rettungsdienst"

Im folgenden Praxisbeispiel einer systemischen Einzelsupervision aus dem Rettungsdienst werden zum einen die persönlichen Anliegen und Fragestellungen des Supervisanden erkennbar und zum anderen die vielfältigen Handlungs- und Lösungsmöglichkeiten nachvollziehbar aufgezeigt. Sie als Leser sind an dieser Stelle herzlich dazu eingeladen, den nachfolgend skizzierten Prozess der Einzelsupervision selbst zu reflektieren und Sie können Ihre persönlichen Schlussfolgerungen für Ihren eigenen Arbeitsalltag ziehen. Der Supervisand wird im Fallbeispiel als Mittelpunkt aller systemischen Supervisionsinterventionen gesehen und in seinen vielfältigen Beziehungen (Beziehungssystemen) u. a. zum Handlungssystem Rettungsdienst dargestellt.

4.4.1 Fallbeschreibung

Fallbeispiel: Belastungsreaktion nach traumatisierendem Einsatzerlebnis
   Perspektive: Rettungssanitäter
   Gregor M. ist Rettungssanitäter und arbeitet seit nunmehr sieben Jahren bei einer Hilfsorganisation. Seine Rettungswache befindet sich in einer Großstadt. Er ist 34 Jahre alt und ein motivierter, hoch engagierter Mitarbeiter mit einem großen Erfahrungsschatz. Insgesamt hat Gregor bereits mehrere tausend Einsätze erfolgreich abgearbeitet. Sein Rettungswachengebiet, für welches er und seine

Kollegen zuständig sind, ist geprägt von einer hohen Bevölkerungsdichte. Das Einsatzspektrum kennzeichnet sich durch eine große Anzahl psychosozialer Einsatzindikationen, zunehmenden „Nicht-Notfällen", aber auch typischen Rettungsdiensteinsätzen und allerlei Kuriositäten. Gregor erlebte bereits viele emotional belastende Einsatzsituationen, über welche er auch zum Teil noch einige Zeit nachdachte. Inzwischen fühlt er sich jedoch zunehmend stärker belastet, vor allem durch einen bestimmten Einsatz.

Übersicht

Vor ca. drei Monaten, als Gregor RTW-Dienst hatte, wurde er mit seiner Kollegin, Notfallsanitäterin Kira, zu einem Verkehrsunfall auf der Stadtautobahn alarmiert. Die Anfahrtszeit betrug lediglich drei Minuten und bereits beim Eintreffen an der Einsatzstelle zeigte sich den beiden ein umfassendes Bild der Zerstörung. Ein PKW war mit hoher Geschwindigkeit gegen einen Betonbrückenpfeiler geknallt. Gregor und Kira waren ersteintreffend an der Einsatzstelle. Die Feuerwehr steckte noch im sich weiter aufbauenden Stau fest und der Notarzt kam aus einem anderen Stadtteil. Im ersten Lageüberblick stellten sie vier Insassen im PKW fest, welche schwerstverletzt und teils eingeklemmt waren. Gregor denkt immer wieder an die chaotische Szenerie zurück: Der Motorblock herausgerissen, ein völlig deformiertes Fahrzeug, stark blutende und wimmernde Menschen. Gregor und Kira hatten keine andere Chance, als sich aufzuteilen. Er versuchte, so schnell wie möglich einen der augenscheinlich mit am schwersten Verletzten zu versorgen. Während er versuchte, den Patienten zu stabilisieren, war ihm zugleich bewusst, dass er eigentlich auch noch eine Lagemeldung an die Leitstelle durchgeben müsste. Die Situation spitzte sich weiter zu, als ein Augenzeuge des Unfalls plötzlich aufgrund eines Schocks das Bewusstsein verlor. Die Minuten bis zum Eintreffen der nachfolgenden Kräfte fühlten sich für ihn endlos an.

Bereits wenige Stunden nach dem Einsatz begann Gregor, sich leer und emotional erschöpft zu fühlen. Immer wieder kommen ihm Gedanken, dass er nicht genug getan hätte. Die Erlebnisse und Gerüche des Unfalls verfolgen ihn regelrecht. Einige Wochen später kamen Konzentrationsschwierigkeiten und Herzklopfen hinzu, Gregor ist immer mehr gereizt. Selbst einfache Situationen überfordern ihn inzwischen schnell. Seine Kollegen bemerken, dass er sich zunehmend zurückzieht und kaum noch am Wachenleben teilnimmt. Gregor beginnt unterdessen, an seiner beruflichen Kompetenz zu zweifeln. Er hat das Gefühl, dass er nicht mehr so gut arbeiten kann wie früher. Er wacht nachts immer wieder auf und hat Gedankenkreisen. Von seinen Freunden und seiner Familie zieht er sich ebenso zurück. Er glaubt, dass ihn eh niemand verstehen könne. Irgendwann vertraut er sich seiner Kollegin Kira an, die am Einsatz beteiligt war. Sie erklärt Gregor im Gespräch, dass er Unterstützungsmöglichkeiten in seinem Rettungsdienst nach belastenden Einsätzen in Anspruch nehmen könne. Hierzu gibt sie ihm die Kontaktdaten einer externen Supervisorin…

4.4.2 Durchführung

Die Hilfsorganisation, in welcher Gregor M. tätig ist, hat einen Rahmenvertrag mit einer externen Supervisorin, um Mitarbeitenden nach belastenden Einsatzerlebnissen eine umfassende psychosoziale Unterstützung anbieten zu können. Die externe Supervisorin ist selbst Notfallsanitäterin mit mehrjähriger Berufserfahrung und zudem Notfallpsychologin mit supervisorischer Qualifikation. Diese Nähe der Supervisorin zum Handlungssystem Rettungsdienst einerseits, aber der gleichzeitigen Distanz zum direkten beruflichen Umfeld von Gregor M. andererseits sind wichtige Voraussetzungen, welche für einen lösungs- und zielorientierten Supervisionsprozess sehr hilfreich sind. Überdies sichert die Feldkompetenz der Supervisorin (vgl. Abschn. 2.5) die Akzeptanz bei Gregor M., da hierdurch ein professioneller Austausch erfolgen kann (Winterstein, 2024).

▶ **Praxistipp** Insbesondere im Rettungsdienst ist es wichtig, dass die eingesetzten Supervisoren über eine rettungsdienstliche Qualifikation (Felderfahrung) oder mindestens über eine langjährige Hospitationserfahrung im Rettungsdienst verfügen. Hierdurch wird die Akzeptanz in der Supervision gesichert und zudem ein einfacherer Zugang zum Supervisanden möglich.

Phase 1: Vorbereitung
Gregor M. kontaktiert die Supervisorin telefonisch, um einen Termin für eine Einzelsupervision zu vereinbaren. Diese erste Kontaktaufnahme hat in der Regel eine Dauer von ca. 10–15 min und dient vor allem dazu, dass sich die Supervisorin einen ersten kurzen Überblick über die Situation des Supervisanden verschaffen kann (Prior, 2013). Gregor M. schildert kurz, dass er sie aufgrund eines belastenden Einsatzerlebnisses kontaktiert und um ihre Unterstützung bittet. Die Supervisorin gibt ihm eine erste Sicherheit und Orientierung, indem sie ihm erklärt:

> *„Herr M., ich kann sehr gut verstehen, dass Ihnen die beschriebenen Reaktionen Angst und Sorge bereiten. Vielleicht beruhigt es Sie, wenn ich Ihnen sage, dass diese nach derartigen Einsatzerlebnissen zunächst völlig normal sind und ich Sie gerne unterstützen werde."*

Hierdurch wird bereits erkennbar, dass die Supervisorin gegenüber ihrem Supervisanden sehr wertschätzend und anerkennend ist. Sie beginnt einen ersten Beziehungsaufbau (Schlippe & Schweitzer, 2019). Die Supervisorin regt Gregor M. weiterhin dazu an, darüber nachzudenken, was das Ziel der Supervision sein wird, ohne dass sie eine direkte Antwort erwartet. Sie sagt zu Gregor M.:

> *„Ich freue mich, Sie bei Ihrem Anliegen zu begleiten. In Vorbereitung auf unser Erstgespräch bitte ich Sie darüber nachzudenken, mit welchem Ergebnis Sie die Supervision bei mir verlassen möchten."*

Durch ihre Frage setzt die Supervisorin den Impuls für eine erste intensivere Auseinandersetzung mit den persönlichen Anliegen und Belastungen bei Gregor M. Gregor M. fühlt sich bereits durch das erste Telefonat wahrgenommen, ein wenig entlastet und blickt voller Zuversicht auf die beiden vereinbarten Supervisionstermine in den Räumlichkeiten der Supervisorin. Für die beiden Supervisionssitzungen (9 Teilphasen, siehe Leitfäden) wird ein zeitlicher Rahmen von je 90 min in einem Abstand von drei Wochen vereinbart.

Phase 2: Kontraktphase

An einem Freitagnachmittag sucht Gregor M. die Räumlichkeiten der Supervisorin für das anstehende Erstgespräch auf. Er ist etwas nervös und aufgeregt, da er noch nie zuvor eine Supervision hatte. Dieses Erstgespräch dient vor allem dazu, dass sich die Supervisorin einen orientierenden Überblick über die Situation von Gregor M. verschaffen kann und gleichzeitig eine vertrauensvolle Beziehung für den Supervisionsprozess aufgebaut wird (vgl. Abschn. 4.3.3). Der Raum für die Supervision hat zwei bequeme Sessel und angenehme Farben. Gregor M. wird von der Supervisorin begrüßt mit den Worten:

> *„Hallo Herr M., ich freue mich, dass Sie zu mir gekommen sind. Darf ich Ihnen einen Tee oder Wasser anbieten? Suchen Sie sich gerne aus, in welchem Sessel Sie sitzen möchten."*

Die Aussage der Supervisorin spiegelt den Ansatz der höchstmöglichen psychologischen Sicherheit sowie die Förderung des Wohlbefindens als Basis für einen guten Start in den Supervisionsprozess wider. Nachdem es sich Gregor M. bequem gemacht hat und eine heiße Tasse Tee vor ihm steht, steigt die Supervisorin mit einer ersten systemischen Frage in das Erstgespräch ein und orientiert sich an dem nachfolgenden Gesprächsleitfaden.

Leitfaden zum Erstgespräch mit Gregor M. (Eigene Erstellung)

1. Einstieg und Klärung des Auftrages (ca. 15 min)

Inhalt:	Systemische Fragen:
• Vorstellung der Supervisorin und ihres Tätigkeitsfeldes • Erklärung der Rahmenbedingungen für die Supervision (Vertraulichkeit, Termindauer, Rolle der Supervisorin, Supervision als geschützter Raum zur Selbstreflexion) • Erwartungen, Ziele und Auftrag klären • Erste Annäherung an den emotionalen Zustand und die Gefühlswelt von Gregor M.	• Wie ist es Ihnen ergangen, seit Sie mit mir telefoniert haben? • Welche Frage müsste ich Ihnen als erstes stellen, damit Sie sicher sind, dass unsere heutige Sitzung in eine gute Richtung geht? • Welchen Impuls zur Veränderung Ihrer Situation hatten Sie? • Wie würden Sie Ihr derzeitiges Belastungsempfinden auf einer Skala von 1–10 einschätzen? • Was haben Sie sich selbst Gutes getan, seit Ihrem Anruf bei mir? • Was würden Sie sagen, wäre ein gutes Ergebnis am Ende unseres heutigen Gespräches?

4.4 Fallbeispiel „Systemische Einzelsupervision im Rettungsdienst"

2. Analyse der aktuellen Situation (ca. 25 min)

Inhalt:
- Reflexion des Erlebten: Gregor M. beschreibt den Einsatz
- Aktuelle Situation: Gregor M. beschreibt seine Belastungsreaktionen (Wie nimmt er sie wahr? Wie beeinflussen sie seinen Alltag? Gibt es Unterschiede in der Wahrnehmung?)
- Ermöglichung der emotionalen Entlastung
- Reflexion seiner Werte: Welche Überzeugungen hat er? Welche Prioritäten hat er?

Systemische Fragen:
- Wie würde Ihre Kollegin Kira den Einsatz und Ihre Stärken in diesem beschreiben?
- Welche Gedanken und Bilder kommen Ihnen immer wieder in den Sinn, wenn Sie an den Einsatz zurückdenken?
- Wie würden Sie ihre eigene Leistung in diesem Einsatz auf einer Skala von 1–10 bewerten?
- Angenommen ich könnte Ihre Kollegin Kira fragen. Was würde sie mir sagen lief in diesem Einsatz richtig gut?
- Wie fühlen Sie sich jetzt, wenn Sie über den Einsatz sprechen?

3. Entlastungsmöglichkeiten und Ressourcen zur Bewältigung (ca. 25 min)

Inhalt:
- Emotionale Entlastung aufgrund von Erfahrungen aus der Vergangenheit
- Identifikation von Stärken
- Erarbeitung von Bewältigungsstrategien, welche in anderen Situationen hilfreich waren oder nicht hilfreich
- Beleuchtung der Ressourcen, die Gregor M. zur Verfügung stehen

Systemische Fragen:
- Wie sind Ihre Kolleginnen und Kollegen mit Belastungsreaktionen umgegangen?
- Was haben Sie bisher getan, damit es Ihnen besser geht? Zu wie viel Prozent hat sich dadurch Ihr Wohlbefinden gesteigert?
- Was müssten Sie tun, um Ihre Belastung noch weiter zu verschlimmern oder sogar zu behalten?
- Wenn Sie zurückschauen in Hinblick auf Ihre aktuellen Fragen, was sind Erfahrungen, auf die Sie aufbauen können?
- Wenn Sie einfach mal abschalten wollen, was ist Ihre Lieblingsbeschäftigung?
- Wenn Sie in ihren Beziehungen zu Kolleginnen und Kollegen, Freunden oder Familie schauen – Wo habe ich die Möglichkeit, Sie fröhlich und entspannt zu erleben?

4. Intervention Achtsamkeit und Selbstfürsorge (ca. 15 min)

Inhalt:
- Gregor M. wird zu einer Achtsamkeitsübung angeleitet, um Entspannung in seinen Alltag integrieren zu können sowie Gedankenkreisen zu durchbrechen
- Gregor M. wird das Dankbarkeitstagebuch als Methode der Selbstfürsorge vorgestellt

Methode:
- 4–7–8-Atemmethode: 4 s einatmen, 7 s Luft anhalten, 8 s ausatmen
- Dankbarkeitstagebuch: Jeden Abend werden drei gute Dinge des Tages handschriftlich in einem Notizbuch aufgeschrieben

5. Abschluss des Erstgespräches (ca. 10 min)	
Inhalt:	**Systemische Fragen:**
• Zusammenfassung der Inhalte des Erstgespräches, Besprechung der weiteren Schritte • Hausaufgabe Achtsamkeitsübung und Dankbarkeitstagebuch • Rückmeldung von Gregor M. zum Erstgespräch • Verabschiedung	• Gab es Momente im heutigen Gespräch, welche besonders herausfordernd waren? • Was haben Sie sich aus unserem Gespräch mitgenommen? Was war für sie am hilfreichsten? • Welche Fortschritte würden Sie zu unserem nächsten Termin gerne Berichten? • Welche Fragen sind für Sie noch offengeblieben?

Gregor M. und die Supervisorin haben sich voneinander verabschiedet. Bis zum nächsten Termin werden drei Wochen vergehen. Während dieser Zeit wendet Gregor M. im Alltag häufiger die 4–7–8-Atemmethode an, um die auftretenden akuten Stress- und Belastungsreaktionen zu durchbrechen und sich zu entspannen. Er beginnt ein Dankbarkeitstagebuch, wobei ihm das Reflektieren von positiven Momenten zu Beginn sehr schwerfällt. Sein innerer Gefühlszustand sträubt sich noch gegen diese Methode. Insbesondere an Tagen, an welchen Gregor M. RTW-Dienst hat und durch die Einsätze sehr unregelmäßig zur Ruhe kommt, stellt ihn die Integration dieser Übung in den Alltag vor eine Hürde.

Phase 3: Hauptphase
Im nun folgenden zweiten Supervisionstermin werden die Erlebnisse und Anliegen von Gregor M. tiefergehend bearbeitet und an das Erstgespräch angeknüpft.

Leitfaden zum zweiten Supervisionstermin von Gregor M. (Eigene Erstellung)

1. Einstieg und Begrüßung zum zweiten Supervisionstermin (ca. 15 min)	
Inhalt:	**Systemische Fragen:**
• Ankommen in der Supervision, Begrüßung, Herstellung psychologischer Sicherheit • Herstellung eines Bezuges zum Erstgespräch und Aufgreifen der Hausaufgaben • Wohlbefinden und persönliche Entwicklung während der Zeit nach dem Erstgespräch • Anliegen und Ziele für das heutige Gespräch	• Lieber Herr M., schön, dass Sie da sind! Sie wirken fröhlich. Was ist in vergangenen drei Wochen bei Ihnen geschehen? • Wie erleben Sie aktuell Ihr eigenes Wohlbefinden? • Was war von den Übungen gut umsetzbar, was nicht? Wie haben Sie die Übungen im Alltag empfunden? • Wie kann ich Sie in der heutigen Sitzung unterstützen?

4.4 Fallbeispiel „Systemische Einzelsupervision im Rettungsdienst"

2. Perspektivwechsel und neue Lösungsstrategien (ca. 45 min)

Inhalt:	Systemische Fragen:
• Betrachtung der Situation des Erstgesprächs aus verschiedenen Blickwinkeln • Erarbeitung eigener Handlungsstrategien zur Stressbewältigung und Selbstfürsorge • Nutzung weiterer Unterstützungsangebote, außerhalb von Supervision	• Was würden Sie einem Kollegen/einer Kollegin raten, wenn diese in Ihrer Situation wäre? • Was würde Ihr Zukunfts-Ich über Ihre Situation denken? • Was würden Ihre Kollegen sagen, wie sich dieses Erlebnis auf Ihre berufliche Weiterentwicklung auswirken kann? • Was kann Ihnen langfristig helfen, dass Sie sich wieder leistungsfähiger fühlen?

3. Selbstreflexion und eigene Ziele (ca. 20 min)

Inhalt:	Systemische Fragen:
• Gregor M. beschreibt seine wichtigsten Erkenntnisse aus der Supervision • Erarbeitung von Möglichkeiten zur besseren sozialen Einbindung in das Wachenteam • Entwicklung konkreter Schritte, um die Erkenntnisse in den Alltag zu integrieren	• Welche kleinen Schritte können Sie unternehmen, um sich wieder sicherer in Ihrem Handeln als Rettungssanitäter zu fühlen? • Wer/Was könnte Ihnen dabei helfen, sich wieder mehr in das Team zu integrieren? • Wie könnten Sie sicherstellen, dass Sie auch nach unserer Zusammenarbeit gut unterstützt sind? • Was können Sie tun, damit Sie sich mit zukünftigen, ähnlichen Situationen weniger belastet fühlen? Wer kann Ihnen dabei zur Seite stehen?

4. Blick in die Zukunft und Abschluss der Supervision (ca. 10 min)

Inhalt:	Systemische Fragen:
• Bewertung der Zielerreichung • Würdigung der Fortschritte von Gregor M. • Feedback der Supervisorin • Besprechung möglicher weiterer Termine	• Was nehmen Sie aus den beiden Supervisionsterminen für sich mit? • Was hat sich durch die Supervision für Sie verändert? • Wie zufrieden waren Sie mit mir als Supervisorin? • Wie viel Prozent haben Sie aus Ihrer Sicht von Ihren persönlichen Zielen bereits erreicht?

4.4.3 Ergebnisse

Durch die Teilnahme von Gregor M. an der systemischen Einzelsupervision ergab sich für ihn ein wirklicher Nutzen sowie die Chance zur persönlichen Entlastung und Weiterentwicklung.

Im Rahmen der ersten Supervisionssitzung konnte Gregor M. bereits von den ersten *kurzfristigen Ergebnissen* Ergebnissen der Supervision profitieren, indem er:

- eine emotionale Entlastung erfuhr, da er in einem vertrauten Setting die Erlebnisse mit der Supervisorin an einem neutralen, sicheren Ort reflektieren und ansprechen konnte,
- die Schuldgefühle durch die Einnahme von verschiedenen Perspektiven relativiert werden konnten,
- die persönlichen Stärken herausarbeiten konnte, wie bspw. trotz des Druckes handlungsfähig geblieben zu sein und Entscheidungen getroffen zu haben,
- Selbsthilfestrategien in Form von Atemübungen und Achtsamkeitstechniken vermittelt bekam, welche er in sein „Handwerkszeug" aufnehmen und bereits während der ersten Supervision ausprobieren konnte.

Der zweite Supervisionstermin griff die erarbeiteten Themen der ersten Supervisionssitzung noch einmal auf und baute darauf weitere Handlungsoptionen auf, welche Gregor M. darin unterstützen, nachhaltig gestärkt aus der Supervision hervorzugehen. Die *mittelfristigen Ergebnisse*, welche sich durch den zweiten Supervisionstermin ergeben, lassen demnach erkennen, dass

- die Selbstwirksamkeit von Gregor gestärkt ist, weil er in der Lage ist zu erkennen, dass er in einer Ausnahmesituation kompetent gehandelt hat und dies für sich anerkennen kann; er entwickelt ein stärkeres Selbstvertrauen, welches ihm unter anderem hilft, auch in zukünftigen Situationen gelassen und handlungsfähig zu bleiben;
- er seine Kommunikation verbessert hat, da er seine Emotionen mit vertrauten Kolleginnen und Kollegen teilen kann und um Unterstützung bitten kann,
- er seine persönlichen Bewältigungsstrategien durch konkrete Handlungsmöglichkeiten erweitert hat und daher die Belastungen besser verarbeiten kann,
- er sein Rettungswachenteam wieder als soziale Ressource erkennt und sich wieder aktiv im Wachalltag einbringt.

Darüber hinaus besteht durch die Teilnahme an weiteren Supervisionsterminen (empfehlenswert sind drei weitere Termine) die Chance, dass sich *langfristige Veränderungseffekte* bei Gregor M. entwickeln, die nicht nur eine emotionale Stabilisierung bewirken, sondern auch eine positive Haltung gegenüber seiner beruflichen Rolle und seines beruflichen Daseins erwarten lassen:

- Gregor M. kann anerkennen, dass nicht alle Einsatzsituationen durch ihn kontrollierbar sind. Hierdurch ist es möglich, eine gesündere Distanz zum Berufsalltag herzustellen.
- Die regelmäßige Reflexion der beruflichen Praxis von Gregor M. lässt ihn weitere Bewältigungsstrategien erlernen und grundsätzlich resilienter werden. Seine Zufriedenheit im Beruf steigt und die Gesundheit wird gestärkt.
- In seinem Alltag nutzt Gregor M. nun regelmäßig Achtsamkeitstechniken und reflektiert herausfordernde Einsätze gemeinsam und proaktiv im Team

Alles in allem führt die systemische Einzelsupervision zu einer vielfältigen beruflichen Weiterentwicklung, sodass Gregor M. schlussendlich sogar als Mentor oder kollegialer Ansprechpartner für andere Kolleginnen und Kollegen fungieren könnte.

4.4.4 Evaluation

Die strukturierte Evaluation der systemischen Einzelsupervision hat eine große Gewichtung, um die Wirksamkeit des Supervisionsprozesses zu überprüfen. Durch die Evaluation wird sichergestellt, dass die Ziele des Supervisanden erreicht wurden und eine nachhaltige persönliche Weiterentwicklung gefördert wird. Die Evaluation stellt somit auch ein elementares Merkmal zur Qualitätssicherung der Supervision dar (vgl. Kap. 3). Die Evaluation erfolgt hierbei auf Grundlage unterschiedlicher Kriterien (Abb. 4.2).

Um die systemische Einzelsupervision anhand der voran dargestellten Kriterien zu evaluieren, bieten sich unterschiedliche Methoden an, welche zur Anwendung kommen können. Eine Evaluation der Einzelsupervision von Gregor M. ist mit folgenden Methoden möglich:

Systemische Fragen

- Was hat Ihnen in der Supervision besonders geholfen?
- Welche Erkenntnisse haben Sie für sich aus der Supervision gezogen?

Skalierungsfragen

- Wie zufrieden sind Sie mit mir als Supervisor auf einer Skala von 1–10?
- Wie bewerten Sie Ihre emotionale Situation vor der Supervision im Vergleich zu nach der Supervision von 1–10 in der Gegenüberstellung?

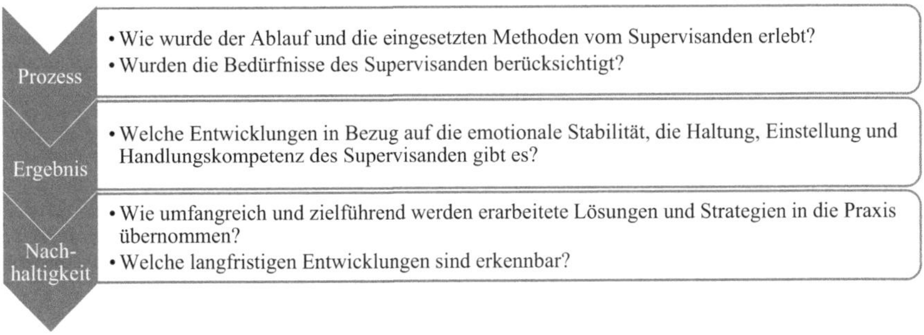

Prozess	• Wie wurde der Ablauf und die eingesetzten Methoden vom Supervisanden erlebt? • Wurden die Bedürfnisse des Supervisanden berücksichtigt?
Ergebnis	• Welche Entwicklungen in Bezug auf die emotionale Stabilität, die Haltung, Einstellung und Handlungskompetenz des Supervisanden gibt es?
Nachhaltigkeit	• Wie umfangreich und zielführend werden erarbeitete Lösungen und Strategien in die Praxis übernommen? • Welche langfristigen Entwicklungen sind erkennbar?

Abb. 4.2 Kriterien zur Evaluation der Einzelsupervision. (Eigene Erstellung)

Feedback-Gespräch

- In einem zielgerichteten Feedback-Gespräch kann sowohl die Supervisorin als auch Gregor M. Rückmeldung geben, welche Aspekte als hilfreich empfunden wurden und welche eher weniger.

Dokumentation

- Gregor M. kann ein Tagebuch nutzen, um seine persönlichen Entwicklungsschritte und Empfindungen zu dokumentieren. Dies kann die Reflexion in den Supervisionsterminen sowie einen Abgleich mit den zu erreichenden Zielen erleichtern.
- Die Supervisorin protokolliert ausführlich jede Supervisionssitzung und kann darauf aufbauend die Entwicklung qualitativ ableiten und sogar durch Skalierungsfragen quantifizieren.

Langfristige Nachbefragungen

- Follow-up-Gespräch nach mindestens drei Monaten zum aktuellen Entwicklungsstand

Durch die Kombination der verschiedenen Methoden wird die Wirksamkeit der Einzelsupervision in verschiedenen Kriterien sichtbar. Ungeachtet dessen können auch noch objektive Parameter, wie bspw. eine Verringerung von krankheitsbedingten Fehltagen seit Supervisionsbeginn, zur Evaluation herangezogen werden.

4.5 Erfahrungsbericht aus der Praxis

Einsatz von **Einzelsupervision** im persönlichen Umgang mit emotionalen Belastungen im Rettungsdienst

Niklas B. (25 Jahre alt, Notfallsanitäter seit 3 Jahren, arbeitet in 12-Stunden-Diensten auf einer großen Rettungswache in Dortmund)

Frage: Vielen Dank, dass Sie sich die Zeit nehmen, mit mir über Ihre Erfahrungen mit Einzelsupervision im Rettungsdienst zu sprechen. Sie sagten bereits, dass bei Ihnen im Rettungsdienst Supervision für Mitarbeiter angeboten wird und Sie diese Möglichkeit auch schon genutzt haben. Wie kam es dazu und welche Erfahrungen haben Sie diesbezüglich schon gemacht?

Notfallsanitäter: Sehr gerne. Ich arbeite nun seit ungefähr drei Jahren als Notfallsanitäter im Rettungsdienst und habe meine Ausbildung hier [Anm.: Hilfsorganisation in Dortmund] absolviert. Den Job würde ich als anspruchsvoll, aber auch unglaublich erfüllend beschreiben, da ich Menschen in akuten Notsituationen helfen kann. Das war eigentlich immer schon ein Wunsch von mir, aber besonders Einsätze mit verletzten oder schwer erkrankten Kindern sind für mich emotional sehr belastend, weshalb ich nach Möglichkeiten gesucht habe, professionell mit diesen Belastungen umzugehen. Die Einzelsupervision hatte ich so ungefähr am Ende meines zweiten Berufsjahres.

Frage: In welchen Situationen haben Sie denn besonders gemerkt, dass der Umgang mit emotionalen Belastungen für Sie herausfordernd ist?

Notfallsanitäter: Vor allem nach Einsätzen, in denen Kinder schwer verletzt waren. Ich habe gemerkt, dass mich diese Erlebnisse oft noch lange nach dem Einsatz beschäftigen und ich Schwierigkeiten hatte, sie loszulassen. Auslöser war wahrscheinlich damals ein PKW-Unfall mit eingeklemmter Person. Da war der Vater, der war tot, die Mutter war leichtverletzt. Aber auf der Rückbank waren zwei kleine Kinder und die hatte es ziemlich erwischt. Das war damals alles irgendwie eine einzige Katastrophe und das hat mich lange beschäftigt. Die Gefühle von Hilflosigkeit und zugleich Verantwortung wogen in mir schwer, und ich wollte einen Weg finden, damit konstruktiv umzugehen.

Frage: Welche Rolle spielte die Supervision in diesem Prozess? Inwiefern half sie Ihnen, diesen Einsatz besser zu verarbeiten?

Notfallsanitäter: In der Supervision konnte ich noch einmal in Ruhe und mit Abstand über diesen Fall sprechen. Es war eine Möglichkeit, den schwierigen Einsatz in einem geschützten Rahmen, ganz offen und ohne Druck, zu reflektieren. Ich konnte mir meine Gefühle und Gedanken bewusst machen, ohne sie unterdrücken zu müssen. Der Supervisor unterstützte mich dabei, belastende Erfahrungen aus einer Art übergeordneten Perspektive zu betrachten. Da der Supervisor aus unserer Organisation kam, konnte er sich gut in mich hineinversetzen und hat die richtigen Fragen gestellt. Ich konnte am Ende neue Handlungs- und Denkmuster entwickeln, die mir halfen, mit zukünftigen Situationen dieser Art besser umzugehen.

Frage: Es handelte sich bei Ihnen ja um eine Einzelsupervision, also nur Sie und der Supervisor waren beteiligt, oder? Was war aus Ihrer Sicht besonders hilfreich in diesem Prozess oder was hat für Sie zum Erfolg Ihrer Supervision beigetragen?

Notfallsanitäter: Naja, erst einmal war das ein Verkehrsunfall mit verletzten Kindern, das ist ja auch nicht das Tagesgeschäft. Die Situation war aber extrem angespannt, die Mutter stand unter Schock, und obwohl wir alles gegeben haben, war das große Kind in einem kritischen Zustand. Danach fiel es mir tagelang schwer, die Bilder aus dem Kopf zu bekommen, und ich hatte mit Selbstzweifeln zu kämpfen. Ich war ja auch noch ganz frisch im Job. In der Supervision konnte ich lernen, meine eigene Rolle in diesem Einsatz realistisch einzuschätzen und mich nicht für Dinge verantwortlich zu fühlen, die außerhalb meiner Kontrolle liegen. Das hat mir geholfen, meine Arbeit noch besser, also auch professioneller und zugleich menschlicher weiterzuführen.

Frage: Welche Strategien oder Techniken aus der Supervision haben Ihnen langfristig geholfen?

Notfallsanitäter: Besonders hilfreich war für mich die Methode der „gedanklichen Distanzierung", bei der ich das Geschehene bewusst aus einer Außenperspektive betrachte. Dadurch kann ich die Emotionen zwar anerkennen, aber mich *nicht von ihnen überwältigen lassen. Regelmäßige Reflexionsgespräche mit älteren Kollegen helfen mir auch aktuell, nach irgendwelchen belastenden Einsätzen schneller wieder zu mir zu finden.*

Frage: *Inwiefern hat sich durch die Supervision Ihr Umgang mit emotionalen Herausforderungen in Ihren Einsätzen seitdem verändert?*

Notfallsanitäter: *Ich bin bewusster im Umgang mit meinen eigenen Grenzen. Früher dachte ich, ich müsste immer der Erste und Schnellste sein und als Retter auch besonders stark sein und alles mit mir selbst ausmachen. „Schwäche zeigen, gilt nicht" war immer der Spruch meines Praxisdozenten in der Ausbildung. Jetzt aber weiß ich, dass es ein Zeichen von Professionalität ist, sich auch um die eigene emotionale Gesundheit zu kümmern. Ich nehme mir aktiv Zeit für Reflexion, und eine Methode aus der Einzelsupervision, die ich auch heute noch nutze, ist ein kleines Reflexionstagebuch, in dem ich am Ende eines jeden Dienstes mir ein paar Notizen mache, zu dienstlichen Momenten, die aus meiner Sicht in der Schicht richtig gut liefen und schön waren. Das hilft mir.*

Frage: *Wie war oder ist denn die Wahrnehmung bzw. Nutzung von Supervision unter Ihren Kolleginnen und Kollegen? Gibt es Akzeptanz oder eher Skepsis?*

Notfallsanitäter: *Eigentlich wird das regelmäßig genutzt, gerade von den jüngeren NotSans. Wir haben ja auch noch Teamsupervision, die ist ja eh für alle verpflichtend. Aber ich bekomme das schon mal mit, wenn es von älteren heißt, das „Quatschkarussell" sei nur für Weicheier, die nicht „abgehärtet" genug sind. Ich glaube aber, dass sich das nach und nach ändert. Ich mache gerade eine ehrenamtliche Weiterbildung „PSNV" und da spielt Supervision auch eine wichtige Rolle und ist ständig Thema.*

Frage: *Welche Rahmenbedingungen wären aus Ihrer Sicht notwendig, damit Supervision bzw. Einzelsupervision im Rettungsdienst noch effektiver eingesetzt werden kann?*

Notfallsanitäter: *Es wäre wichtig, dass letztendlich alle Rettungsdienstanbieter Supervision nicht nur als individuelle Option, sondern jeweils als festen Bestandteil ihrer rettungsdienstlichen Praxis etablieren. So wie wir das mit unserer Teamsupervision machen, funktioniert das eigentlich schon ganz gut. Da muss jeder teilnehmen und das ist Arbeitszeit.*

Frage: *Was würden Sie Kollegen raten, die sich erstmals mit Supervision beschäftigen und unsicher sind, ob sie sie in Anspruch nehmen sollen?*

Notfallsanitäter: *Ich würde ihnen raten, offen an die Sache heranzugehen und sich selbst die Erlaubnis zu geben, sich zu öffnen und ihre Gefühle zu reflektieren. Es geht ja nicht darum, Schwäche zu zeigen, sondern darum, langfristig im Rettungsdienst gesund und handlungsfähig zu bleiben. Ein gutes Gespräch mit einem Supervisor kann aus meiner Sicht enorm entlastend sein und den eigenen Blick weiten. Viele Kollegen denken noch zu wenig an sich und „fressen viel in sich hinein". Im Großen und Ganzen bin ich von diesem Unterstützungsangebot daher wirklich überzeugt.*

Frage: *Abschließend habe ich noch ein paar kurze Fragen mit der Bitte um kurze Antworten: Denken Sie, dass Einzelsupervision auch als Online-Variante, z. B. als Zoom-Meeting, angeboten werden könnte?*

Notfallsanitäter: Das könnte aus meiner Sicht gut funktionieren, jedenfalls in der Einzelsupervision. Der Vorteil wäre dann die Zeitersparnis für alle. Ich bin damals zu den Supervisionsterminen jeweils extra auf die Rettungswache gefahren. Das war ein ganz schöner Aufwand. In der Teamsupervision kann ich mir das aber nicht gut vorstellen.

Frage: Ist es für Sie hilfreich, wenn der Supervisor selbst aus dem Berufsfeld kommt? Spielen Alter oder Geschlecht auch eine Rolle?

Notfallsanitäter: Ja, das schafft Vertrauen. Bei mir war das ja ein Kollege einer anderen Wache. Den kannte ich vorher nicht, aber der konnte sich gut vorstellen, was ich in meinem Anliegen ausdrücken wollte. Geschlecht und Alter spielen, so glaube ich, keine Rolle.

Frage: Vielen Dank für Ihre wertvollen Einblicke und ich wünsche Ihnen alles Gute im Job.

Notfallsanitäter: Sehr gerne. Ich hoffe, dass sich Supervision im Rettungsdienst weiter etablieren kann.

4.6 Fazit

Insgesamt kann festgehalten werden, dass die systemische Einzelsupervision bereits gegenwärtig, aber auch in Zukunft eine sehr gewichtige Position einnimmt und einnehmen wird, um den hohen psychischen und physischen Belastungen des Berufsfeldes nachhaltig und gesundheitsförderlich zu begegnen. Angesichts der regelmäßigen Konfrontation mit traumatischen Situationen, dem hohen Verantwortungsdruck sowie den zunehmenden Herausforderungen im Rettungsdienst sind Maßnahmen im Sinne einer facettenreichen psychosozialen Unterstützung unerlässlich. Wenn die systemische Einzelsupervision als ein Ort der emotionalen Entlastung, persönlichen Weiterentwicklung sowie einem zielführenden Umgang mit beruflichen Herausforderungen des Rettungsdienstes verstanden wird, so trägt dies zur Stärkung der Gesundheit, der Motivation und auch der Zufriedenheit bei. Einsatzkräfte im Rettungsdienst wären insgesamt resilienter und könnten achtsamer mit ihren eigenen Gefühlen und Stressoren umgehen. Neben der Verbesserung der eigenen Lebensqualität trägt dies auch zu einer Steigerung der Versorgungsqualität und nicht zuletzt zu einer Verbesserung im gemeinsamen Miteinander bei. Aus aktueller Perspektive ist die standardisierte Einführung und Umsetzung systemischer Einzelsupervisionsangebote als präventive, nachsorgende sowie begleitende Maßnahme ein unverzichtbares Puzzleteil, welches als ein notwendiger Qualitätsstandard im Rettungsdienst etabliert werden sollte.

Literatur

Baubin, M., Neumayr, A., & Schinnerl, A. (Hrsg.) (2018). *Herausforderung Notfallmedizin. Innovation-Vision-Zukunft.* Springer Berlin.

Belardi, N. (2018): *Supervision und Coaching. Grundlagen, Techniken, Perspektiven* (5. Aufl.). C. H. Beck.

Bengel, J., & Heinrichs, M. (2004). Psychische Belastungen des Rettungspersonals. In J. Bengel (Hrsg.), *Psychologie in Notfallmedizin und Rettungsdienst* (2. Aufl., S. 25–44). Springer.

Böckelmann, I., Thielmann, B., & Schumann, H. (2022). Psychische und körperliche Belastung im Rettungsdienst: Zusammenhang des arbeitsbezogenen Verhaltens und der Beanspruchungsfolgen. *Bundesgesundheitsblatt, Gesundheitsforschung, Gesundheitsschutz, 65*(10), 1031–1042. https://doi.org/10.1007/s00103-022-03584-1.

Brüggemann, H., Ehret, K., & Klütmann, C. (2016). *Systemische Beratung in fünf Gängen. Ein Leitfaden* (6., überarbeitete Aufl.). Vandenhoeck und Ruprecht. http://www.vr-elibrary.de/isbn/9783525491645.

Ebbecke-Nohlen, A. (2022). *Einführung in die systemische Supervision. Sechste Auflage*. Carl-Auer-Verlag (Carl-Auer compact).

Groen, G., Weidtmann, K., Vaudt, S., & Ansen, H. (2024). *Selbstfürsorge in psychosozialen Berufen* (1. Aufl.). utb GmbH (utb-studi-e-book, 6221). https://doi.org/10.36198/9783838562216.

Heringshausen, G., & Brauchle, G. (2010). Gesundheit im Rettungsdienst: Ergebnisse einer Querschnittuntersuchung im deutschen Rettungsdienst. *Rettungsdienst 33*(4), 324–331.

Juchmann, U. (2022). *Selbstfürsorge in helfenden Berufen. Wie Achtsamkeit im Arbeitsalltag gelingt* (1. Aufl.). Verlag W. Kohlhammer. https://eref.thieme.de/ebooks/cs_21053625.

Kaluza, G. (2023). *Gelassen und sicher im Stress : Das Stresskompetenz-Buch: Stress erkennen, verstehen, bewältigen / Gert Kaluza*. 8, aktual. u (erg). Springer.

Karutz, H., Overhagen, M., & Stum, J. (2013). Psychische Belastungen im Wachalltag von Rettungsdienstmitarbeitern und Feuerwehrleuten. *Prävention und Gesundheitsförderung 8*(3), 204–211. https://doi.org/10.1007/s11553-012-0373-y.

Kindl-Beilfuß, C. (2022). *Fragen können wie Küsse schmecken. Systemische Fragetechniken für Anfänger und Fortgeschrittene*. Carl-Auer Verlag GmbH.

Lippmann, E. D. (2013). *Intervision*. Springer Berlin.

Loebbert, M. (2016). *Wie Supervision gelingt*. Springer Fachmedien Wiesbaden.

Prior, M. (2013). *Beratung und Therapie optimal vorbereiten. Informationen und Interventionen vor dem ersten Gespräch* (6., unveränd. Aufl.). Carl-Auer-Systeme-Verl.

Schlippe, A. von, & Schweitzer, J. (2019). *Systemische Interventionen* (4. Aufl.). utb GmbH (utb-studi-e-book, 3313). https://elibrary.utb.de/doi/book/10.36198/9783838552309..

Schug, S. (2022). *Therapie-Tools Achtsamkeit. Mit E-Book inside und Arbeitsmaterial. 2. Originalausgabe*. Julius Beltz GmbH und Co. KG (Beltz Therapie-Tools). http://nbn-resolving.org/urn:nbn:de:bsz:31-epflicht-2026778.

Siller, G. (2022). *Supervision. Eine grundlegende Einführung* (1. Aufl.). Kohlhammer Verlag. http://nbn-resolving.org/urn:nbn:de:bsz:24-epflicht-2013799.

Steil, M. (2018). Kollegiale psychosoziale Unterstützung: Was wir füreinander tun können. *Rettungsdienst 41*(2), 34–36.

Systemische Gesellschaft (Hg.) (o. J.). *Der systemische Ansatz und seine Praxisfelder. Eine Informationsbroschüre der Systemischen Gesellschaft*. https://systemische-gesellschaft.de/wp-content/uploads/2021/10/SG_Systemischer-Ansatz-und-seine-Praxisfelder.pdf. Zugegriffen: 26. Jan. 2025.

Valler-Lichtenberg, A. (2024) Systemische Supervision. DGSF - Deutsche Gesellschaft für Systemische Therapie, Beratung und Familientherapie e. V. https://dgsf.org/service/was-heisst-systemisch/systemische_supervision.html. Zugegriffen: 10. Okt. 2024.

Weigand, W. (2019). Der kritische Beitrag der Supervision zur Förderung betrieblicher Gesundheit. In E.-C. Reinfelder, R. Jahn, & S. Gingelmaier (Hrsg.), *Supervision und psychische Gesundheit* (S. 81–91). Springer Fachmedien Wiesbaden.

Winterstein, I. (2024). *Supervision von Einsatzkräften im Rettungsdienst*. Stumpf + Kossendey.

Systemische Teamsupervision im Rettungsdienst

5

Inhaltsverzeichnis

5.1	Relevanz systemischer Teamsupervision im Rettungsdienst	86
5.2	Theoretische Rahmung	87
5.3	Methodenskizze	90
	5.3.1 Ziele von Teamsupervision	90
	5.3.2 Methoden und Techniken	90
	5.3.3 Struktur und Ablauf	93
5.4	Fallbeispiel „Systemische Teamsupervision im Rettungsdienst"	94
	5.4.1 Fallbeschreibung	96
	5.4.2 Durchführung	97
	5.4.3 Ergebnisse	101
	5.4.4 Evaluation	103
5.5	Erfahrungsbericht aus der Praxis	104
5.6	Fazit	106
Literatur		107

Zusammenfassung

Einsatzkräfte im Rettungsdienst sehen sich neben einsatzbezogenen Belastungen auch im Wachalltag vielfältigen psychischen Herausforderungen ausgesetzt. Die regelmäßige Zusammenarbeit im Team auf der Rettungswache und die damit verbundenen kollegialen Beziehungen können Konflikte, Unzufriedenheit sowie Über- oder Unterforderung begünstigen. Phasen, in denen Konflikte und Spannungen im Team leicht entstehen oder sich verstärken können, sind oft die Zeiten der gemeinsamen Arbeitsbereitschaft auf den Rettungswachen. Vor diesem Hintergrund stellt die systemische Teamsupervision ein zentrales Instrument zur Prävention bzw. Lösung dar: Sie trägt durch kontinuierliche Reflexionsprozesse zur Bearbeitung teambezogener Anliegen bei, eröffnet neue Perspektiven, fördert lösungsorientiertes Denken und

© Der/die Autor(en), exklusiv lizenziert an Springer-Verlag GmbH, DE, ein Teil von Springer Nature 2025
G. Heringshausen et al., *Systemische Supervision im Rettungsdienst*,
https://doi.org/10.1007/978-3-662-71702-8_5

erweitert die Handlungskompetenz der einzelnen Teammitglieder. Dadurch kann sie nicht nur Konflikte verringern, sondern auch die Mitarbeiterzufriedenheit steigern, die Zusammenarbeit fördern sowie Kommunikation und Abläufe im Team nachhaltig verbessern. Systemische Teamsupervision ist damit ein wirksames Mittel zur Gesunderhaltung von Rettungskräften und zugleich ein unerlässlicher Baustein für Qualitätssicherung und Weiterentwicklung im professionellen Rettungsdienst. Ihre feste Verankerung als Qualitätsstandard sollte daher konsequent verfolgt werden.

5.1 Relevanz systemischer Teamsupervision im Rettungsdienst

„Rettungsdienst ist Teamarbeit." Es klingt wie eine Selbstverständlichkeit, stellt aber in Wirklichkeit ein zentrales Fundament professionellen rettungsdienstlichen Handelns dar. Neben der koordinativen und hochbelasteten Zusammenarbeit am Einsatzort (vgl. Kap. 2) verbringen Rettungskräfte teilweise bis zu 70 % ihrer Arbeitszeit in Arbeitsbereitschaft. Diese Zeit des Miteinanders auf der Rettungswache ist im Hinblick auf Beziehungsgestaltung und Arbeitszufriedenheit strukturell häufig unterschätzt und zugleich eine psychosozial hochrelevante Teaminteraktion (Gorißen, 2003). Zugleich ist der Arbeitsalltag auf einer Rettungswache von komplexen psychischen und organisationalen Belastungen geprägt, die in der bisherigen Forschungslage nur unzureichend berücksichtigt wurden. Dabei wirken diese Belastungen nicht nur punktuell, sondern kontinuierlich und beeinflussen das subjektive Erleben der einsatzfreien Zeit signifikant (Karutz et al., 2013). Besonders kritisch erscheint, dass die Belastungsfaktoren des Wachalltags aus Sicht der Einsatz- und Rettungskräfte potenziell beeinflussbar und damit vermeidbar wären. Allein dieser Umstand macht ihr Auftreten umso belastender (ebd.). In der empirischen Untersuchung von Gorißen (2003) bewerteten mehr als 54 % der befragten Rettungskräfte den Wachalltag als psychisch belastend, während rund 51 % angaben, mit ihrer individuellen beruflichen Situation unzufrieden zu sein. Daraus ergibt sich ein dringender Handlungsbedarf, der über den klassischen Fokus auf einsatzbezogene Traumatisierungen hinausgeht und das psychosoziale System „Rettungswache" stärker in den Blick nimmt.

Vor dem Hintergrund wachsender Anforderungen an das Rettungsdienstpersonal (Abb. 5.1) und eines sich weiter zuspitzenden Fachkräftemangels im Rettungsdienst (Lauer et al., 2022) rückt die Förderung des psychosozialen Wohlbefindens am Arbeitsplatz zunehmend in den Vordergrund. Zentrale Einflussfaktoren hierfür sind laut Prein (2023) ein ausgeprägtes Zugehörigkeitsempfinden, gegenseitiges Vertrauen, erlebte Sicherheit, kohärenter Teamzusammenhalt sowie ein konstruktives Arbeitsklima. Ein wirksames Instrument zur strukturierten Bearbeitung wachalltäglicher Belastungsdynamiken stellt in diesem Kontext die systemische Teamsupervision dar. Sie ermöglicht durch wertschätzende, reflexive und lösungsorientierte Prozesse eine Stärkung der Selbstregulationsfähigkeiten innerhalb des Teams, eröffnet neue Perspektiven auf kollektive Beziehungsmuster

5.2 Theoretische Rahmung

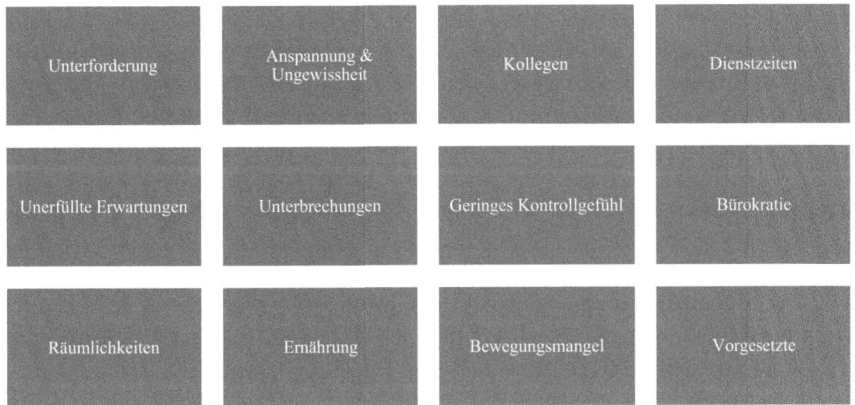

Abb. 5.1 Belastungsfaktoren der Einsatzkräfte im Rettungsdienst. (Eigene Erstellung in Anlehnung an Karutz et al., 2013)

und kann so wesentlich zur Gesunderhaltung, Leistungsfähigkeit und Entwicklung professioneller Teamarbeit im Rettungsdienst beitragen.

Die systemische Teamsupervision eröffnet Rettungswachenteams die Möglichkeit, individuelle wachbezogene Anliegen zu reflektieren, zu bearbeiten und daraus neue Ansätze und Haltungen für die gemeinsame Zusammenarbeit, gemeinsame Werte und effizientere Arbeitsabläufe zu entwickeln. Dies wiederum ermöglicht die stetige Verbesserung der rettungsdienstlichen Arbeit (Loebbert, 2016; Lüschen-Heimer & Michalak, 2022; Ebbecke-Nohlen, 2022). Die Besonderheit der systemischen Teamsupervision ergibt sich, wie bei den anderen systemischen Supervisionsarten auch (vgl. Kap. 3), aus der Grundhaltung des systemischen Denkens und Handelns (Ebbecke-Nohlen, 2022). Der systemische Ansatz bedingt verschiedene Blickwinkel und macht Wechselwirkungen und Spannungsfelder innerhalb des supervidierten Teams sichtbar. Aber auch einsatzbezogene Beziehungen zu Patienten, externen Anspruchsgruppen (z. B. Krankenhäuser, Polizei, Feuerwehr, Träger des Rettungsdienstes etc.), Leistungserbringern (z. B. Hilfsorganisationen, private Anbieter, Feuerwehr etc.) und den damit einhergehenden Strukturen und Prozessen können in einer systemischen Teamsupervision betrachtet und reflektiert werden (Belardi, 2018; Loebbert, 2016).

5.2 Theoretische Rahmung

Systemische Teamsupervision bezeichnet die strukturierte Reflexion beruflicher Interaktionen sowie institutioneller Rahmenbedingungen innerhalb eines bestehenden Teams. Im Fokus steht dabei die gemeinsame Auseinandersetzung mit Kommunikationsmustern, Arbeitsprozessen und deren wechselseitigen Verflechtungen. Diese Form der Supervision wird durch einen externen, nicht in die Organisation eingebundenen Supervisor begleitet, der das Team, z. B. eine Rettungswache oder ein Einsatzteam innerhalb derselben Rettungswache, durch einen zielgerichteten Reflexionsprozess führt (Ebbecke-Nohlen, 2022). Das Team agiert hier als funktionale Einheit, deren Mitglieder kooperativ zusammenarbeiten, um ein gemeinsames Ziel zu erreichen (Lüschen-Heimer & Michalak, 2022). Im Kontext des Rettungsdienstes zeigt sich Teamarbeit sowohl in dynamischen Einsatzlagen als auch im Rahmen kollegialer Zusammenarbeit im Wachalltag. Teamarbeit ist im Rettungsdienst kein optionales Element, sondern integraler Bestandteil rettungsdienstlicher Praxis. Die Funktionen der systemischen Teamsupervision im Rettungsdienst sind entsprechend vielschichtig und reichen von der Stärkung der professionellen Zusammenarbeit über die Klärung struktureller Konflikte bis hin zur Förderung individueller Handlungsfähigkeit. Dabei orientieren sie sich in der Regel an den Zielvorstellungen der auftraggebenden Organisation (Ebbecke-Nohlen, 2022; s. Tab. 5.1).

Ein konstruktives Arbeitsklima im Rettungsdienst bildet im Idealfall die Grundlage für gelingende Teamarbeit und individuelle Motivation der einzelnen Mitarbeiter. Wesentliche Voraussetzungen dafür sind ein klar definierter Arbeitsauftrag, transparente Kommunikationsstrukturen, eine sinnvolle Aufgaben- und Rollenverteilung sowie die konsequente Nutzung vorhandener Ressourcen und Kompetenzen. Werden diese Elemente mit gezielter Aufgabenkontrolle und organisationaler Einbindung kombiniert, entsteht ein kollektives Leistungspotenzial, das die individuelle Leistungsfähigkeit Einzelner übersteigt (Lüschen-Heimer & Michalak, 2022).

In der systemischen Perspektive wird ein Team als autonomes, selbstorganisiertes soziales System verstanden, das seine eigene Wirklichkeit durch spezifische Kommunikations- und Beziehungsmuster konstruiert. Die Umwelt des Teams umfasst dabei nicht nur Patienten, andere Teams und Leitungsebenen, sondern auch die Organisation als Ganzes, angebundene Institutionen und die psychischen Systeme aller Beteiligten (vgl. Kap. 1). Durch Elemente wie Wertschätzung, Anerkennung, Sicherheit, Zugehörigkeit und die gezielte Förderung individueller Potenziale wird das Teamgefüge zusätzlich geprägt. Systemische Teamsuper-

Tab. 5.1 Mögliche Funktionen von systemischer Teamsupervision im Rettungsdienst. (Eigene Erstellung in Anlehnung an Ebbecke-Nohlen, 2022)

Selbstreflexion im beruflichen Kontext einen Rahmen geben
Kognitive und emotionale Faktoren des beruflichen Handelns transparent machen
Handlungskompetenz der Einsatzkräfte im Rettungsdienst erweitern
Lernprozesse anstoßen und fördern
Veränderungsprozesse begleiten
Mitarbeiter (Einsatzkräfte) motivieren
Gesundheit und Arbeitsfähigkeit der Mitarbeiter erhalten und fördern
Arbeitsklima verbessern
Arbeitsergebnisse optimieren
Qualität sicherstellen

5.2 Theoretische Rahmung

vision schafft einen Reflexionsraum, in dem diese vielfältigen Perspektiven explizit betrachtet und gemeinsam konstruiert bzw. dekonstruiert werden können. Dadurch eröffnen sich neue Sichtweisen und erweiterte Handlungsoptionen für das gesamte Team (Lüschen-Heimer & Michalak, 2022; Zwack & Zwack, 2023). Sie fungiert darüber hinaus als Impulsgeber für Prozesse der Teamentwicklung: Jede Intervention kann einen Veränderungsprozess initiieren, mit dem Ziel, kooperative Zusammenarbeit zu stärken, vorhandene Ressourcen zu aktivieren und positive Dynamiken zu fördern – was letztlich zur qualitativen Verbesserung der Teamleistung beiträgt (Lüschen-Heimer & Michalak, 2022).

▶ **Praxistipp** Etablieren Sie regelmäßige „Reflexionsinseln" im Teamalltag im Rettungsdienst, z. B. einmal monatlich eine einstündige, moderierte Teamsitzung mit externer Supervision, in der gezielt Kommunikationsmuster, Rollenverständnisse und belastende Situationen aus dem Einsatzalltag besprochen werden. So entsteht ein sicherer Raum für Selbstreflexion, kollegialen Austausch und Teamentwicklung, der nicht nur die Zusammenarbeit verbessert, sondern auch individuelle Belastungen reduziert und die Einsatzfähigkeit langfristig stärkt.

Die Vielfalt möglicher Anliegen innerhalb einer Teamsupervision im Rettungsdienst (vgl. Abb. 5.2) unterstreicht ihren systemischen Nutzen. Besonders relevant wird sie auch in Kontexten organisationaler Veränderung, Umstrukturierung oder Konzeptentwicklung: Indem sie sowohl die Mitarbeiter als auch die strukturellen Bedingungen von Anfang an integriert, fördert sie Partizipation, Identifikation und Akzeptanz im Veränderungsprozess (Ebbecke-Nohlen, 2022).

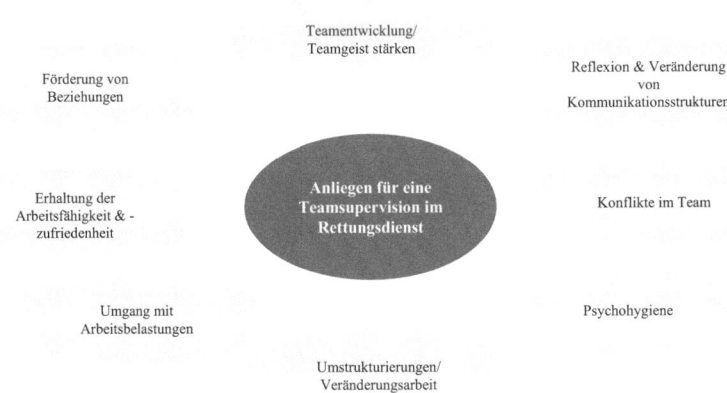

Abb. 5.2 Mögliche Anliegen für eine Teamsupervision im Rettungsdienst. (Eigene Erstellung in Anlehnung an Lüschen-Heimer & Michalak, 2022)

5.3 Methodenskizze

Die Durchführung einer systemischen Teamsupervision ist für den Supervisor anspruchsvoll und bereichernd zugleich. Die Förderung eines gelingenden Miteinanders der Einsatz- und Rettungskräfte, die Anregung zur Reflexion der Belastungen im Rettungswachenalltag, aber auch die Begleitung bei der Veränderung von Prozessen für eine nachhaltigere Bewältigung von Aufgaben lassen die Vielschichtigkeit der systemischen Teamsupervision für den Supervisor erkennbar werden. Auch vor dem Hintergrund, dass Ideen, Perspektiven und Entscheidungen, welche in der Teamsupervision entwickelt wurden, nicht „wie von Zauberhand" in den Berufsalltag übertragen werden, ist eine ausführliche Vorbereitung auf die Teamsupervision unabdingbar (Zwack & Zwack, 2023).

5.3.1 Ziele von Teamsupervision

Die Ziele der systemischen Teamsupervision spiegeln sich einerseits im übergeordneten Ziel der Supervision, also der Kompetenzerweiterung auf unterschiedlichen Ebenen (vgl. Kap. 1), sowie den spezifischen Zielen für eine Teamsupervision andererseits wider (Ebbecke-Nohlen, 2022; Lüschen-Heimer & Michalak, 2022):

- Reflexion des Rollenverhaltens sowie der persönlichen und berufsbezogenen Anliegen und des Kontextes der Arbeit
- Persönliches Kompetenzprofil erweitern
- Kommunikative Kompetenzen verbessern
- Eigene Wertehaltungen und -konflikte bedenken
- Die Rahmenbedingungen der Institution/Organisation verstehen
- Zusammenhänge und Wechselwirkungen zwischen Person, Rolle und Organisation ergründen
- Ressourcen aktivieren
- Handlungsspielräume auf beruflicher und persönlicher Ebene erweitern
- Neue Perspektiven auf den beruflichen Kontext entdecken

5.3.2 Methoden und Techniken

In der systemischen Teamsupervision lassen sich zahlreiche Methoden und Techniken anwenden, die auch in der Einzel- oder Leitungssupervision etabliert sind (vgl. Kap. 4, 7). Viele systemische Frageformate und Interventionsstrategien sind dabei flexibel übertragbar und können sinnvoll an das Teamsetting angepasst werden. Für eine wirksame Supervisionsgestaltung empfiehlt es sich, ein handhabbares Repertoire an Methoden bereitzuhalten, das sich insbesondere für Gruppengrößen zwischen acht und etwa zwanzig Teilnehmenden eignet (Zwack

& Zwack, 2023). Im Vordergrund steht dabei nicht die Methodenvielfalt an sich, sondern deren stimmige und kontextbezogene Anwendung. Entscheidend ist, dass die gewählten Verfahren sowohl vom Supervisor sicher beherrscht als auch vom Team als sinnvoll und aktivierend erlebt werden. Methoden dürfen durchaus auch Freude bereiten (Winterstein, 2024). Besonders hervorzuheben ist der Stellenwert gezielt eingesetzter systemischer Fragen und Hypothesen, die oftmals eine tiefgreifendere Wirkung entfalten als methodische Interventionen, die lediglich der Form halber angewendet werden (Schlippe & Schweitzer, 2019; Kindl-Beilfuß, 2022). Die Qualität der Fragen entscheidet somit maßgeblich über die Tiefe und Wirksamkeit des Reflexionsprozesses.

Literaturempfehlung Sofern Sie einen ersten Überblick über einfach zu erlernende systemische Methoden erlangen wollen oder sich vertiefendes Wissen zur Teamsupervision aneignen wollen, sollten Sie einen Blick in das folgende Buch werfen:
„Systemische Teamberatung und Teamsupervision" von Zwack und Zwack (2023), ISBN: 9783647400112

Eine fundierte systemische Analyse und Auftragsklärung bildet die Grundlage für einen wirksamen Supervisionsprozess. Sie definiert die inhaltliche Zielrichtung der Sitzung(en) und schafft einen gemeinsamen Bezugsrahmen für alle Beteiligten. Daher ist die Kenntnis geeigneter systemischer Fragen in dieser Phase unerlässlich (vgl. Tab. 5.2).

Gerade zu Beginn eines Supervisionsprozesses erleben sich Supervisanden – etwa Einsatzkräfte im Rettungsdienst – mitunter als wenig handlungsfähig und wirksam (Zwack & Zwack, 2023). Häufig verharren sie in einer sogenannten Problemtrance, die von Passivität und gefühlter Hilflosigkeit geprägt ist (Winterstein, 2024). In solchen Situationen kann es hilfreich sein, gezielt methodische Impulse zu setzen, die neue Perspektiven ermöglichen. Die folgende Methode lädt dazu ein, genau hier anzusetzen.

Methode: Von Problem-Muffeln zu Lösungsgestaltern
Die Methode „Von Problem-Muffeln zu Lösungsgestaltern" ermöglicht, dass ausgehend von der Problembeschreibung eine aktive Lösungssuche bei den Supervisanden angeregt wird und schlussendlich eine nachhaltige Lösungsgestaltung erfolgen kann. Hierbei kommt eine Vorgehensweise in vier Schritten zum Einsatz, welche systematisch durchgegangen werden und aufeinander aufbauen (Zwack und Zwack, 2023, S. 70):

Schritt 1:
Es gilt zunächst das Problem zu verstehen und zu erkunden. Hierbei sollte der Fokus auf das beobachtbare Verhalten gerichtet werden.

- *Woran machen Sie **explizit** fest, dass es aktuell nicht zufriedenstellend ist?*
- *Was wurde bereits versucht, um dieses Problem zu lösen? Wie können Sie sich die (Nicht-) Wirksamkeit erklären?*

Tab. 5.2 Fragenbeispiele für die systemische Analyse und Auftragsklärung in der Teamsupervision. (Eigene Erstellung nach Lüschen-Heimer & Michalak, 2022)

Fragen für die systemische Analyse	Fragen im Rahmen der Auftragsklärung
• Welche Aufgabe, Funktion und Tätigkeit hat das Team in der Institution?	• Welche Erwartungen gibt es an die Supervision?
• Welche Berufsgruppen gehören zum Team?	• Welche Supervisionserfahrung gibt es bereits?
• Welche Aufgaben haben die einzelnen Mitarbeiter?	• Welche positiven Erfahrungen sollen auf jeden Fall weitergeführt werden?
• Wie ist das Team in die Gesamtsituation eingebunden?	• Was darf auf keinen Fall in der Supervision passieren?
• Welche Leitungsstrukturen existieren im Team?	• Gibt es Themen, über die nicht gesprochen werden soll?
• Gibt es ein Leitbild?	• Welche Methoden werden bevorzugt?
• Sind Stellenbeschreibungen vorhanden?	• Dürfen auch unbekannte Methoden eingesetzt werden?
• Würden Sie sich als Team oder als Arbeitsgruppe bezeichnen?	• Wie würden Patienten am ehesten von der Supervision profitieren?
• Was macht Sie als Team aus?	
• Welche Stärken hat das Team?	
• Welche Rituale gibt es?	
• Wer wird an der Supervision teilnehmen?	
• Wie soll das Setting der Supervision sein? • Wie werden die Ergebnisse der Supervision an Nichtwissende vermittelt?	
• Welche Meinung haben übergeordnete Strukturen zur Supervision?	
• Nach der Erfüllung welcher Kriterien soll der Supervisionsprozess beendet werden?	

- *Gab es Momente/Zeiten/Situationen, in denen das Problem weniger ausgeprägt oder gar nicht da war? Was war dabei anders, weshalb dies möglich war?*

Schritt 2:
Nachdem das Problem umfassend verstanden und analysiert wurde, kann in den „Lösungsraum" eingetaucht werden. Hierfür wird die Wunderfrage als lösungsorientierte Variante zur Anwendung gebracht. Durch diese Imaginationsprozesse wird es möglich, dass selbst kleinste Lösungsoptionen hervorgebracht werden, welche zur Besserung der Situation oder sogar zur Lösung des Problems beitragen.

- *Stellen Sie sich vor, über Nacht würde ein Wunder passieren und dieses Wunder würde sich Ihnen ereignen. Woran würden Sie erkennen/merken, dass ein Wunder geschah? Was würden Sie anders machen? Woran würde eine außenstehende Person dieses Wunder erkennen?*

Schritt 3:
An dieser Stelle wird die Eigenverantwortung des Supervisandensystems adressiert. Die Verschlimmerungsfrage dient hierzu als Grundlage.

- *Was könnten wir tun, um in alte Muster zu verfallen?*
- *Wie bringen wir uns garantiert wieder auf vertraute Inseln?*
- *Was müssten wir tun, damit wir bis zum nächsten Supervisionstreffen mit Garantie keine Veränderung erleben/dass sich garantiert nichts ändert?*

Schritt 4:
Nachdem die Schritte der Quadranten eins bis drei durchlaufen wurden, existiert in der Regel ein solides Fundament, um darauf gemeinsam aufzubauen. An dieser Stelle gilt es zu überlegen, wie die Erkenntnisse in erste Handlungsschritte oder Versuche überführt werden können.

- *Welche Ideen und Gedanken gibt es, die Erkenntnisse zur Behebung/Lösung des Problems zu nutzen?*
- *Was würde ein Freund/eine Freundin sagen, wie diese Erkenntnisse genutzt werden können?*

▶ **Praxistipp** Wenden Sie im Rahmen von Teambesprechungen oder Supervisionen gezielt die Methode „Von Problem-Muffeln zu Lösungsgestaltern" an, z. B. bei wiederkehrenden Konflikten oder Belastungsthemen auf der Rettungswache. Nutzen Sie dazu die vier Schritte (Problem verstehen, Lösung imaginieren, Eigenverantwortung reflektieren, erste Handlungsschritte planen), um strukturiert vom Problemdenken in eine lösungsorientierte Haltung zu kommen. Die „Wunderfrage" kann helfen, eingefahrene Denkmuster zu durchbrechen und neue Perspektiven zu eröffnen.

5.3.3 Struktur und Ablauf

Um den Nutzen der systemischen Teamsupervision für die Supervisanden zu maximieren, empfiehlt sich ein strukturiertes, idealtypisches Vorgehen im Prozessdesign (Zwack & Zwack, 2023). In der Praxis haben sich über die Zeit verschiedene Ablaufstrukturen etabliert, die – bei aller Unterschiedlichkeit im Detail – eine hohe Ähnlichkeit in ihrer Grundlogik aufweisen (vgl. Kap. 4; Groen et al., 2024). Zur Verdeutlichung dieser strukturellen Gemeinsamkeiten und gleichzeitig zur Darstellung der methodischen Vielfalt wird im Folgenden ein Ablaufmodell der systemischen Teamsupervision nach Zwack und Zwack (2023) vorgestellt (vgl. Abb. 5.3). Es zeigt exemplarisch, wie sich systemische Supervisionsprozesse auf unterschiedlichen Wegen sinnvoll strukturieren lassen, ohne den offenen,

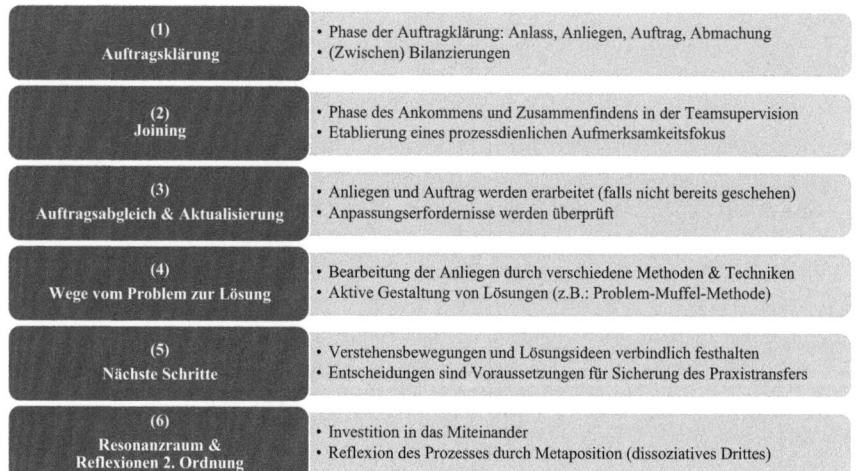

Abb. 5.3 Ablauf einer systemischen Teamsupervision. (Eigene Erstellung in Anlehnung an Zwack und Zwack, 2023)

prozessorientierten Charakter systemischer Arbeit zu verlieren. Aus einer metaperspektivischen Sicht eröffnet dieses Modell einen schematischen Zugang zur Gestaltung von Supervisionsverläufen und ermöglicht damit ein vertieftes Verständnis der Prozessarchitektur unterschiedlicher Supervisionsformate.

Einen besonderen Stellenwert in der Teamsupervision nimmt das *Supervisionserstgespräch* (Tab. 5.3) ein. Dieses ist im Rahmen der Teamsupervision mehr als nur ein „gegenseitiges Kennenlernen". Es hat bereits einen eigenen Interventionscharakter. Eine sorgfältige und aufmerksame Gestaltung des Supervisionsprozesses beginnt daher mit einer detaillierten Auftragsklärung im Supervisionserstgespräch, die sich durch einen vielseitigen Perspektivwechsel auszeichnen sollte, da der Supervisor hierdurch ein breit gefächertes Gesamtbild des Systems erlangen kann. Im besten Fall ermöglichen diese Perspektivwechsel durch systemische Fragen und Hypothesenbildung bereits erste potenzielle Lösungsansätze oder eine Erweiterung der Ressourcen.

5.4 Fallbeispiel „Systemische Teamsupervision im Rettungsdienst"

Das nachfolgende Fallbeispiel aus dem Berufsalltag des Rettungsdienstes dient dazu, die Methode der systemischen Teamsupervision in ihrer praktischen Umsetzung nachvollziehbar zu machen. Der gezielte Transfer theoretischer Inhalte auf eine konkrete Einsatzsituation unterstützt die Anwendbarkeit im beruflichen Kontext. Dabei werden exemplarisch mögliche Interventionsstrategien des Supervisors aufgezeigt und die Vielschichtigkeit systemischer Perspektiven sichtbar gemacht, durch die

Tab. 5.3 Perspektiven und Fragestellungen im Teamsupervisionserstgespräch. (Eigene Erstellung in Anlehnung an Ebbecke-Nohlen, 2022)

Perspektive im Erstgespräch	Beispiele geeigneter Fragestellungen
Empfehlungskontext	• Wer hatte die Idee zur Supervision? • Wer hat das Supervisionsgespräch veranlasst, wer den Termin vereinbart? • …
Erwartungen & Befürchtungen des supervidierten Teams	• Was sollen wir aus Ihrer Sicht heute besprechen? • Welche Erwartungen bzw. Befürchtungen in Bezug auf Supervision bringen Sie mit ins Gespräch? • Wer ist die oder der Skeptischste? • Was müssten wir in der Supervision machen, dass Sie hinterher sagen: Das hat mich einen Schritt weitergebracht? • …
Umgang mit früheren Supervisionserfahrungen	• Wo und wie wollen Sie an frühere positive Supervisionserfahrungen anknüpfen? • Was hätten Sie gerne anders im Vergleich zu früheren Supervisionssitzungen? • …
Person des Supervisors und Methode	• Wie sind Sie auf mich als Supervisor gekommen? • Was müsste ich heute mit Ihnen machen, damit ich einen Flop lande und Sie mich nicht mehr für eine Supervision arrangieren? • …
Konkretisierung der Ziele	• Angenommen, Sie würden einen Zeitsprung nach vorn machen und gingen voller guter Ideen aus dieser Supervision, was würden Sie danach gern anders machen? • Angenommen, wir hätten erfolgreich an Ihren Zielen gearbeitet und Sie hätten an Lösungsmöglichkeiten das erreicht, was Sie wollten, was würden Sie konkret wann und wem gegenüber anders machen? • …
Ressourcen supervidierter Teams	• Wo liegen die spezifischen Ressourcen Ihres Teams? • Welche sind Ihre besonderen Stärken im Team? • Was läuft bereits gut? Was möchten Sie gern unverändert lassen? • …
Spielregeln innerhalb des Teams	• Wie würden Sie Ihr Team beschreiben? • Welche Spielregeln gelten in Ihrem beruflichen Alltag? • Was dürfen Sie in Ihrem Team auf keinen Fall tun? • …
Struktur und Funktion supervidierter Teams	• Wie ist Ihr Team nach Dienstalter, nach Berufsgruppen und nach vertraglicher Stundenzahl zusammengesetzt? • Wer entscheidet was? Welche Entscheidungsrituale gibt es? • Wer ist wem gegenüber verantwortlich? • …

(Fortsetzung)

Tab. 5.3 (Fortsetzung)

Perspektive im Erstgespräch	Beispiele geeigneter Fragestellungen
Rahmenbedingungen	• Wer gehört noch zum Team, ist aber heute abwesend? • Wie können Sie es organisieren, dass auch die heute Abwesenden an der Supervision teilnehmen können? • Was würden Ihre Patienten/Patientinnen sich wünschen, das hier in der Supervision besprochen werden sollte? • Was wäre für eine Auftragsklärung noch wichtig, was bisher nicht erwähnt wurde? • Wer bezahlt die Supervision und an wen geht die Rechnung? • …

eine ressourcen- und lösungsorientierte Bearbeitung komplexer Teamdynamiken gelingen kann. Das folgende Fallbeispiel lädt zur selbstkritischen Reflexion ein und eröffnet die Möglichkeit, den dargestellten Supervisionsprozess aus verschiedenen Blickwinkeln zu hinterfragen. Ziel ist der individuelle Erkenntnisgewinn für die Weiterentwicklung der eigenen professionellen Praxis im Rettungsdienst.

5.4.1 Fallbeschreibung

Fallbeispiel: Unzufriedenheit und Konflikte im Team
  Perspektive: Team der Rettungswache Musterhausen
  Die Rettungswache Musterhausen ist in einer ländlichen Region gelegen und hat ein weitläufiges Einsatzgebiet. An der Rettungswache arbeiten 20 Einsatzkräfte. Die drei RTWs der Wache werden im 24-Stunden- und 12-Stunden-Schichtbetrieb an 365 Tagen im Jahr besetzt. Innerhalb des Teams kriselt es bereits seit mehreren Monaten, eine Notfallsanitäterin und ein Rettungssanitäter haben vermutlich deshalb gekündigt und das Team verlassen. Aufgrund von Bewerbungsmangel konnten die beiden Stellen bislang nicht nachbesetzt werden. Insgesamt entwickelt sich zunehmend eine starke Unzufriedenheit innerhalb des Teams und Konflikte prägen zunehmend das Arbeitsklima.

> **Übersicht**
> Während der Wachversammlung, zu welcher die Geschäftsführerin Bianca W. und Rettungsdienstleiter Marcel S. anwesend sind, berichtet die Betriebsratsvorsitzende Melissa K. von der aktuell sehr angespannten Situation innerhalb des Teams an der Rettungswache Musterhausen. Melissa K. beschreibt, dass die Unzufriedenheit im Team immer weiter wächst und keiner mehr Lust hat, zusätzliche Dienste zu übernehmen. Zwei erfahrenen Kollegen sei weiterhin aufgefallen, dass bei der Dienstplanung die Schichten sehr ungleich verteilt sind, vor allem bei den sehr begehrten Sonntagsdiensten. Auffällig sei, dass bestimmte Mitarbeiterinnen und Mitarbeiter hier bevor-

zugt werden. Der junge Notfallsanitäter Niklas, welcher seit einem Jahr im Team ist, beschreibt, dass er sich generell sehr ungerecht behandelt fühlt, da seinem Eindruck nach vor allem Thomas und Julia als die „Alteingesessenen" die Wünsche von den Lippen abgelesen bekommen. Diese Aussage von Niklas führt zu einer hitzigen Diskussion innerhalb des Teams, die auch vom Rettungsdienstleiter Marcel S. nur schwer eingefangen werden kann. Einige andere Kollegen fühlten sich in dieser Situation sichtlich unwohl und verließen zeitweise den Schulungsraum der Rettungswache.

Ein weiteres Problem besteht darin, dass durch die beiden unbesetzten Stellen und fehlenden Bewerbungen durch die noch verbleibenden Mitarbeiter häufig Überstunden und Zusatzschichten geleistet werden, aber zeitweise auch Rettungswagen außer Dienst genommen werden. Die Arbeitsbelastung verteilt sich dann meistens auf nur noch zwei RTWs. Die anderen Einsatzkräfte fühlen sich hierdurch deutlich mehr belastet und zunehmend erschöpft. Der Ton innerhalb des Teams wird hierbei schnell schroff, alle fühlen sich wie im Hamsterrad und die Ursache für Fehler wird häufig bei einem anderen Kollegen gesucht. Der Notfallsanitäter Peter sagt zudem: „Wir geben hier alle unser Bestes, aber ein paar anerkennende Worte der Geschäftsführung und Rettungsdienstleitung gibt es nicht. Ihr seht uns doch gar nicht mehr..." – viele weitere Kollegen klatschen und stimmen Peter zu. Die Geschäftsführerin Bianca W. versucht besänftigend und motivierend auf ihre Mitarbeiterinnen und Mitarbeiter einzuwirken.

Nachdem nach längerer Diskussion die Wachversammlung beendet war, suchte Geschäftsführerin Bianca W. das Gespräch zum Rettungsdienstleiter Marcel S. sowie der Betriebsratsvorsitzenden Melissa K. Bianca W. schlägt vor, dass eine Teamsupervision zur Lösung der Probleme sinnvoll sein könnte und bittet Marcel S., Kontakt zu einem Supervisor mit Bezug zum Rettungsdienst aufzunehmen. Melissa K. findet diesen Gedanken prinzipiell gut, hat aber einige Befürchtungen und Vorbehalte...

5.4.2 Durchführung

Der Rettungsdienstleiter Marcel S. kontaktiert Supervisor Gunther F. telefonisch, welcher selbst Rettungssanitäter ist und über eine anerkannte Weiterbildung als „Systemischer Supervisor" verfügt. Der Supervisor ist seit mehreren Jahren in den Bereichen Organisations-, Team- und Prozessentwicklung im Gesundheitswesen unterwegs und hat bereits eine Vielzahl von Supervisionen durchgeführt. Er erfüllt somit die Kriterien einer umfassenden Feldkompetenz (vgl. Kap. 2). Der Supervisor erfragt in dem ca. 10-minütigen Telefonat das Anliegen von Marcel S., um einen ersten Eindruck von der Situation und vom Anliegen zu erhalten. Aufgrund der anscheinenden Komplexität des Problems vereinbart der Supervisor einen persönlichen Kennenlerntermin zur Auftragsklärung. Gunther F. empfiehlt Marcel S., dass an dem Auftragsklärungsgespräch auch die Geschäftsführerin und die Betriebsratsvorsitzende teilnehmen sollten. Dieses Vorgehen dient dazu, dass der Supervisor bereits in der Auftragsklärung mit höchstmöglicher Neutralität und Allparteilichkeit auftritt (vgl. Kap. 1). Das Gespräch zur Auftragsklärung findet im Besprechungsraum der Geschäftsstelle des Rettungsdienstes statt und ist mit 60 min angesetzt. Der nachfolgende Leitfaden zur Auftragsklärung gibt einen Einblick in den Ablauf dieses Gespräches. Der kaskadenförmige Aufbau des Gespräches ermöglicht es dem Supervisor, vom Team (vertreten durch die Betriebsratsvorsitzende Melissa K.) über die Führungskraft (Rettungsdienstleiter Marcel S.) bis zur Geschäftsführung (Bianca W.) die jeweiligen Anliegen für die Teamsupervision zu erarbeiten und daraus ein realistisches Erwartungsbild abzuleiten (vgl. Zwack und Zwack, 2023). Schlussendlich gilt es, eine Entscheidung für das weitere Vorgehen und die Festsetzung der Ziele auszuhandeln.

Gesprächsleitfaden zur Auftragsklärung (Eigene Erstellung in Anlehnung an Schlippe und Schweitzer 2016)

Anlass Was führt Sie hierher?	• Weshalb haben Sie sich für eine Teamsupervision entschieden, was war/ist der Anlass? • Warum gerade jetzt? • …
Anliegen Was möchten Sie hier erreichen?	• Was soll am Ende des Prozesses der Teamsupervision erreicht sein? Was wäre ein gutes Ergebnis für Sie? • Was haben Sie bisher unternommen, um das Problem/die Konflikte zu lösen? Was war das Ergebnis? Gab es Ausnahmezeiten, zu welchen das Problem seltener, weniger stark oder gar nicht auftrat? • Was sind Ihre aktuellen Ideen? Was muss jetzt passieren, damit das für Sie besser wird? • …
Auftrag Was wollen Sie von mir?	• Was genau erhoffen Sie sich dabei von mir? • Womit würde ich Sie enttäuschen? • Gibt es bereits gute oder nicht so gute Vorerfahrungen mit Supervision? • Gibt es noch weitere Personen, welche ein Anliegen für die Supervision haben? • …
Abmachung/Kontrakt Was biete ich an?	• Das habe ich verstanden … (Zusammenfassung des Gesagten) • Wertschätzung aller Anliegen und Ideen • Das kann ich Ihnen anbieten … / Das kann ich nicht leisten … (Kooperationsbasis) • Gestaltung der Rahmenbedingungen (Sitzungsanzahl, Ort, Zeitumfang, Geld) • …
Bilanz Wo stehen wir? Wo fangen wir an?	• Wie war das heutige Gespräch für Sie? • Was wünschen Sie sich in Zukunft mehr, was weniger, was anders? • Gibt es etwas, das wir aus unerfindlichen Gründen bisher nicht angesprochen haben, dies hätten aber tun sollen? • …

5.4 Fallbeispiel „Systemische Teamsupervision im Rettungsdienst"

Im Ergebnis des Gespräches zur Auftragsklärung fasst der Supervisor Gunther F. Folgendes zusammen:

1. *Das Ziel der systemischen Teamsupervision an der Rettungswache Musterhausen ist die Reduktion der Unzufriedenheit im Team sowie die Wiederherstellung eines gemeinsamen Wir-Gefühls.*
2. *Die systemische Teamsupervision wird in einem hellen, freundlichen Seminarraum außerhalb der Rettungswache stattfinden. Es wird ein erster Zeitansatz von vier Stunden inklusive zwei Pausen gewählt. Währenddessen ist ein kleines Catering sichergestellt, um eine erste Wohlfühlatmosphäre zu gewährleisten. Vorerfahrung mit Supervision besteht vielleicht bei einzelnen Mitarbeitern, jedoch nicht bei allen.*
3. *Die Teamsupervision wird im Monatsdienstplan als Fortbildung eingeplant, um den Zugang der Mitarbeiter zum Supervisionsangebot niedrigschwellig zu gestalten. An der Supervision werden alle nicht im Dienst oder im Urlaub befindlichen Mitarbeiter teilnehmen.*

Die systemische Teamsupervision an der Rettungswache Musterhausen ist als ein Supervisionserstgespräch zu verstehen, da das Team der Rettungswache keinerlei Teamsupervision erfahren hat. Vor diesem Hintergrund führt der Supervisor Gunther F. die Supervision auf Grundlage des idealtypischen Ablaufs (vgl. Abschn. 5.3.3) durch. An dem ersten Supervisionstermin nehmen insgesamt 12 Einsatzkräfte teil, wobei der Rettungsdienstleiter Marcel S. und die Geschäftsführerin Bianca W. im Nachgang über die Ergebnisse in Form eines Protokolls von Supervisor Gunter F. Kenntnis erhalten.

Leitfaden der systemischen Teamsupervision an der Rettungswache Musterhausen. (Eigene Erstellung)

Joining (30–45 min)	
Inhalt	**Methoden & Techniken**
• Begrüßung der Supervisanden durch den Supervisor, Vorstellung des Supervisors • Einführung in die Methode Supervision allgemein • Herstellen einer Atmosphäre von Aufmerksamkeit und Sicherheit zur zielgerichteten Problembearbeitung • „Ankommen" in der Supervision	• Positionierungsmethode: „Stellen Sie sich nach Dienstalter auf." • Skalierungsmethode mit Bodenankern: „Wie zufrieden sind sie aktuell in Ihrem Rettungsdienst von 0–10?" • Positiv spekulieren: „Was denke ich, welche hilfreichen & hilfreichen Eigenschaften Du in unsere Zusammenarbeit einbringen kannst?"

Auftragsabgleich & Aktualisierung (20–30 min)

Inhalt	Methoden & Techniken
• Vorstellung der erarbeiteten Agenda aus dem Auftragsklärungsgespräch vor dem Team • Erfragen von Anpassungserfordernissen: Stimmen die Anliegen mit den aktuellen Problemen überein? Passt das oder fehlt etwas Wichtiges? • Signalisierung, dass Supervisor und Team gemeinsam arbeiten und alle in einem Boot sind	• Systemische Fragen: o Was sollen wir aus Ihrer Sicht heute noch besprechen? o Was würden Sie sagen, darf heute hier nicht bearbeitet werden? o Was müssten wir heute hier machen, dass Sie hinterher sagen: Das hat mich einen Schritt weitergebracht? o Angenommen, Sie würden einen Zeitsprung nach vorn machen und gingen voller guter Ideen aus dieser Supervision, was würden Sie danach gern anders machen?

Wege vom Problem zur Lösung (45–60 Min)

Inhalt	Methoden & Techniken
• Gewichtung der Probleme des Teams (Unzufriedenheit, Konflikte, fehlende Anerkennung und Wertschätzung durch die Leitungsebene) und Entscheidung, was davon tiefergehend bearbeitet wird • Erkundung der einzelnen Sachverhalte und Erarbeitung von Lösungsansätzen durch das Team • Festlegung durch das Team, welche erarbeiteten Lösungsansätze in die Berufspraxis überführt werden	• Methode: „Positionierung im Raum" Jedes Teammitglied ist aufgefordert, sich zu dem Anliegen zu stellen, welches ihm am wichtigsten für die heutige Teamsupervision ist. • Systemische Fragen: o Wie würden Sie Ihr Team beschreiben? o Was dürfen Sie in Ihrem Team auf keinen Fall tun? • Methode: „Vom Problem-Muffel zu Lösungsgestaltern" • Zusammenfassung: Was können wir heute als verbindlich festhalten?

Nächste Schritte (30–45 min)

Inhalt	Methoden & Techniken
• Erarbeitung, wie die Lösungsansätze umgesetzt werden • Sicherstellung des Transfers in die Berufspraxis • Strategien, wie Kollegen Kenntnis über die Ergebnisse der heutigen Supervision erhalten • Sicherstellung, dass andere Kollegen bei einem nächsten Supervisionstermin teilnehmen können (Besonderheit Schichtdienst) • Kommittent, was von der Sitzung an die Leitungsebene weitergegeben werden darf und was nicht	• Methode: Murmelgruppen mit der Frage: Wie könnte ein Pilotversuch zu den entwickelten Ideen aussehen? In Kleingruppen (3–4 Personen) werden Ideen zur Umsetzung diskutiert und gesammelt • Systemische Fragen: o Wie können Sie es künftig organisieren, dass auch die heute Abwesenden regelmäßig an der Supervision teilnehmen können? o Welche Informationen der heutigen Sitzung benötigt Ihre Leitungsebene, um Sie bei der Umsetzung der Lösungsideen zu unterstützen? Was dürfen sie auf keinen Fall erfahren?

5.4 Fallbeispiel „Systemische Teamsupervision im Rettungsdienst"

Resonanzraum und Reflexionen 2. Ordnung (15–20 min)	
Inhalt	**Methoden & Techniken**
• Investition in das gemeinsame Miteinander • Reflexion des Supervisionsprozesses • Gemeinsame Verabschiedung	• Methode: „Das dissoziierte Dritte" – Jeder Teilnehmende stellt sich hinter seinen Stuhl, betrachtet das Team von „außen". Beantwortung der Fragen: „Was hat mir an der Zusammenarbeit dieses Teams heute besonders gefallen? Wovon wünsche ich dem Team in Zukunft (noch) mehr, wozu möchte ich es gerne ermutigen?" • Skalierungsfrage: Auf einer Skala von 1–10: Wie nützlich war der heutige Austausch für mich?

Nachdem sich das anwesende Team sowie Supervisor Gunther F. voneinander verabschiedet haben, erstellt Gunther F. ein Protokoll über die erste Team-Supervisionssitzung, welches auch Aufschluss über die Ergebnisse gibt (vgl. Abschn. 5.4.3). Das Team hat den Wunsch nach weiteren Supervisionsterminen geäußert. Gunther F. wird eine Empfehlung an die Geschäftsführung aussprechen, dass ein weiterer Termin sinnvoll ist. Hierdurch kann insbesondere sichergestellt werden, dass der Prozess der Reflexion und Weiterentwicklung kontinuierlich stattfinden kann. Darüber hinaus ist es Wunsch des Teams, dass bei einem zweiten Termin auch die Geschäftsführung und Rettungsdienstleitung zeitweise in der Supervision anwesend ist, um eine gemeinsame und kooperative Basis herzustellen und damit Fragen auch direkt vom Team an die oberste Entscheidungsinstanz gerichtet werden können.

5.4.3 Ergebnisse

Um den Prozess der systemischen Teamsupervision nachvollziehbar gestalten zu können und einen Überblick über die bearbeiteten Anliegen und daraus resultierende Lösungsansätze zu konservieren, wird von Anfang an auf eine strukturierte Dokumentation des gesamten Prozesses Wert gelegt. Das Protokoll kann als Arbeitsgrundlage bei nachfolgenden Supervisionsterminen herangezogen werden, um die Entwicklungsschritte zu verdeutlichen und im späteren Verlauf auch eine sinnhafte Bilanzierung des Nutzens zu ermöglichen. Im vorliegenden Fallbeispiel zur systemischen Teamsupervision an der Rettungswache Musterhausen wird nachfolgend beispielhaft die Dokumentation der Ergebnisse dargestellt:
→Dokumentation des Supervisionsprozesses. (Eigene Erstellung)

Aktuelle Situation und Auftrag	• Geschäftsführung, Betriebsrat und Leiter Rettungsdienst sehen Notwendigkeit einer Teamsupervision • Rettungswache Musterhausen, 20 Mitarbeiter, 24-Stunden-/12-Stunden-Schichtdienst • Zunehmende Unzufriedenheit im Team, angespanntes Arbeitsklima durch verdeckte Konflikte • Zwei Mitarbeiter haben bereits gekündigt, daraus resultiert eine höhere Arbeitsbelastung für das verbleibende Team • Mitarbeiter geben fehlende Wertschätzung und Anerkennung an • Ziel ist die Verbesserung des Arbeitsklimas durch Steigerung der Zufriedenheit sowie Verbesserung des Wir-Gefühls und Konfliktbearbeitung
Joining	• 12 Mitarbeiter bei Teamsupervision anwesend, 6 Mitarbeiter im Dienst, 2 in Urlaub, Geschäftsführung und Rettungsdienstleitung nicht anwesend • Aktuelle Zufriedenheit durch Skalierungsaufstellung (1–10 Punkte) erhoben: 7 Mitarbeiter bei 6 Punkten, 3 Mitarbeiter bei 5 Punkten, 2 Mitarbeiter bei 2 Punkten • Ressourcen innerhalb des Teams: Konfliktmoderatorenausbildung (Melissa K.), laufendes Studium Rettungsmanagement (Niklas), 23 Jahre Berufserfahrung und Interesse an modernen Arbeitszeitmodellen (Bertram)
Auftragsabgleich und Aktualisierung	• Anwesende Teammitglieder wünschen sich mehr Wertschätzung und zeitgemäßere Dienstplanung • Unzureichende Kommunikation von Geschäftsführung/Leitung Rettungsdienst zu Mitarbeiter (Wunsch nach regelmäßigen Infoschreiben) • Unterschwellige Konflikte im Team werden sehr belastend (9/10 Punkten) wahrgenommen, teilweise nur noch wenig Lust, auf die Arbeit zu kommen – Konflikte sollen reduziert werden, stärkeres Wir/Team-Gefühl wird gewünscht • Hohes Belastungsgefühl durch häufige Personalausfälle und offene Planstellen (Gefühl „im Hamsterrad") • Wunsch nach Sportmöglichkeiten
Wege vom Problem zur Lösung & nächste Schritte	Kurzfristig: • Bildung einer Arbeitsgruppe zum Thema: Anpassungsmöglichkeiten der Dienstplangestaltung • Dienstübergaben enthalten künftig mindestens einen positiven Aspekt der letzten Schicht • Offene Kommunikation innerhalb des Teams über die Vorstellungen zu einer konstruktiven Zusammenarbeit, „miteinander anstatt übereinander reden" • Gespräch mit der Geschäftsführung und Leitung Rettungsdienst zu Umsetzungsmöglichkeiten in der Dienstplanung und Entlastungsmöglichkeiten im Dienstbetrieb (Einstellung zusätzliches Personal) Mittel- bis langfristig: • Implementierung eines den Mitarbeiterbedürfnissen angepassten Dienstplanmodells (Work-Life-Balance & Planungssicherheit) • Förderung eines gesunden Arbeitsklimas durch regelmäßige Teamgespräche und Wertschätzung (Bonus/Prämienprogramm) • Entwicklung eines gemeinsamen Leitbildes

Resonanzraum & Beobachtung 2. Ordnung	• Vorbehalte gegenüber Supervision wurden entkräftigt • Erleben der Teamsupervision als „sehr angenehmes Format zum Austausch über arbeitsrelevante Probleme auf Augenhöhe" • Fortführung seitens des Teams gewünscht, Teamsupervision wurde als Möglichkeit zur Entlastung empfunden • Nützlichkeit des Austauschs (1–10 Punkte): 9 Mitarbeiter bei 8 Punkten, 2 Mitarbeiter bei 7 Punkten, 1 Mitarbeiter bei 5 Punkten

5.4.4 Evaluation

Die Evaluation der systemischen Teamsupervision erfolgt fortlaufend während des gesamten Supervisionsprozesses. Aufgrund der systemischen Denk- und Vorgehensweise ist der Prozess als solcher von Beginn an selbstreflexiv ausgerichtet. So findet bereits im Gespräch mit den Supervisanden durch regelmäßiges Rückfragen sowie systemische Fragetechniken eine Evaluation statt, aber auch bei dem Supervisor selbst, da dieser wiederum ebenfalls von einem Supervisor supervidiert wird. Im Vordergrund stehen hierbei die Wahrnehmungen des Geschehens während der Supervision. Eine Wertung des Supervisionsprozesses wird laut Ebbecke-Nohlen (2022) durch folgende Fragestellungen durch den Supervisor an die Supervisanden oder an sich selbst möglich:

- *Welche Fühl-, Denk- und Verhaltensmuster können im Supervisionsprozess beobachtet werden?*
- *Wie lautete der Gesamtauftrag und wie hängen die Aufträge der einzelnen Sitzungen mit dem Gesamtauftrag zusammen?*
- *Welche Supervisionsmethoden kamen mit welchen Auswirkungen zum Einsatz?*
- *Wie lautete die Zwischenbilanz?*
- *Was war bisher erfolgreich, was nicht, was fehlt noch?*
- *Was wäre für die Supervisanden ein Schritt in Richtung „Rückkehr zu alten Mustern"?*
- *Was müssten die Supervisanden tun bzw. nicht tun, um das gewünschte Ergebnis zu erreichen oder zu verfehlen?*

Weiterhin besteht die Möglichkeit, den Supervisionsprozess nach dem erfolgreichen Abschluss einer Anliegenbearbeitung zu evaluieren, wobei sich dazu nach Lüschen-Heimer und Michalak (2022) folgende Fragestellungen anbieten:

- *Was ist für Sie bei der Bearbeitung Ihres Anliegens bedeutsam geworden?*
- *Aus meiner Sicht haben wir das Thema XY in den Mittelpunkt gestellt. Wie hilfreich war das für Sie? Ist das für Sie in Ordnung?*

Grundsätzlich ist es sehr empfehlenswert, eine Evaluation und kurze Auswertung in jeden einzelnen Supervisionstermin einzubauen, um somit jede einzelne Sitzung eines Gesamtprozesses abzuschließen.

5.5 Erfahrungsbericht aus der Praxis

Einsatzmöglichkeiten von **Teamsupervision** im Rettungsdienst in der Arbeit mit Auszubildenden

Svenja L. (37 Jahre, Leipzig, Gesundheits- und Krankenpflegerin, Lehrrettungsassistentin, Notfallsanitäterin, Praxisanleiterin, Honorardozentin an einer Rettungsdienstschule).

Frage: Ich möchte mit Ihnen gerne über Teamsupervision im Rettungsdienst sprechen. Könnten Sie sich bitte kurz vorstellen und mir erläutern, wie sich aktuell Ihr Aufgaben- und Arbeitsbereich im Rettungsdienst gestaltet?

Praxisanleiterin: *Mein Name ist Svenja und ich bin seit acht Jahren als Praxisanleiterin bei uns auf der 24-Stunden-Wache im Umland von Leipzig im Rettungsdienst tätig. Ich fahre normal 24-Stunden-RTW-Schicht und in meiner Funktion begleite ich angehende Notfallsanitäterinnen und Notfallsanitäter in ihrer praktischen Ausbildung bei uns auf der Lehrrettungswache. An der Berufsschule bin ich freiberuflich als Dozentin tätig und unterrichte Anatomie. Da treffe ich dann manchmal natürlich auch auf meine Azubis. Als Dozentin weiß ich, dass gerade im Rettungsdienst, wo oft unter Zeitdruck gearbeitet wird, reflektierte Zusammenarbeit und klare Kommunikation besonders wichtig sind. Wir nutzen daher auf der Wache einmal im Monat Teamsupervision für die Azubis. Dazu kommen die Praxisanleitenden unserer Wachen und alle Azubis in der Geschäftsstelle im Schulungsraum zusammen. Das dauert dann meistens so drei Stunden.*

Frage: Wer führt die Teamsupervision durch und was genau verstehen Sie unter systemischer Teamsupervision im Kontext der Ausbildung von Notfallsanitätern?

Praxisanleiterin: *Bei uns macht das der Hauptpraxisanleiter. Der hat bereits eine systemische Ausbildung und macht das wirklich sehr gut. Für die Auszubildenen ist das immer ein interessanter Nachmittag des gegenseitigen Austauschs. Für mich ist per Definition systemische Teamsupervision ein strukturierter Reflexionsprozess, bei dem unser ganzes Azubisystem im Mittelpunkt steht und bei dem die Azubis untereinander und ihre Zusammenarbeit mit den Praxisanleitern bewusst besprechen, analysieren und verbessern.*

Im Ausbildungsalltag kommt es bei uns auf der Wache häufig zu herausfordernden Situationen: Die Azubis stehen unter enormen Leistungsdruck, müssen sich Wissen aneignen und gleichzeitig lernen, im Arbeitsteam unter oft extremen Bedingungen gut zu funktionieren. Gerade auch auf einer Rettungswache ist das nicht leicht. Da gibt es zuweilen einige Konfliktfälle. Auch für uns als Praxisanleiter ist das nicht immer leicht. Wir müssen im Einsatz funktionieren und zugleich noch die Azubis im Blick haben. Das ist echt schwer und gelingt nicht immer. Teamsupervision hilft uns dann, diese Spannungen abzubauen, Konflikte zu klären und ein Verständnis füreinander zu entwickeln. Besonders wichtig ist dabei der systemische Blick auf die vielen Wechselwirkungen im Team. Wir betrachten das immer gemeinsam mit den Azubis. Welche Dynamiken entstehen, welche Erwartungen gibt es und wo können Verbesserungen ansetzen?

5.5 Erfahrungsbericht aus der Praxis

Frage: Welche konkreten Herausforderungen beobachten Sie häufig in der Zusammenarbeit zwischen Auszubildenden, Ihnen in Ihrer Rolle als Praxisanleiterin und anderen Kollegen?

Praxisanleiterin: Eine der häufigsten Herausforderungen ist der unterschiedliche Erfahrungsstand. Auszubildende sind oft noch unsicher, wollen gleichzeitig aber zeigen, dass sie eigenständig arbeiten können. Die Schule formt sie sozusagen ja genauso. Ältere Kollegen hingegen erwarten einen schnellen Blick und klare Entscheidungen, insbesondere in Notfallsituationen. Eine Schlafmütze kann da nicht bestehen. Dies kann zu Missverständnissen führen, wenn beispielsweise eine Anweisung nicht sofort umgesetzt wird oder eine unerwartete Situation im Einsatz Stress bei den Azubis auslöst. Ein weiteres Thema sind generationsbedingte Unterschiede in der Kommunikation und Arbeitsweise. Manche erfahrene Praxisanleiter haben eine sehr direkte Art, die von Auszubildenden als zu hart empfunden werden kann. Auch hier hilft Teamsupervision, gegenseitige Erwartungen zu klären und eine gemeinsame Basis zu schaffen.

Frage: Gibt es typische Konflikte, die in Teamsupervision bearbeitet werden können?

Praxisanleiterin: Ja, ein typisches Beispiel ist das Verhältnis zwischen "Anleiten und Lernen", zum Beispiel: Ein erfahrener Notfallsanitäter gibt einer Auszubildenden eine knappe Anweisung, doch diese wird nicht richtig verstanden und es wird noch einmal nachgefragt. Im Einsatz bleibt aber manchmal keine Zeit für lange Erklärungen, daher können nach solch einem Einsatz Frustrationen auf beiden Seiten bestehen bleiben. In der Teamsupervision besprechen wir gemeinsam aus Sicht der Azubis und der Praxisanleitungen solche Fälle und reflektieren, wie unsere Kommunikation besser gestaltet werden kann, ohne dass Druck oder Unsicherheit entstehen.

Frage: Wie läuft eine Teamsupervision typischerweise ab?

Praxisanleiterin: Eine Sitzung beginnt bei uns immer mit einer offenen Runde, in der die Teilnehmer ihre aktuellen Herausforderungen schildern. Danach betrachten wir systematisch, welche Dynamiken sich im Team abspielen, wir nutzen da einen speziell entwickelten Fragenkatalog: Welche unausgesprochenen Erwartungen gibt es? Was sind aktuelle Anliegen? Wo entstehen momentan Konflikte? Wer ist wie in welcher Form beteiligt? Welche Lösungsstrategien könnten eventuell hilfreich sein? Wir arbeiten auch viel mit Fallanalysen, Rollenspielen und Perspektivwechseln. Am Ende versuchen wir unsere Ergebnisse auf dem Flipchart festzuhalten. Das klappt gut und ist auch eine Art Dokumentation.

Frage: Sie haben bereits viel Erfahrung in der Ausbildung. Welche langfristigen Auswirkungen kann Teamsupervision nach Ihrer Meinung auf die Ausbildung von Azubis und die allgemeine Teamkultur im Rettungsdienst haben?

Praxisanleiterin: Aus meiner Sicht fördert Supervision eine offene Fehlerkultur und hilft, Kommunikation auf Augenhöhe zwischen Azubis und „alten Hasen" zu gestalten. Sie gibt Auszubildenden Selbstbewusstsein und Sicherheit, weil sie lernen, ihre eigene Rolle besser zu verstehen und sich zuweilen klarer auszudrücken. Gleichzeitig sensibilisiert sie ältere Kollegen dafür, wie wichtig eine reflektierte

Anleitung und Begleitung ist. Dies verbessert nicht nur generell die Ausbildungssituation, sondern auch die allgemeine Teamkultur. Ich glaube, dass Rettungsdienste mit regelmäßiger Supervision oft weniger Konflikte und eine höhere Arbeitszufriedenheit erleben.

Frage: *Was würden Sie sich für die Zukunft wünschen, um Teamsupervision noch besser in den Rettungsdienst zu integrieren?*

Praxisanleiterin: *Ich wünsche mir, dass Teamsupervision einen festen Platz in der Ausbildung und im Berufsalltag bekommt. Es sollte nicht nur eine optionale Maßnahme sein, sondern ein selbstverständlicher Bestandteil der Personalpolitik. Zudem wäre es auf alle Fälle sinnvoll, Praxisanleiter in Supervisionsmethoden fortzubilden, damit sie als Multiplikatoren fungieren können. Unsere letzte Fortbildung hatte als Inhalt „Anleitungs-, Gesprächs- und Beratungskompetenz in der Praxisanleitung" und das waren mal wirklich drei tolle und gelungene Fortbildungstage.*

Frage: *Danke für die geschilderter Erfahrungen und die spannenden Einblicke in Ihre Ausbildungs- und Supervisionspraxis.*

5.6 Fazit

Innerhalb der systemischen Teamsupervision können Einsatzkräfte des Rettungsdienstes in einem vertraulichen Setting ihre berufliche Praxis im Hinblick auf unterschiedlichste Anliegen aus dem Wach- und Einsatzalltag unter Begleitung eines erfahrenen Supervisors nachhaltig reflektieren. Ihre besondere Stärke zeigt die systemische Teamsupervision in der neugierigen und unvoreingenommenen Erkundung der Zusammenhänge des Handlungssystems Rettungsdienst unter Einbezug der Person (Einsatz- und Rettungskraft), der beruflichen Profession, der Patienten sowie der Organisation als solche. Das Erkennen der zugrunde liegenden Handlungs- und Beziehungsmuster bietet die Chance, deren Angemessenheit zu überprüfen und gleichzeitig alternative Lösungsansätze zu kreieren. Diese Offenheit und umfassende Reflexivität werden vor allem durch das systemische Denken und damit einhergehend die Allparteilichkeit und Neutralität gefördert. Hierdurch trägt die systemische Teamsupervision in einem hohen Maße zur professionellen Identitätsentwicklung bei (Rappe-Giesecke, 2003). Mit Blick auf die Entwicklung eines zukunftsorientierten Rettungsdienstes leistet die Teamsupervision einen wichtigen Beitrag zur Gesunderhaltung der Einsatzkräfte, fördert die Entwicklung konstruktiver Teamdynamiken, reduziert Konflikte innerhalb des Teams, stärkt ein gutes Arbeitsklima und trägt letztendlich zur Reduktion von Krankenständen und Fluktuation bei. Infolgedessen ist eine Qualitätssteigerung erwartbar. Vor allem vor dem Hintergrund der stetig steigenden Anforderungen an die Einsatzkräfte des Rettungsdienstes und den damit einhergehenden Herausforderungen (Hellmann, 2018) sollte systemische Teamsupervision in Unternehmen des Rettungsdienstes als Qualitätsstandard etabliert werden (Winterstein, 2024).

Literatur

Belardi, N. (2018). *Supervision und Coaching. Grundlagen, Techniken, Perspektiven* (5. Aufl.). C. H. Beck (Beck'sche Reihe, 2157). https://ebookcentral.proquest.com/lib/kxp/detail.action?docID=6990185.

Ebbecke-Nohlen, A. (2022). *Einführung in die systemische Supervision. Sechste Auflage.* Carl-Auer-Verlag (Carl-Auer compact).

Gorißen, B. (2003). *Psychische Belastungen im Wachalltag von Feuerwehrleuten. Ein arbeitspsychologischer Vergleich von Wachalltag und Einsatz.* Dr. Kovac.

Groen, G., Weidtmann, K., Vaudt, S., & Ansen, H. (2024). Selbstfürsorge in psychosozialen Berufen. 1. Auflage. Stuttgart, Deutschland: Utb GmbH (utb-studi-e-book, 6221). https://elibrary.utb.de/doi/book/10.36198/9783838562216.

Hellmann, G. (2018) Persönliche Performance der Rettungsdienstmitarbeiter, ein Tabu? In M. Baubin, A. Neumayr & A. Schinnerl (Hrsg.), *Herausforderung Notfallmedizin* (S. 74–84). Springer Berlin Heidelberg.

Karutz, H., Overhagen, M., & Stum, J. (2013). Psychische Belastungen im Wachalltag von Rettungsdienstmitarbeitern und Feuerwehrleuten. In *Prävention und Gesundheitsförderung, 8*(3), 204–211. https://doi.org/10.1007/s11553-012-0373-y.

Kindl-Beilfuß, C. (2022). *Fragen können wie Küsse schmecken. Systemische Fragetechniken für Anfänger und Fortgeschrittene.* Carl-Auer Verlag GmbH.

Lauer, D., Bandlow, S., Rathje, M., Seidl, A., & Karutz, H. (2022). Veränderungen und Entwicklungen in der präklinischen Notfallversorgung: Zentrale Herausforderungen für das Rettungsdienstmanagement. In: *Bundesgesundheitsblatt, Gesundheitsforschung, Gesundheitsschutz, 65*(10), 987–995. https://doi.org/10.1007/s00103-022-03588-x.

Loebbert, M. (2016). *Wie Supervision gelingt.* Springer Fachmedien Wiesbaden.

Lüschen-Heimer, C., & Michalak, U. (2022). *Werkstattbuch systemische Supervision. Zweite Auflage.* Carl-Auer Verlag GmbH (Beratung, Coaching, Supervision).

Prein, M. (2023). Was für andere zu viel wäre, ist für uns ganz normal. *Elsevier Emergency* (4), 26–33.

Rappe-Giesecke, K. (2003). *Supervision für Gruppen und Teams.* Springer Berlin Heidelberg.

Schlippe, A. von, & Schweitzer, J. (2016). *Lehrbuch der systemischen Therapie und Beratung I.* Vandenhoeck & Ruprecht.

Schlippe, A. von, & Schweitzer, J. (2019). *Systemische Interventionen* (4. Aufl.). Utb GmbH (utb-studi-e-book, 3313). https://elibrary.utb.de/doi/book/10.36198/9783838552309.

Winterstein, I. (2024). *Supervision von Einsatzkräften im Rettungsdienst.* Stumpf + Kossendey.

Zwack, M., & Zwack, J. (2023). *Systemische Teamberatung und Teamsupervision. Theorien, Haltungen und Interventionen für die Praxis. Unter Mitarbeit von Frauke Ehlers* (1. Aufl.). Vandenhoeck & Ruprecht. https://ebookcentral.proquest.com/lib/kxp/detail.action?docID=7294545.

Systemische Gruppen-/Fallsupervision im Rettungsdienst

6

Inhaltsverzeichnis

6.1 Relevanz systemischer Gruppen-/Fallsupervision im Rettungsdienst............ 110
6.2 Theoretische Rahmung 111
6.3 Methodenskizze... 113
    6.3.1 Ziele von Gruppen-/Fallsupervision 113
    6.3.2 Methoden und Techniken 114
    6.3.3 Struktur und Ablauf.. 118
6.4 Fallbeispiel „Systemische Gruppen-/Fallsupervision im Rettungsdienst" 118
    6.4.1 Fallbeschreibung 119
    6.4.2 Durchführung.. 120
    6.4.3 Ergebnisse 124
    6.4.4 Evaluation 125
6.5 Erfahrungsbericht aus der Praxis... 126
6.6 Fazit.. 128
Literatur... 129

Zusammenfassung

Im Rettungsdienst sind Zuverlässigkeit und Verantwortungsbewusstsein unverzichtbar, da Fehler im Einsatz gravierende Folgen für Patienten haben können. Neben diesen Grundhaltungen gewinnen Fachexpertise und Teamfähigkeit zunehmend an Bedeutung. Sie gelten als Schlüsselkompetenzen für eine erfolgreiche notfallmedizinische Versorgung. Um den wachsenden Anforderungen im Arbeitsfeld Rettungsdienst gerecht zu werden, erweist sich die systemische Gruppen-/Fallsupervision als wirksames Instrument. In einem geschützten Rahmen können sich Einsatzkräfte aus unterschiedlichen Teams über konkrete Einsatzsituationen austauschen, Herausforderungen reflektieren und gemeinsam praxisnahe Lösungen entwickeln. Dabei entstehen neue Ideen, Best-Practice-Ansätze und wertvolle Impulse für den rettungsdienstlichen Berufsalltag.

Supervision stärkt nicht nur die Fähigkeit zur Selbstreflexion, sondern fördert auch den fachlichen Austausch und die kontinuierliche Weiterentwicklung beruflicher Kompetenzen. Ziel ist die langfristige Steigerung der Qualität in der rettungsdienstlichen Patientenversorgung.

6.1 Relevanz systemischer Gruppen-/Fallsupervision im Rettungsdienst

Die Einsatzrealität im Rettungsdienst stellt besonders hohe Anforderungen an die Zuverlässigkeit und Verantwortungsbereitschaft der Mitarbeiter. Ihr berufliches Handeln hat unmittelbare Auswirkungen auf das Leben und die Gesundheit von Patienten. Unbeabsichtigte Fehler lassen sich in den meisten Situationen nicht einfach rückgängig machen, was tagtäglich eine besonders große Verantwortung für Einsatz- und Rettungskräfte mit sich bringt (vgl. Hagemann, 2016; Böckelmann et al., 2022). Charakteristisch für den Rettungsdienst ist zudem, dass sich die beteiligten Akteure häufig ad hoc am Einsatzort begegnen und unter hohem Zeitdruck eine funktionierende Zusammenarbeit sicherstellen müssen. Die Klärung von Rollen, Kommunikationswegen oder Entscheidungsstrukturen erfolgt dabei nicht im Vorfeld, sondern muss im laufenden Einsatz situativ ausgehandelt werden. Das unterscheidet die Einsatzteams des Rettungsdienstes fundamental von klassischen Teams, in denen Arbeitsabläufe planbar, Fehler leichter korrigierbar und Unterbrechungen im Arbeitsprozess möglich sind (Hagemann, 2016). Vor diesem Hintergrund wird das Einsatzteam im Rettungsdienst als sogenanntes High Responsibility Team (HRT) beschrieben. Damit ist ein Teamtypus gemeint, der in hochdynamischen, risikobehafteten Kontexten operiert. Jede Einsatzkraft muss spontan in der Lage sein, situativ angemessen, eigenverantwortlich und im Sinne des Gesamtteams zu handeln. Die Folgen fehlerhaften Handelns, z. B. durch eine falsche Medikamentengabe, sind oft irreversibel und können im Extremfall zum Tod der betroffenen Person führen. In solchen Fällen geraten Einsatzkräfte zusätzlich unter hohen gesellschaftlichen und medialen Druck, der klassische Teams in dieser Form kaum betrifft (ebd.). Diese strukturellen Besonderheiten des Rettungsdienstes führen zu komplexen arbeitsbezogenen Belastungen (Böckelmann et al., 2022), denen mit einer umfassenden beruflichen Handlungskompetenz begegnet werden muss (Heringshausen & Schreier, 2021). Diese reicht deutlich über fachliches Wissen hinaus und umfasst auch kommunikative, emotionale und reflexive Fähigkeiten (Schumann, 2020).

Die Notwendigkeit eines breit angelegten Kompetenzprofils wird zusätzlich durch aktuelle gesellschaftliche Entwicklungen verstärkt. So verändern die Folgen des demografischen Wandels die Notfallindikationen. Es treten häufiger hochbetagte, multimorbide oder chronisch kranke Patienten in den Vordergrund (Moeller et al., 2019). Parallel steigen die Einsatzzahlen im Rettungsdienst deutlich an (Sieber et al., 2020), wobei ein wachsender Anteil der Einsätze keine klassische Notfallsituation mehr darstellt (Lauer et al., 2022). Diese Entwicklungen erfordern eine stärkere Professionalisierung und eine gezielte Förderung der Handlungskompetenz der Einsatz- und Rettungskräfte (Hellmann, 2018). Ein besonders wirksamer Ansatz zur Kompetenzstärkung stellt dabei die systemische Gruppen- bzw. Fallsupervision dar (Pecha et al., 2025).

In diesem Format reflektieren Einsatz- und Rettungskräfte gemeinsam mit Kollegen anderer Organisationen und Berufsgruppen (z. B. aus der Notaufnahme, von der Feuerwehr) konkrete Fallbeispiele und berufliche Herausforderungen. In einem geschützten Rahmen können sie ihr professionelles Handeln, ihre Rollen und Funktionen kritisch betrachten und gemeinsam weiterentwickeln (Schubert et al., 2019). Dabei steht weniger die Bewertung einzelner Handlungen im Vordergrund als die systemische Reflexion der Erfahrungen, Beziehungsdynamiken und emotionalen Aspekte innerhalb des gesamten beruflichen Systems (Heringshausen & Schreier, 2021). Die Supervision fördert kreatives, eigenständiges Handeln und ermöglicht die Entwicklung neuer Lösungsansätze für komplexe Situationen (Erpenbeck et al., 2017). Die dadurch angestoßenen Lern- und Veränderungsprozesse sind nachhaltig wirksam, da sie über reines Wissensmanagement hinausgehen und emotionale Zugänge berücksichtigen. Gerade das ist ein Aspekt, der für Veränderungsprozesse zentral (Erpenbeck & Sauter, 2015) und für das Arbeitsfeld Rettungsdienst von hoher Relevanz ist.

Die systemische Gruppen- bzw. Fallsupervision stellt somit ein innovatives Instrument der Personal- und Organisationsentwicklung dar, das nicht nur die Qualitätssicherung im Rettungsdienst unterstützt, sondern auch die Resilienz und Reflexionsfähigkeit der Fachkräfte nachhaltig stärken kann (Schubert et al., 2019).

6.2 Theoretische Rahmung

Die systemische Supervision folgt grundsätzlich dem Ziel der kontinuierlichen Verbesserung beruflichen Handelns (EASC, 2019). Innerhalb dieses Rahmens hat sich insbesondere die Gruppensupervision in Form der Fallsupervision etabliert. Aus diesem Grund erscheint es für die vorliegende Darstellung sinnvoll, den Begriff „Systemische Gruppen-/Fallsupervision" zu verwenden. Wie die Bezeichnung bereits andeutet, handelt es sich bei diesem Format um ein moderiertes Gruppensetting, in dem mehrere Fachkräfte gemeinsam berufsbezogene Fragestellungen reflektieren (Ebbecke-Nohlen, 2022; Loebbert, 2016; Lüschen-Heimer & Michalak, 2022). Die Zusammensetzung der Gruppe kann dabei entweder homogen sein, z. B. mit Teilnehmern aus ähnlichen beruflichen Kontexten, oder heterogen, d. h. berufsübergreifend, etwa im interdisziplinären Austausch (Lippmann, 2013). Die Reflexion wird in der Regel von einem externen Supervisor begleitet, wodurch ein strukturierter und methodisch fundierter Prozess gewährleistet ist. Ein zentraler Mehrwert liegt in der Vielfalt der eingebrachten Perspektiven, die aus unterschiedlichen Berufsrealitäten stammen und so neue Sichtweisen auf bekannte Handlungsmuster ermöglichen (Ebbecke-Nohlen, 2022). Diese Außenperspektiven wirken der (oft vorhandenen) „Betriebsblindheit" entgegen und fördern eine reflexive Distanz zur eigenen Praxis. Die systemische Gruppen-/Fallsupervision zielt damit vorrangig auf eine berufliche Professionalisierung ab, wobei zwischenmenschliche Beziehungsmuster nur eine nachgeordnete Rolle einnehmen (Loebbert, 2016). Diese Fokussierung erlaubt eine offene, kreative Denkweise mit Raum für innovative und zum Teil auch unkonventionelle Lösungsideen (Schubert et al., 2019).

Inhaltlich basiert die Gruppen-/Fallsupervision meist auf realen Fallbeispielen aus dem Berufsalltag der Supervisanden. Da die beteiligten Personen nicht Teil des Falls sind, wird diese Form auch als „Kommunikation mit nicht Anwesenden" beschrieben (Schubert et al., 2019, S. 250). Die Supervisionsgruppe trifft sich regelmäßig in einem geschützten, vertrauensvollen Rahmen. Dies kann im Abstand von vier bis sechs Wochen stattfinden. Eine Sitzung dauert in der Regel zwei bis sechs Stunden und der gesamte Supervisionsprozess erstreckt sich idealerweise über mindestens ein Jahr oder länger (Lüschen-Heimer & Michalak, 2022). Die geschlossene Struktur der Gruppe schafft dabei Sicherheit und Verlässlichkeit, was insbesondere bei der Bearbeitung komplexer oder emotional belastender Fälle von zentraler Bedeutung ist.

Praxistipp Die systemische Gruppen- bzw. Fallsupervision kann als strukturierter Reflexionsraum genutzt werden, um komplexe Einsatzsituationen gemeinsam zu analysieren. Dabei empfiehlt sich folgende zentrale Leitfrage: *„Was kann reflektiert, verändert oder weiterentwickelt werden, um die Qualität der Hilfeleistung für Patientinnen und Patienten zu verbessern?"* Durch die fallbezogene Auseinandersetzung entstehen neue Perspektiven auf professionelle Routinen, Rollenverständnisse und Teaminteraktionen – mit dem Ziel einer nachhaltigen Optimierung der notfallmedizinischen Versorgung.

Eine Herausforderung für den Supervisor liegt vor allem darin begründet, den Supervisionsprozess so auszugestalten, dass möglichst allumfassend die Ressourcen sowie die Qualitäten der Gruppe genutzt werden und folglich eine multiperspektivische Reflexion der Fälle gefördert wird. Es ist daher empfehlenswert, maximal 14 Supervisanden für eine Gruppensupervision zusammenzubringen (Lüschen-Heimer & Michalak, 2022). Innerhalb der systemischen Gruppen-/Fallsupervision können verschiedene Themen und Anliegen gemeinsam reflektiert werden:

- Fallreflexion aus dem Berufsalltag
- Konflikte mit Kolleginnen und Kollegen aus dem Team in der Organisation
- Konflikte mit der Leitungsebene
- Bedrohliche Entwicklungen innerhalb der Organisation
- Änderungen in der Organisation und deren Auswirkungen auf den Arbeitsalltag
- Job- und Arbeitsplatzwechsel
- Beziehungskonflikte innerhalb der Supervisionsgruppe (Lüschen-Heimer & Michalak, 2022)

Sonderform „kollegiale Supervision"
Im Kontext der helfenden Berufe, wie den Einsatzkräften im Rettungsdienst, kann systemische Fallsupervision auch als Sonderform einer kollegialen Supervision stattfinden. Das zugrunde liegende Konzept ist hierbei die „kollegiale

Beratung". Daher kann auch von Peer-Supervision oder von kollegialer Intervision gesprochen werden (Lippmann, 2013). Je nach Setting lässt sich diese Form entweder als Gruppen- oder Teamintervision innerhalb der gleichen Organisation etablieren. Der Fokus liegt hierbei darauf, die berufliche Leistung zu verbessern. Daher werden bei der kollegialen Supervision (Peer-Supervision) Fälle aus dem Berufsalltag unter Fachkräften (Einsatzkräften des Rettungsdienstes sowie Notärzte/Notärztinnen) reflektiert und bearbeitet. Um dieses Setting gelingend auszugestalten, braucht es vor allen Dingen eine grundlegende Kompetenz in Supervision sowie Kenntnis im Umgang mit systemischen Methoden und Techniken bei den Einsatzkräften. Weiterhin wird das gute Gelingen der Peer-Supervision maßgeblich durch einen hohen Eigenanspruch der Supervisanden gefördert. Krisen und Konflikte innerhalb des Teams sollten nicht in der Peer-Supervision bearbeitet werden, da es hierzu bei den Fachkräften meist an fachlicher Kompetenz mangelt (Loebbert, 2016).

▶ **Praxistipp** Um das Konzept der Peer-Supervision niedrigschwellig als Qualitätsmerkmal innerhalb der Rettungsdienstorganisation zu verankern, ist es empfehlenswert, für die Etablierung und Durchführung dieses Formates ausgewählte Einsatzkräfte zu internen Supervisoren auszubilden.

6.3 Methodenskizze

Die zielführende Gestaltung und Moderation systemischer Gruppen-/Fallsupervision stellt eine anspruchsvolle Aufgabe für die supervisorische Leitung dar, insbesondere im Hinblick auf die Aktivierung vorhandener Ressourcen sowie die Berücksichtigung multiperspektivischer Sichtweisen innerhalb der Gruppe. Vor diesem Hintergrund skizziert das folgende Kapitel zentrale Zielsetzungen dieses Supervisionsformats, stellt geeignete Methoden und Techniken vor und liefert praxisnahe Hinweise zur strukturellen Gestaltung und zum Ablauf systemischer Gruppen-/Fallsupervision.

6.3.1 Ziele von Gruppen-/Fallsupervision

Die systemische Gruppen-/Fallsupervision dient der Förderung der Handlungskompetenz der Einsatzkräfte im Rettungsdienst. Hierdurch werden insbesondere die Qualität sowie die Wirksamkeit der beruflichen Praxis der Einsatzkräfte des Rettungsdienstes gestärkt, indem diese Supervisionsform durch Reflexion sowie den Umgang mit Emotionen und Erfahrungen umfassende Lernprozesse und Entwicklungen bewirkt. Innerhalb der systemischen Gruppen-/Fallsupervision wird dies in verschiedenen Zieldimensionen erkennbar (Tab. 6.1).

Tab. 6.1 Zieldimensionen systemischer Gruppen-/Fallsupervision im Rettungsdienst. (Eigene Erstellung in Anlehnung an Winterstein, 2024)

Professionelle Entwicklung	• Förderung der (Selbst-)Reflexionsfähigkeit der Einsatzkräfte • Erweiterung der Handlungsoptionen in schwierigen/problembehafteten Situationen • Steigerung der Effizienz und Qualität beruflichen Handelns • Entwicklung von Strategien zur Konfliktbewältigung und Deeskalation
Mentale Gesundheit und Selbstfürsorge	• Förderung der Selbstfürsorge und Burnout-Prävention • Unterstützung zur Bewältigung belastender Einsatzerlebnisse • Stärkung der Handlungssicherheit in Stresssituationen
Qualitäts- und Risikomanagement	• Förderung der Patientensicherheit durch Verbesserung der Handlungskompetenz • Förderung einer konstruktiven Fehlerkultur und Wertinternalisierung • Verbesserung der Qualität in der Patientenversorgung durch systematische Fallbearbeitung
Kommunikation und Teamarbeit	• Förderung einer offenen, konstruktiven Kultur der Kommunikation innerhalb des Rettungsdienstes • Verbesserung der Zusammenarbeit im Team und mit anderen beteiligten Professionen
Wissenstransfer und Innovation	• Förderung des Transfers von Wissen zwischen unterschiedlich erfahrenen Einsatzkräften, aber auch anderen beteiligten Professionen • Förderung von Best-Practice-Ansätzen durch Erfahrungsaustausch und Reflexion von kreativen Lösungen

6.3.2 Methoden und Techniken

Im Rahmen der Durchführung systemischer Gruppen-/Fallsupervision kommen (wie bei allen Supervisionsformaten mit systemischer Ausrichtung) grundlegende Methoden und Techniken zum Einsatz, die zentrale theoretische und metatheoretische Elemente der systemischen Haltung praktisch umsetzen (vgl. Kap. 1). Zentral ist dabei die Orientierung an Perspektivwechseln und der reflexiven Auseinandersetzung mit unterschiedlichen Sichtweisen auf den eingebrachten Fall. Systemische Methoden fördern eine wertschätzende, ressourcenorientierte Herangehensweise, die auch Ambivalenzen im Erleben und Handeln professionell anerkennt und in die Reflexion integriert (Ebbecke-Nohlen, 2022). Darüber hinaus ermöglichen diese Methoden das Durchspielen alternativer Lösungsszenarien einschließlich ihrer potenziellen Auswirkungen und Risiken. Ziel ist es, den Reflexionsprozess in der Supervision so zu gestalten, dass einerseits neue Perspektiven und Ideen entstehen können, um den Fall besser zu verstehen, und andererseits konkrete, umsetzbare Lösungen entwickelt werden (ebd.).

Vor diesem Hintergrund erweisen sich insbesondere das „Reflecting Team" sowie die Methode der „wertschätzenden Hypothesenbildung" als besonders geeignete Zugänge zur strukturierenden und vertiefenden Bearbeitung von

Fallsituationen innerhalb der Gruppe. Diese Methoden werden im Folgenden exemplarisch vorgestellt und im Hinblick auf ihre Anwendung in der systemischen Supervision erläutert.

Reflecting Team
Das „Reflecting Team", oder auch reflektierendes Team, ist ein Beobachtersystem. Das Ziel dieser Methode ist es, dass durch Kooperation des Supervisor-Supervisanden-Systems neue, nützliche und alternative Blickwinkel eröffnet werden. Durch das „Reflecting Team" sollen vorrangig Transparenz und Kooperation, Gleichberechtigung zwischen allen Beteiligten, phantasievolle Lösungen, kreative Ideen und Alternativen sowie ein Aufbrechen festgefahrener Denkmuster erreicht werden.

Ein „Reflecting Team" hat mindestens zwei und maximal fünf Mitglieder, welche zunächst einfach still dem Ratsuchenden Supervisanden zuhören. Im Anschluss daran tauschen sich die Mitglieder des reflektierenden Teams vor dem zuhörenden Supervisionssystem drüber aus, was sie als Auftrag bzw. Anliegen des Ratsuchenden verstanden haben und welche Ressourcen in deren Wahrnehmung vorhanden sind. Sie äußern Ideen und Anregungen und geben dem Ratsuchenden Supervisanden danach die Möglichkeit, Anmerkungen zu den Ideen und Anregungen zu verbalisieren. Während der Arbeit des reflektierenden Teams werden die anderen Supervisanden außerhalb nicht angesprochen, um eine ungerichtete Kommunikation zu gewährleisten. Weiterhin erfolgt die Arbeit im reflektierenden Team unter Berücksichtigung bestimmter Voraussetzungen und Leitfragen (Tab. 6.2) (Lüschen-Heimer & Michalak, 2022; Ebbecke-Nohlen, 2022; Schlippe & Schweitzer, 2019).

Wertschätzende Hypothesenbildung
Die Methode der wertschätzenden Hypothesenbildung gehört zu den wichtigsten Methoden der systemischen Supervision im Allgemeinen und bietet ganz besonders im Rahmen der Gruppen-/Fallsupervision sowohl für die Supervisanden als auch für den Supervisor die Erschaffung neuer Möglichkeitsräume anstatt der Präsentation vorgefertigter Lösungen oder einer Wertung hinsichtlich eines richtigen oder falschen Vorgehens. Hypothesen werden ausgehend vom Supervisionsanliegen gebildet und bedienen sich der reichhaltigen Erfahrungen und Emotionen zur Erzeugung innerer Bilder. Die durch die Hypothesen entstehenden Bilder können dabei Handlungszusammenhänge umdeuten, aktualisieren, aber auch die affektiven und kognitiven Merkmale in den Blick nehmen. Je mehr Personen sich an der wertschätzenden Hypothesenbildung beteiligen, desto größer und facettenreicher ist auch das Angebot der verschiedenen Assoziationsbilder. Das Vorgehen ist in der Gruppen-/Fallsupervision besonders fruchtbar, da das Bilden von Hypothesen anstelle von Verständnis- und Sachfragen eingesetzt werden kann und somit der Prozess als solches lebendiger, zirkulärer und lebhafter wird.

So kann der Supervisor statt der Verständnisfrage *„Sind alle Anwesenden für die Veränderung ihrer Abläufe auf Arbeit bereit?"* die wertschätzende Hypothese

Tab. 6.2 Voraussetzungen und Leitfragen des Reflecting Teams. (Eigene Erstellung in Anlehnung an Lüschen-Heimer & Michalak, 2022)

Haltung	Stil
• Es werden konstruktive Fragen gestellt, welche für zusätzliche Beschreibungen und Erklärungen dienlich sind • Die Gesprächsführung wird so gewählt, dass mehr als zwei Antworten ermöglicht werden • Das Team folgt einer „Sowohl-als-auch-Logik" und nicht „entweder ... oder"	• Offen und wertschätzend • Hypothetisch und suchend • Konjunktivistisch: „Was wäre, wenn…", „Ich bin mir nicht sicher …", „sowohl ... als auch"

Leitfragen beim Zuhören
- Höre ich auf das, was sie wirklich sagen, und nicht auf das, was sie wirklich meinen?
- Welche Stärken und Ressourcen erkenne ich als Grundlage von Wertschätzung?

Leitfragen beim Reflektieren
- Ist das, was ich sage, angemessen ungewöhnlich oder zu ungewöhnlich?
- Lasse ich dem anderen durch Pausen genug Zeit für innere Gespräche?
- Wie können wir uns im Team Ideenbälle zuspielen, die den Horizont der Möglichkeiten erweitern?

Vermieden werden sollten
- (Akademische) Diskussionen im Team
- Rechthaberische Konkurrenz um die vermeintlich „bessere Idee"
- Negative Konnotationen und Schuldzuweisungen
- Fertige Lösungen anstatt unbeantworteter Fragen
- Diagnosen und Belehrungen
- Festschreibungen und Verschreibungen

aufstellen: *„Die hier Anwesenden sind vermutlich nicht alle für eine Veränderung ihrer Arbeitsabläufe gleichermaßen bereit."*

Je nach Anliegen im Supervisionsprozess kann es sein, dass nicht jede Hypothese zur Bearbeitung des Anliegens bzw. des Falls der Supervisanden in gleichem Maße geeignet ist. Daher ist es umso wichtiger, dass der Supervisor den Supervisanden die Möglichkeit gibt, dass die Dinge neu geordnet und gewichtet werden können, dass neue Ideen und Gedanken angesprochen werden können, die der Bearbeitung der Fragestellung dienlich sind. Die Hypothesenbildung folgt hierbei bestimmten Kriterien (Abb. 6.1), um die Nützlichkeit und Nachhaltigkeit für den Supervisionsprozess sicherzustellen.

Darüber hinaus dienen sie dem Informationsgewinn auf drei verschiedenen Ebenen (Ebbecke-Nohlen, 2022):

1. *Zeitebene*

Diese Ebene wird mit Hypothesen bedient, wenn es der Klärung von Zusammenhängen zur Aufrechterhaltung, Weiterentwicklung und Entstehung von Problemen dient. Besonders wichtig sind dabei die Gegenwart und die Zukunft, da hierfür im Supervisionsprozess Lösungen erarbeitet werden können.

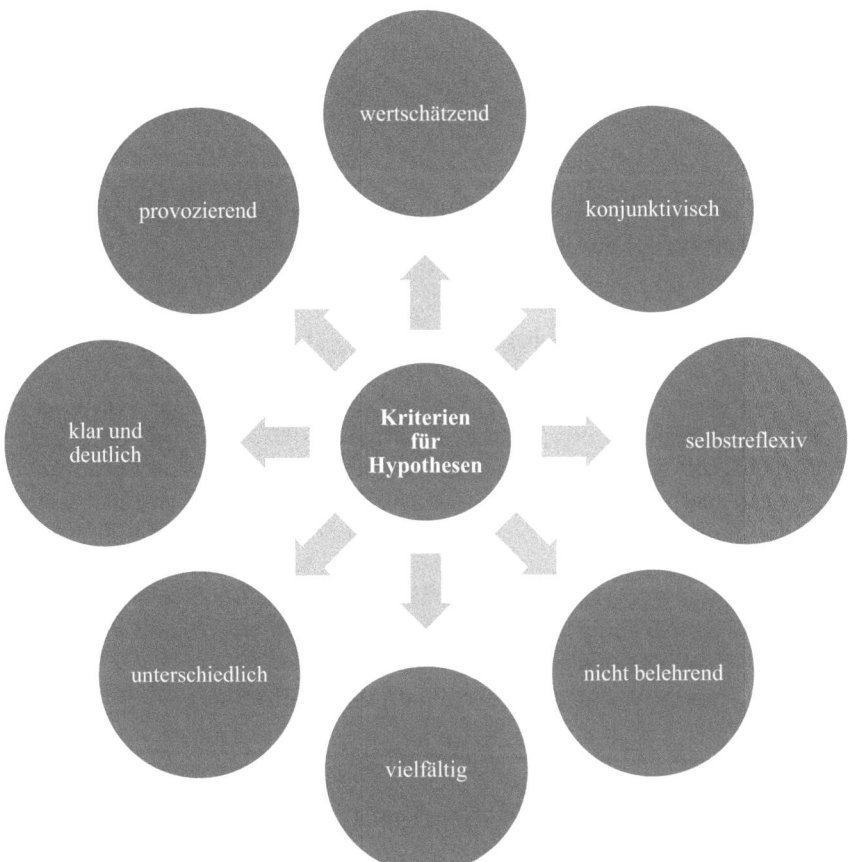

Abb. 6.1 Kriterien für die Hypothesenbildung. (Eigene Erstellung in Anlehnung an Ebbecke-Nohlen, 2022)

2. *Systemfokusebene*

Diese Ebene rückt in den Mittelpunkt der Hypothesenbildung, wenn zwischen einem Problemsystem und einem Lösungssystem unterschieden wird und dies hilft, Wechselwirkungen zwischen beiden Systemen zu verstehen. Ist das Problem und dessen Auswirkung auf das Lösungssystem bekannt und umgekehrt, so bietet es dem Supervisanden die Möglichkeit, Ideen zum Weiterarbeiten zu entwickeln.

3. *Prozessgestaltungsebene*

Die Bildung von Hypothesen kann zur Gestaltung des Supervisionsprozesses dienen. Sie kann aber auch Spannung und Neugier aufrechterhalten. Hypothesen, welche auf die Ressourcen des Systems ausgerichtet sind, vermeiden eine Fixierung auf Defizite. Weiterhin bewirken Hypothesen im Prozess der Supervision die Entstehung von Vielfalt und begegnen somit aktiv der Einfalt.

▶ **Praxistipp** Nach belastenden Einsätzen kann die Methode „Reflecting Team" helfen, neue Perspektiven zu gewinnen. Kollegen hören zunächst nur zu, reflektieren dann gemeinsam Ressourcen, mögliche Sichtweisen und Lösungsansätze, ohne zu werten. Ergänzend bieten wertschätzende Hypothesen wie *„Vielleicht war das Verhalten der Mitarbeiter bei der Übergabe in der Klinik eher ein Zeichen von Überlastung"* eine hilfreiche Grundlage, um festgefahrene Deutungen zu öffnen und professionelles Handeln weiterzuentwickeln.

6.3.3 Struktur und Ablauf

Der Supervisor ist im Rahmen der systemischen Gruppen-/Fallsupervision einerseits als ein Moderator tätig, welcher die Beratungsfähigkeit der Gruppe sowohl fördern als auch sicherstellen muss und sich andererseits selbst aktiv am Ablauf der Supervision beteiligt. Um eine Gruppen-/Fallsupervision systemisch zu strukturieren, ist eine Haltung von Neugier und Respekt (vgl. Kap. 2) sowie dem Anerkennen der Supervisanden als Experten für ihr Anliegen aufseiten des Supervisors unabdingbar (Lüschen-Heimer & Michalak, 2022). Mit diesem Wissen lässt sich die Gruppen-/Fallsupervision idealtypisch strukturieren (Lüschen-Heimer & Michalak, 2022; Rappe-Giesecke, 2003):

1. Begrüßung
2. Einstiegsrunde, Erkunden von Anliegen
3. Entscheidung für ein Anliegen
4. Klärung des Anliegens vor dem Hintergrund des geschilderten Falls und damit verbundenen Zielen
5. Auswertung der Bearbeitung des Falls
6. Abschlussrunde und Verabschiedung

In diesem Prozess der Gruppenmoderation wird durch den Supervisor die Wahlfreiheit der Supervisanden vergrößert sowie zur Erweiterung der Perspektiven und Handlungsoptionen angeregt. Insgesamt trägt das Potenzial der gesamten Gruppe zur Steigerung des kompetenten Handelns in der Berufspraxis bei.

6.4 Fallbeispiel „Systemische Gruppen-/Fallsupervision im Rettungsdienst"

Das folgende Fallbeispiel aus dem professionellen Handlungskontext des Rettungsdienstes dient der praxisnahen Veranschaulichung systemischer Gruppen-/Fallsupervision. Es verdeutlicht, wie zentrale theoretische Konzepte und methodische Prinzipien der systemischen Supervision in einer konkreten beruflichen Situation zur Anwendung gelangen können. Im Fokus steht dabei die strukturierte Darstellung des supervisorischen Vorgehens innerhalb eines Gruppensettings, beginnend bei der Fallauswahl über die methodische Prozessgestaltung bis hin zur Reflexion und Ableitung handlungspraktischer Implikationen. Auf diese Weise wird der Theorie-Praxis-Transfer systemischer Ansätze nachvollziehbar gemacht und die Anschlussfähigkeit an eigene berufliche Erfahrungen erleichtert. Die exemplarische Darstellung bietet zugleich die Möglichkeit, zentrale Aspekte systemischer Supervision auf ihre Relevanz für den rettungsdienstlichen Alltag zu prüfen und Übertragungsmöglichkeiten in andere Handlungsfelder zu identifizieren. Sie lädt zur eigenständigen Reflexion ein und kann Impulse für die Weiterentwicklung professioneller Handlungskompetenz im Kontext komplexer Einsatzrealitäten geben.

6.4.1 Fallbeschreibung

Fallbeispiel: Seltene Herzrhythmusstörung
Perspektive: RTW- und NEF-Besatzung
Notfallsanitäterin Maja B. (23 Jahre) und Rettungssanitäter Erik S. (62 Jahre) haben gemeinsam auf dem RTW 91/10 Dienst. Das zur Rettungswache zugehörige NEF 15/24 ist an diesem Tag besetzt von Notärztin Dr. Anja M. (44 Jahre) sowie Notfallsanitäter Michael O. (28 Jahre). Maja hat vor einem halben Jahr ihre Prüfung zur Notfallsanitäterin absolviert und interessiert sich sehr für kardiologische Notfallbilder. Erik S. fiebert gedanklich schon seit längerem seinem Renteneintritt entgegen und ist grundsätzlich immer tiefenentspannt – ihn scheint nichts aus der Ruhe zu bringen. Dr. Anja M. ist Intensivmedizinerin und seit zwei Jahren als Notärztin mehrere Tage im Monat auf dem NEF tätig. Michael O. ist nebenbei als Honorardozent an einer Rettungsdienstschule tätig und lebt die Arbeit nach CRM-Leitlinien sowie das Vorgehen nach dem ABCDE-Schema.

> **Übersicht**
> *Es ist ein verregneter Dienstag im September. Gegen 18:30 Uhr wird der RTW 91/10 zum Alarmstichwort „Zustand nach Sturz" alarmiert. Maja B. und Erik S. treffen nach rund 11 Minuten am Notfallort ein. Am Notfallort wird das RTW-Team von der Tochter der Patientin (76 Jahre) in Empfang genommen. Sie berichtet aufgeregt, dass ihrer Mutter in den letzten Tagen immer wieder leicht schwindelig wurde und sie daraufhin bereits häufiger gestürzt sei. Da die Patientin nun eine Kopfplatzwunde bei einem Sturz erlitten hat, wurde der Rettungsdienst auf den Plan gerufen.*
> *Während der ersten Untersuchungen werden keine nennenswerten Auffälligkeiten festgestellt. Die Patientin ist vollständig orientiert, im EKG zeigt sich ein Sinusrhythmus mit einer Herzfrequenz von 61/min. Alle weiteren Vitalparameter sind auch stabil. Die Patientin berichtet, dass sie nicht mit ins Krankenhaus möchte. Während des Gesprächs zwischen Maja B. und der Patientin klagt diese plötzlich über einsetzenden Schwindel. Die Patientin*

wird kurze Zeit später bewusstlos, im EKG zeigt sich eine Asystolie mit einer Dauer von ca. 2 Sekunden. Danach zeigt das EKG eine Bradykardie mit einer Herzfrequenz von 35/min. Erik S. fordert unmittelbar das NEF 15/24 nach.

Das Einsatzgeschehen wird hektischer und unübersichtlicher. Als Maja B. die Defibrillatorpads klebt, entwickelt sich aus der Bradykardie zusehends eine Tachykardie mit 120/min und Unregelmäßigkeiten.

Beim Eintreffen des Teams vom NEF 15/24 hat Maja B. bereits einen intraossären Zugang etabliert, da eine Venenpunktion nicht erfolgreich war. Nach einer kurzen Übergabe an Notärztin Dr. Anja M. und erneuten EKG-Befundung stellt diese die Arbeitsdiagnose eines „Brady-Tachy-Syndroms". Die Situation ist sehr dynamisch. Die Patientin synkopiert immer wieder und ihr Zustand ist kritisch. Die Teams von RTW und NEF arbeiten gut zusammen, um den Zustand der Patientin zu stabilisieren. Sie legen einen externen Schrittmacher an. Nachdem die Patientin nun halbwegs stabilisiert ist, wird sie in den RTW verbracht und in die Notaufnahme eines Krankenhauses transportiert.

Während der Fahrt ins Krankenhaus findet eine fachliche Diskussion zwischen Notfallsanitäterin Maja B. und Notärztin Dr. Anja M. statt, wie dieses Notfallbild zustande kommt und welche sinnvollen Therapiemöglichkeiten infrage kommen. Sie kommen nach 15 Minuten Fahrt am Krankenhaus an und übergeben die Patientin im Schockraum.

Maja B., Erik S., Dr. Anja M. und Michael O. führen eine kurze Einsatznachbesprechung durch. Maja B. sagt: „Ich habe das Gefühl, dass ich irgendwas bei meiner Erstuntersuchung übersehen habe und meine Anamnese unvollständig war. Ich habe mich bei der Zustandsänderung sehr unsicher gefühlt.". Erik S. meint, dass doch alles reibungslos lief und solche Unsicherheiten normal sind. Dr. Anja M. entgegnet: „Das EKG war mir auch sehr suspekt und ich glaube, wir hätten die Patientin vielleicht noch zügiger medikamentös stabilisieren können." Micheal O. berichtet, dass er davon hörte, dass es im Nachbarlandkreis regelmäßig Fallsupervisionen gibt, in welcher spannende Einsätze gemeinsam reflektiert und nachbesprochen werden. Hierdurch könnte man mehrere Meinungen hören und auch voneinander lernen. Er schlägt vor, eine solche Fallsupervision zu initiieren und mit dem Rettungsdienstleiter über die Idee zu sprechen ...

6.4.2 Durchführung

Michael O. vereinbart einen Termin bei seinem Rettungsdienstleiter Wolfgang R., um ihm von seiner Idee der systemischen Fallsupervision zu berichten. Wolfgang R., der einen Rettungsdienst mit 190 Mitarbeitenden und fünf Rettungswachen

6.4 Fallbeispiel „Systemische Gruppen-/Fallsupervision im Rettungsdienst"

in zwei Landkreisen leitet, findet die Idee gut und ist offen für deren Umsetzung. Wolfgang R. schlägt zunächst vor, einen Supervisor für eine „Probe-Fallsupervision" zu akquirieren. Micheal O. weiß, dass es wichtig ist, dass der Supervisor umfangreiche Kenntnis vom Rettungsdienst besitzt, damit die Supervision sinnhaft moderiert werden kann und der Supervisionsprozess nachhaltig ausgestaltet wird. Da Wolfgang R. selbst regelmäßig als Supervisand an Leitungssupervision (vgl. Kap. 7) teilnimmt und bereits den Mehrwert für sich erkennen konnte, unterstützt er unternehmensseitig das Vorhaben und stellt sowohl den zentral gelegenen Schulungsraum als auch finanzielle Mittel bereit.

Nachdem nun im nächsten Schritt ein geeigneter Supervisor (vgl. Kap. 2) gefunden wurde, erfolgt ein Aushang auf den jeweiligen Rettungswachen, der das Projekt „Fallsupervision im Rettungsdienst" kurz mit seinen Zielen und dem damit verbundenen Mehrwert vorstellt. Über einen QR-Code können sich die Einsatzkräfte und Notärzte, welche Interesse daran haben, anmelden. Die Teilnahme erfolgt freiwillig und wird als Arbeitszeit anerkannt, um einen möglichst einfachen Zugang zur Fallsupervision zu ermöglichen (Winterstein, 2024).

Um eine größtmögliche Transparenz zu schaffen und Vorbehalte gegenüber dem Instrument Supervision bereits im Vorfeld abzubauen, stellt sich der Supervisor im Rahmen einer zentralen Dienstversammlung vor und erklärt in einem kurzen Vortrag anhand eines Beispiels, wie eine systemische Fallsupervision abläuft und was die Teilnehmer (Einsatzkräfte und Notärzte) dort erwartet (Winterstein, 2024). Die Mitarbeitenden der fünf Rettungswachen kennen sich zum Teil nur flüchtig, da jede Wache ihr eigenes Stammpersonal hat und die Schnittmengen zwischen den Wachen gering sind. Meistens kommen sie im Rahmen zentraler Dienstversammlungen, welche Rettungswachen übergreifend stattfinden, zusammen.

Vier Wochen nachdem der Aushang auf den Rettungswachen erfolgt, ist der erste Termin für die systemische Fallsupervision im Zeitfenster von 13:30 Uhr bis 16:00 Uhr geplant. Insgesamt haben sich elf Mitarbeitende dafür angemeldet. Die Gruppe setzt sich dabei zusammen aus Maja B., Dr. Anja M. und Michael O. sowie zwei weiteren Notärzten, vier Notfallsanitätern und zwei Rettungssanitäterinnen.

Nachdem alle zum Termin zusammengekommen sind und eine erste informelle Begrüßung durch die Supervisorin Margit P. stattfand, eröffnet Rettungsdienstleiter Wolfgang R. die systemische Fallsupervisionssitzung und übergibt das Wort an die Supervisorin. Danach verlässt er den Raum, um einen geschützten Rahmen zu unterstützen. Im Nachfolgenden wird der Ablauf der systemischen Fallsupervision nebst Inhalten und Methoden näher dargestellt.

Ablauf der systemischen Fallsupervision anhand des Fallbeispiels. (Eigene Erstellung)

1. Begrüßung (ca. 15–20 min)	
Inhalte: • Supervisorin begrüßt die Teilnehmer • Teilnehmer stellen sich selbst in drei Sätzen vor • Supervisorin erläutert den Ablauf, die Rollen und Aufgaben in der Fallsupervision	

2. Einstiegsrunde und Erkundung von Anliegen (ca. 15–20 min)	
Inhalte: • Supervisorin fragt die Teilnehmer, wer einen Fall bzw. ein Anliegen für die Supervision hat • Drei Teilnehmer, darunter Maja B., melden sich und beschreiben kurz und knapp ihren Fall • Supervisorin visualisiert die Fälle stichwortartig an einem Flipchart	**Methoden und Techniken:** *Fragen:* • Wer möchte einen Fall in unsere Gruppe einbringen und kann diesen kurz und knapp erläutern? darauf aufbauend: • Worin kann die Gruppe dich in Deinem Anliegen unterstützen?

3. Entscheidung für ein Anliegen und ausführliche Fallschilderung (ca. 10–15 min)	
Inhalte: • Die Gruppe entscheidet sich für ein Anliegen bzw. einen Fall, die anderen werden im „Fallspeicher" für andere Termine festgehalten • Im Ergebnis der Priorisierungsmethode ist der Fall „Seltene Herzrhythmusstörung", welchen Maja B. eingebracht hat, am interessantesten für die Gruppe • Maja B. schildert ihren Fall umfassend und formuliert ihren Wunsch für die Sitzung	**Methoden und Techniken:** *Methode:* • Priorisierung der Fälle mit Klebepunkten. Jeder Supervisand klebt einen Punkt an das Anliegen, welches aus seiner Sicht bearbeitet werden soll *Technik:* • Falldarstellung durch spontanes und freies Erzählen *Systemische Frage:* • Maja, worin kann Dich die Gruppe in Deinem Fall unterstützen und was müsste passieren, dass Du zufrieden aus dieser Fallsupervision gehst?

6.4 Fallbeispiel „Systemische Gruppen-/Fallsupervision im Rettungsdienst"

4. Klärung des Anliegens vor dem Hintergrund des geschilderten Falls und damit verbundenen Zielen (ca. 45 min)

Inhalte:	Methoden:
• Nachfragen zum Verständnis von den anderen Gruppenmitgliedern an Maja B • Formulierung von wertschätzenden Hypothesen durch die Gruppenmitglieder an Maja B • Bildung eines Reflecting Team: Ein Teil der Gruppe diskutiert den Fall, während Maja B. als Supervisandin und die anderen Gruppenmitglieder zuhören • Feedback von Maja B. an die Gruppe, welche Lösungsvorschläge sie für sich als sinnvoll und nutzbar erachtet	*Systemische Fragen:* • Angenommen Maja, Du könntest die Zeit zurückdrehen, was würdest Du anders machen? • Habe ich richtig verstanden, dass … • Wie sicher hast Du dich bei welchen Maßnahmen in dieser Situation gefühlt? Was bedeutet das für Dich in der Zukunft? *Wertschätzende Hypothesenbildung:* • Bildung wertschätzender Hypothesen, z. B.: • Maja, Dein Gefühl etwas übersehen zu haben kann als ausgeprägte Gewissenhaftigkeit gesehen werden und den Wunsch, dich ständig zu verbessern • Trotz der sehr komplexen Einsatzsituation hast du zielgerichtet einen intraossären Zugang etabliert, das unterstreicht deine fachliche Kompetenz und Belastbarkeit *Reflecting Team:* • 3 Personen aus der Gruppe diskutieren gemeinsam über den Fall und mögliche Lösungsvarianten • Maja B. und die anderen Gruppenmitglieder hören zu • Andere Gruppenmitglieder bilden Hypothesen für sich und reflektieren mit „Wie hätte ich in dieser Situation agiert? Was wäre mir in dieser Situation gut/weniger gut gelungen?"

5. Auswertung der Bearbeitung des Falls (ca. 15–20 min)

Inhalte:	Methoden:
• Reflexion über die Bedeutung des Erlebten und Erarbeiteten für die Berufspraxis • Im Rahmen der Reflexion wird fokussiert auf: Hilfreiche Lösungsideen und neue Perspektiven, neue Erkenntnisse und Lerneffekte • Besprechung, welche neuen Handlungsoptionen sich aus Sicht von Maja B. ergeben • Konkretisierung, wie die Erkenntnisse in die Praxis umsetzbar sind	*Systemische Fragen:* • Wie hat sich die Fallsupervision für sie angefühlt und wenn die Zielerreichung 100 % ist, bei wie viel Prozent stehen sie gerade? • Wenn Ihr Team die Veränderungen in Ihrem Vorgehen bemerkt, woran würden sie es erkennen? • Welche Ihrer Stärken können Sie nutzen, um die gewonnen Ideen im Alltag umzusetzen?

6. Abschlussrunde und Verabschiedung (ca. 10–15 min)

• Abschlussrunde mit systemischen Fragen:
» Wie hilfreich war die heutige Fallsupervision auf einer Skala von 1–10 für Sie?
» Wenn ihr Team Sie nach den Erkenntnissen dieser Supervisionssitzung fragt, was würden Sie antworten?
• Die wichtigsten Erkenntnisse werden auf einem Flipchart festgehalten
• Positionierung im Raum: Möchten Sie die Fallsupervision künftig weiterführen, so stellen Sie sich für JA in die linke Raumecke und für NEIN in die rechte Raumecke

Nach dem erfolgreichen Abschluss der ersten systemischen Fallsupervision berichtet die Supervisorin Margit P. an Rettungsdienstleiter Wolfgang R., dass diese Supervisionsart für die meisten Supervisanden (8 von 11) als sehr hilfreich empfunden wurde und eine Fortführung dieses Formates seitens der Supervisanden gewünscht ist. Nach diesem Feedback der Supervisorin beschließt Wolfgang R., einen Supervisionsvertrag über 12 Monate mit Margit P. abzuschließen. Von da an werden systemische Fallsupervisionen im Rettungsdienst von Wolfgang R. alle sechs Wochen regelmäßig stattfinden.

6.4.3 Ergebnisse

Die Ergebnisse der systemischen Gruppen-/Fallsupervision der oben beschriebenen Durchführung der Supervision lassen sich auf die Zieldimensionen dieser Supervisionsart (vgl. Abschn. 6.3.1) übertragen. Die wichtigsten Erkenntnisse der einzelnen Fallsupervisionen wird die Supervisorin Margit P. künftig einerseits in einem Kurzprotokoll und andererseits in Form eines Flipcharts festhalten. Die Ergebnisse der Gruppen-/Fallsupervision sind nachfolgend beispielhaft dargestellt.

Ergebnisprotokoll einer systemischen Gruppen/Fallsupervision. (Eigene Darstellung)

Professionelle Entwicklung	• Die Supervisanden können ihr eigenes Handeln besser reflektieren und öffnen sich gegenüber Supervision • Die Supervisanden haben alternative Handlungsmöglichkeiten am Fallbeispiel der „seltenen Herzrhythmusstörung" erarbeitet und können auf diese im Berufsalltag zurückgreifen • Die Supervisanden können auf den Erfahrungsaustausch zurückgreifen und für sich passende Erkenntnisse in den Arbeitsalltag übertragen
Mentale Gesundheit und Selbstfürsorge	• Maja B. ist bewusst geworden, dass ihre geleistete Arbeit in dieser stressigen Situation gut gelaufen ist und dass sie ein hohes Maß an Gewissenhaftigkeit hat • Die Supervisanden wünschen sich in der Folge der Supervision Fortbildungen zum Stressmanagement und eine transparentere Kommunikation zum Umgang mit psychisch belastenden Einsatzsituationen • Der Austausch in der Gruppe wird als wertvolle Ressource gesehen und sie initiieren einen gemeinsamen Entspannungskurs über die Krankenkasse
Qualitäts- und Risikomanagement	• Die Patientensicherheit wird unterstützt, da sich die Supervisanden ihrer eigenen Fehlbarkeit bewusst machen und zudem verschiedene Handlungsmöglichkeiten diskutieren • Die Supervisanden entwickeln eine Offenheit gegenüber sensiblen Themen und auch Fehlern. Sie lernen durch Reflexion und Erfahrungsaustausch, dass es um die Verbesserung der Versorgungsleistung und nicht um die Suche nach einem Schuldigen geht

Kommunikation und Teamarbeit	• Die Supervisanden sprechen im Arbeitsalltag offener und selbstkritischer über ihre Erfahrungen und Einsätze • Sie entwickeln eine offene und wertschätzende Kommunikation innerhalb des Teams
Wissenstransfer und Innovation	• Das Wissen ist zwischen verschiedenen Supervisanden ausgetauscht und wird in den Berufsalltag überführt • Die Supervisanden lernen, dass sie sich auch im Arbeitsalltag übergreifend zu fachlichen Themen austauschen können und dass der Blick über den eigenen Tellerrand hinaus andere Handlungsoptionen aufzeigt

Um die Autonomie der Gruppe zu stärken, ist es auch möglich, innerhalb der Gruppe kleinere Teams zu bilden, welche sich zum einen um die Dokumentation der Ergebnisse und zum anderen um kleine Pausensnacks bemühen. Dies trägt dazu bei, dass das Verantwortungsgefühl der einzelnen Supervisanden für die gesamte Gruppe steigt und überdies ein informeller Austausch zwischen den einzelnen Fallsupervisionsterminen gestärkt wird, um Absprachen zu treffen oder auch die Dokumentation zu vervollständigen. Da zu erwarten ist, dass jedes Gruppenmitglied eine hochwertige Ergebnisdarstellung vom jeweiligen Supervisionstermin erhalten möchte, ist auch von einer hohen Qualität der Dokumentation auszugehen. Darüber hinaus wird hierdurch auch eine begleitende Weiterentwicklung möglich, da auch nach den einzelnen Terminen eine Auseinandersetzung mit den Fällen retrospektiv stattfindet.

6.4.4 Evaluation

Die Evaluation in der systemischen Gruppen-/Fallsupervision dient dazu, den Prozess und die Tätigkeit des Supervisors regelmäßig zu beurteilen und auf Veränderungsnotwendigkeiten hin zu überprüfen. Bei der Beurteilung können verschiedene Maßstäbe, wie bspw. Zufriedenheit mit dem Supervisionsprozess, Erfolg der Fallsupervision oder auch Umsetzbarkeit der Lösungsideen in die berufliche Praxis, sein. Eine Evaluation dient vorrangig dazu, die Qualität der systemischen Gruppen-/Fallsupervision fortlaufend sicherzustellen (Lüschen-Heimer & Michalak, 2022). Insbesondere um eine quantitative Beurteilung des Supervisionsprozesses vorzunehmen, kann es sinnhaft sein, mit einem Evaluationsbogen zu arbeiten, welcher von den Supervisanden nach den jeweiligen Terminen ausgefüllt wird. Hierbei kann angepasst an die Gruppe und an den Auftrag ein Evaluationsbogen konzipiert werden, welcher Aussagen zum Supervisionsprozess enthält, die mit einer Zustimmungsskala bewertet werden. Im Nachgang wird es somit möglich, die Antworten zu bündeln und in Kategorien auszuwerten. In Kombination mit kurzen Gesprächen in der Abschlussrunde der jeweiligen Supervisionstermine wird so ein Gesamtbild erzeugt, welches die Entwicklungslinie und den Mehrwert sowie die Qualität des Supervisionsprozesses weitreichend abbildet (Lüschen-Heimer & Michalak, 2022).

Tab. 6.3 Selbstevaluation des Supervisionsprozesses. (Eigene Erstellung in Anlehnung an Lüschen-Heimer & Michalak, 2022)

Selbstevaluation
1. Mein intensivstes Gefühl nach dieser Supervision ist …
2. Worauf weist mein Gefühl mich hin? Welche Informationen oder welcher Eigenanteil von mir sind darin verborgen?
3. Gedanken, die mich nach dieser Supervisionssitzung beschäftigen, sind …
4. Welcher Prozess entwickelt sich gerade?
5. Worauf möchte ich beim nächsten Supervisionstermin mehr achten?
6. Benötige ich im Supervisionsprozess mehr Bewegung, mehr Konfrontation oder mehr Ruhe?
7. An welchen Stellen war meine wertschätzende Haltung erkennbar?
8. Wenn ich mich in dieser Gruppe interagieren sehe, dann fällt mir besonders auf …
9. Auf welche Ideen und Lösungen bin ich heute gekommen, die sich hilfreich anfühlen?

Weiterhin besteht die Möglichkeit, dass sowohl die Supervisanden als auch der Supervisor eine Selbstevaluation (Tab. 6.3) gewissenhaft durchführen, um den Supervisionsprozess zu bewerten.

6.5 Erfahrungsbericht aus der Praxis

Einsatzmöglichkeiten von **Gruppen-/Fallsupervision** im Rettungsdienst in der Arbeit mit Auszubildenden aus Sicht des Trägers

Nancy M. (46 Jahre, seit 8 Jahren Notfallsanitäterin, Praxisanleiterin, Ausbildung „Lösungsorientierte Gesprächsführung", Ausbildungsleitung im Rettungsdienst, Studium: „Notfallpädagogik im Gesundheitswesen B.A.")

Frage: Ich möchte mit Ihnen gerne über den Einsatz von Gruppensupervision im Rettungsdienst sprechen. Könnten Sie sich bitte kurz vorstellen und mir erläutern, wie sich aktuell Ihr Aufgaben- und Arbeitsbereich im Rettungsdienst gestaltet?

Ausbildungsleitung: Ich bin nun seit 4 Jahren Ausbildungsleitung bei einem kommunalen Rettungsdienst. Ich bin gesamtverantwortlich für die Auszubildenden bei uns auf den Rettungswachen und während der Praxisphasen in der Klinik. Zusätzlich bin ich für die Kooperationspartner (Schule, Klinik, Wohnunterkünfte etc.) die Ansprechpartnerin in Bezug auf die Ausbildung.

Frage: Würden Sie zuerst den Einsatz und die Anwendungsmöglichkeiten von Supervision, vielleicht auch schon im Hinblick auf die Gruppensupervision, bei Ihnen in der Einrichtung beschreiben?

Ausbildungsleitung: Ja, gerade in der Generation Z gibt es aus meiner Sicht großen Bedarf für Unterstützung. Wir nutzen hier ein Format, welches ich als Gruppensupervision bezeichnen würde. Die Auszubildenden kommen aus den verschiedenen Rettungswachen und Arbeitsbereichen des Rettungsdienstes. Themen sind hier auf alle Fälle die Kommunikation, Selbstbewusstsein, Selbstbestimmtheit und eigentlich die Grundlagen des Umgangs. Vieles davon ist überhaupt nicht

6.5 Erfahrungsbericht aus der Praxis

bei den jungen Menschen vorhanden und muss erst entwickelt werden. D. h., uns kommt eigentlich innerhalb der Ausbildung eine Art Erzieherrolle zu, man könnte fast sagen, „Wir werden sozusagen zu Erziehungsberechtigten und Lehrenden in einer Person".

Frage: Würden Sie das noch etwas erläutern? Was meint das und inwieweit kann hier Supervision helfen?

Ausbildungsleitung: Naja, wir müssen uns im Rahmen des gemeinsamen Austausches während der Ausbildung schon sehr oft treffen, um wieder Fragen zu beantworten wie: Wo steht ihr gerade in eurer Ausbildung? Was braucht ihr an aktueller Unterstützung? Wie können wir euch unterstützen? Eigentlich sind das ganz leichte, einfache Fragen, aber für die Auszubildenden sind das unheimlich schwierige Fragen, weil sie einfach nicht reflektieren können, was sie jetzt brauchen, und daher können sie solche Fragen in einem normalen Gespräch oft nicht beantworten. Das ist für die jungen Menschen wirklich ganz schwer.

Frage: Das heißt, in diesem Zusammenhang bieten Sie den Auszubildenden eine Unterstützung in Form einer Gruppensupervision an?

Ausbildungsleitung: Ja, bei uns ist die Supervision immer eine Pflichtveranstaltung, die wir regelmäßig in den Lehrrettungswachenblöcken planen. Pro Block führen wir zwei Gruppensupervisionen mit den verschiedenen Auszubildenden durch. Die Abstände zwischen den Supervisionen betragen bei uns ca. drei oder vier Wochen. Zu den Supervisionen nehmen regelmäßig alle sieben Azubis teil.

Frage: Wie würden Sie Ihre Gruppensupervision beschreiben, worum geht es dabei?

Ausbildungsleitung: Ich habe festgestellt, dass es Einzelnen in der Gruppe oft noch schwerfällt, sich zu äußern, also sich einzulassen auf den Austausch. Meiner Erfahrung nach liegt es daran, dass sie das einfach gar nicht gelernt haben beziehungsweise nicht gewohnt sind, über das, was sie wahrnehmen und vielleicht auch fühlen, zu sprechen.

Frage: Welche Themen werden aus Ihrer Sicht in den Gruppensupervisionen immer wieder angesprochen und bearbeitet?

Ausbildungsleitung: Ganz oft spielen Themen wie Motivation in der Ausbildung, selbstständiges Arbeiten, Patientenkommunikation, strukturiertes Arbeiten im Team eine Rolle und diese Themen werden immer wieder angesprochen.

Frage: Wo sehen Sie den Nutzen von Supervision?

Ausbildungsleitung: Dadurch, dass wir mit den Auszubildenden auf Augenhöhe und sehr wertschätzend umgehen, melden uns die Azubis immer wieder zurück, dass es ihnen guttut und es für sie gewinnbringend ist. Allein die Tatsache, dass sie in der Gruppensupervision ihre Gedanken und vielleicht auch ihre Schwächen äußern können, und wir gemeinsam schauen können, wie es zu ändern wäre, wird von vielen als hilfreich empfunden. Gegebenenfalls biete ich bei Bedarf auch Einzelsupervision an.

Frage: Führen Sie Supervisionen in Präsenz, also vor Ort durch oder nutzen Sie auch die digitalen Möglichkeiten, z. B. per Zoom-Meeting?

Ausbildungsleitung: Nein, immer in Präsenz immer vor Ort. Digital finde ich persönlich ziemlich schwierig, weil die Auszubildenden die unmittelbare Nähe und den Kontakt zu mir brauchen. Ich brauche wiederum die Sicht auf Mimik und Gestik, also auf den ganzen Körper, einfach um auf Signale des Körpers auch reagieren zu können. Das geht meines Erachtens digital gar nicht.
Frage: Welche Funktion bzw. Wirkung würden Sie der Person des Supervisors zuschreiben und ist Ihrer Meinung nach Rettungsdiensterfahrung seitens des Supervisors hilfreich für den Prozess der Supervision?
Ausbildungsleitung: Das ist eine ganz elementare Funktion, und der Person des Supervisors würde ich eine entscheidende Rolle zuordnen. Mit der Person, d. h. mit der Fähigkeit, sich einzulassen und zu kommunizieren und Verständnis aufzubringen für die individuellen Bedarfe, steht und fällt der Erfolg der Supervision. Gerade in der Gruppensupervision mit verschiedenen Auszubildenden braucht es da ein „ganz feines Händchen".
Frage: Ist es wichtig, dass derjenige Rettungsdiensterfahrung mitbringt?
Ausbildungsleitung: Ja, das ist ganz wichtig, dass das jemand ist, der selbst aus dem Rettungsdienst kommt – so wie bei uns z. B. meine Person und die mich unterstützenden Praxisanleiter
Frage: Spielen Geschlecht oder Alter eine Rolle im Hinblick auf die Person des Supervisors?
Ausbildungsleitung: Eigentlich nicht, aber vielleicht gibt es ja Themen, bei denen sie sich einer Frau leichter öffnen würden als einem Mann – oder umgekehrt. Wichtig ist letztendlich, dass sie verstanden werden.
Frage: Vielen Dank für das sympathische Interview und Ihnen wünsche ich privat und beruflich alles Gute

6.6 Fazit

Die systemische Gruppen-/Fallsupervision im Rettungsdienst ist eines der Instrumente systemischer Supervision, mit welchem sich die Einsatzkräfte einerseits Supervision annähern können und andererseits ihre berufliche Praxis auf verschiedenen Ebenen weiterentwickeln und verbessern können. Es ist davon auszugehen, dass die systemische Gruppen-/Fallsupervision zunehmend an Bedeutung für den Rettungsdienst gewinnen wird, da innerhalb der Gruppe wertvolle Impulse und Ideen an den Fallschildernden gegeben werden können und in einem gemeinschaftlichen Reflexionsprozess Handlungs- und Lösungsoptionen für die Klärung des Anliegens entwickelt werden. Dieses Supervisionsformat stärkt dabei auf vielfältige Art und Weise die Leistungs- und Zukunftsfähigkeit des Rettungsdienstes. Die Einsatzkräfte werden in die Lage versetzt, adäquat und unter Berücksichtigung der eigenen Vulnerabilität mit den stetig steigenden Anforderungen umzugehen, aber auch kreative Lösungen in stressigen Situationen zu entwickeln. Sie ist als ein neuartiger Ort zum Lernen zu sehen, da berufliche Fälle tiefgreifend reflektiert und am konkreten Beispiel mit echten Emotionen und Erfahrungen begreifbar gemacht werden. Darüber hinaus gibt die systemische Gruppen-/Fallsupervision Entlastung und Stabilisierung für die einzelnen Supervisanden, wirkt sich also gesundheitsförderlich aus. Weiterhin trägt dieses Supervisionsformat zur Steigerung der Versorgungsqualität und Patientensicherheit bei, da vorrangig eine Stärkung der beruflichen Handlungskompetenz erfolgt.

Literatur

Böckelmann, I., Thielmann, B., & Schumann, H. (2022). Psychische und körperliche Belastung im Rettungsdienst: Zusammenhang des arbeitsbezogenen Verhaltens und der Beanspruchungsfolgen. In: *Bundesgesundheitsblatt, Gesundheitsforschung, Gesundheitsschutz, 65*(10), 1031–1042. https://doi.org/10.1007/s00103-022-03584-1.

EASC. (2019). *EASC – Supervision and Coaching in Europe. Handbuch*. Qualitätsstandards des EASC. https://www.easc-online.eu/fileadmin/content/dokumente/Manual/de/EASC-Manual_EC_Vision_V04_bis_09-2023.pdf. Zugegriffen: 20. Juni. 2023.

Ebbecke-Nohlen, A. (2022). *Einführung in die systemische Supervision. Sechste Auflage*. Carl-Auer-Verlag (Carl-Auer compact).

Erpenbeck, J., Rosenstiel, L. von., Grote S., & Sauter, W. (Hg.) (2017). *Handbuch Kompetenzmessung. Erkennen, verstehen und bewerten von Kompetenzen in der betrieblichen, pädagogischen und psychologischen Praxis. Fachverlag für Wirtschafts- und Steuerrecht Schäffer. 3., überarbeitete und erweiterte Auflage*. Schäffer-Poeschel Verlag.

Erpenbeck, J., & Sauter, W. (2015). *Wissen, Werte und Kompetenzen in der Mitarbeiterentwicklung. Ohne Gefühl geht in der Bildung gar nichts*. Springer Gabler (essentials). http://search.ebscohost.com/login.aspx?direct=true&scope=site&db=nlebk&AN=1023054.

Hagemann, V. (2016). High Responsibility Teamarbeit in Hochrisikobereichen – Verantwortung mit Risiko? In A. Hackstein, V. Hagemann, F. von Kaufmann, & H. Regener (Hrsg.), *Handbuch Simulation. Unter Mitarbeit von Frank Christiansen* (S. 56–59). S+K Verlagsgesellschaft Stumpf + Kossendey mbH.

Hellmann, G. (2018). Persönliche Performance der Rettungsdienstmitarbeiter, ein Tabu? In M. Baubin, A. Neumayr & A. Schinnerl (Hrsg.), *Herausforderung Notfallmedizin* (S. 74–84). Springer Berlin Heidelberg.

Heringshausen, G., & Brauchle, G. (2010). Gesundheit im Rettungsdienst: Ergebnisse einer Querschnittuntersuchung im deutschen Rettungsdienst. *Rettungsdienst, 33*(4), 324–331.

Heringshausen, G., & Schreier, R. (2021). Fort- und Weiterbildung: Im Zentrum steht die Kompetenzentwicklung. *Rettungsdienst, 44*(6), 18–23.

Lauer, D., Bandlow, S., Rathje, M., Seidl, A., & Karutz, H. (2022). Veränderungen und Entwicklungen in der präklinischen Notfallversorgung: Zentrale Herausforderungen für das Rettungsdienstmanagement. In: *Bundesgesundheitsblatt, Gesundheitsforschung, Gesundheitsschutz, 65*(10), 987–995. https://doi.org/10.1007/s00103-022-03588-x.

Lippmann, E. D. (2013). *Intervision*. Springer Berlin Heidelberg.

Loebbert, M. (2016). *Wie Supervision gelingt*. Springer Fachmedien Wiesbaden.

Lüschen-Heimer, C., & Michalak, U. (2022). *Werkstattbuch systemische Supervision. Zweite Auflage*. Carl-Auer Verlag GmbH (Beratung, Coaching, Supervision).

Moeller, K., Flottmann, S., Rechenbach, S., & Babitsch, B. (2019). Berufsbezogene Kompetenzentwicklung von Gesundheitsberufen. Konzipierung und Pilotierung von wissenschaftlichen Weiterbildungen mit Zertifikatsangeboten im Kontext offener Hochschule. *Pädagogik der Gesundheitsfachberufe, 6*(1), 23–31.

Pecha, S., Hofmann, T., Möckel, L., & Jacobs, S. (2025). Subjektiv wahrgenommene Belastung von Mitarbeitenden des deutschen Rettungsdienstes. *Zbl Arbeitsmed*. https://doi.org/10.1007/s40664-025-00573-4.

Rappe-Giesecke, K. (2003). *Supervision für Gruppen und Teams*. Springer Berlin Heidelberg.

Schlippe, A. von., & Schweitzer, J. (2019). *Systemische Interventionen* (4. Aufl.). Utb GmbH (utb-studi-e-book, 3313). https://elibrary.utb.de/doi/book/10.36198/9783838552309.

Schubert, F.-C., Rohr, D., & Zwicker-Pelzer, R. (2019). *Beratung*. Springer Fachmedien Wiesbaden.

Schumann, H. (2020). Zum Kompetenzniveau im Rettungsdienst: Eine Diskussionsgrundlage. *Rettungsdienst, 43*(7), 32–37.

Sieber, F., Kotulla, R., Urban, B., Groß, S., & Prückner, S. (2020). Entwicklung der Frequenz und des Spektrums von Rettungsdiensteinsätzen in Deutschland. *Notfall Rettungsmed, 23*(7), 490–496. https://doi.org/10.1007/s10049-020-00752-1.

Winterstein, I. (2024). *Supervision von Einsatzkräften im Rettungsdienst*. Stumpf + Kossendey

Systemische Leitungssupervision im Rettungsdienst

7

Inhaltsverzeichnis

7.1 Relevanz systemischer Leitungssupervision im Rettungsdienst 132
7.2 Theoretischer Rahmen 133
7.3 Methodenskizze 136
    7.3.1 Ziele 136
    7.3.2 Methoden und Techniken 137
    7.3.3 Struktur und Ablauf 138
7.4 Fallbeispiel „Leitungssupervision im Rettungsdienst"....................... 140
    7.4.1 Fallbeschreibung.. 141
    7.4.2 Durchführung 143
    7.4.3 Ergebnisse... 147
    7.4.4 Evaluation... 148
7.5 Erfahrungsbericht aus der Praxis 149
7.6 Fazit.. 152
Literatur.. 152

Zusammenfassung

Systemische Leitungssupervision stellt für Leitungs- und Führungskräfte im Rettungsdienst eine gute Möglichkeit dar, das eigene berufliche Handeln zu reflektieren und zu verbessern. Sie bietet nicht nur Unterstützung im Umgang mit den hohen Anforderungen dieses Arbeitsfeldes, sondern trägt auch zur langfristigen Stärkung der gesamten Organisation bei. Durch die Kombination von Reflexion, Problemlösung und systemischer Perspektive ermöglicht sie es Leitungs- und Führungskräften, ihre Rolle souverän und nachhaltig auszufüllen. Angesichts zunehmender Belastungen im Rettungsdienst, darunter Personalmangel, steigende Einsatzzahlen und wachsende organisatorische Anforderungen, wird der Bedarf an Leitungssupervision weiter steigen. Zukünftig könnten spezialisierte Supervisionsformate an Bedeutung gewinnen, die neben

© Der/die Autor(en), exklusiv lizenziert an Springer-Verlag GmbH, DE, ein Teil von Springer Nature 2025
G. Heringshausen et al., *Systemische Supervision im Rettungsdienst*,
https://doi.org/10.1007/978-3-662-71702-8_7

der klassischen Reflexion in Teams auch Aspekte der psychosozalen Unterstützung, interprofessionellen Zusammenarbeit und digitalen Kommunikationsstrukturen für Leitungs- und Führungskräfte berücksichtigen. Zudem ist eine verstärkte Integration von Supervision in die regulären Fortbildungsprogramme denkbar, um eine nachhaltige Verankerung in der Organisationskultur des Rettungsdienstes zu erreichen. Leitungssupervision kann damit zu einem zentralen Element moderner Leitungs- und Führungskultur im Rettungsdienst werden und zugleich eine Schlüsselrolle für die langfristige Qualitätssicherung in der Patientenversorgung und der Mitarbeiterführung im Hinblick auf die Arbeitszufriedenheit im Rettungsdienst der Zukunft einnehmen.

7.1 Relevanz systemischer Leitungssupervision im Rettungsdienst

In den vergangenen Jahren hat der Rettungsdienst einen erheblichen Professionalisierungsschub erfahren (Heringshausen, 2019; Zirnstein & Koch, 2021). Allerdings zeigt sich, dass viele Leitungs- und Führungskräfte mit dieser Entwicklung nicht in gleichem Maße Schritt halten konnten, denn ihre eigene berufliche Weiterentwicklung blieb oft hinter dem wachsenden Anspruchsniveau zurück (Steil & Turowski, 2018; Lauer et al., 2022). Heutige Leitungs- und Führungskräfte im Rettungsdienst stehen vor komplexen Herausforderungen, die tiefgreifende Kompetenzen in Betriebswirtschaft, Personalmanagement, Arbeits- und Tarifrecht sowie Qualitätsmanagement erfordern. Der kontinuierliche Anstieg von Anforderungen und die Dynamik des rettungsdienstlichen Umfelds führen bei zahlreichen Führungspersonen zu einer Überforderung oder zumindest zu einem Gefühl der Überlastung (Steil & Turowski, 2018). Dem entgegen stehen die vielfältigen rettungsdienstlichen Leitungs- und Führungsanforderungen. Die Arbeit von Leitungs- und Führungskräften im Rettungsdienst verlangt ein hohes Maß an fachlicher Kompetenz, sozialer Verantwortung und der Fähigkeit, auch unter Druck klare und nachhaltige Entscheidungen treffen zu können. Die Leitungsaufgaben sind aktuell vielseitig und reichen von der strategischen und organisatorischen Planung (Rettungsdienstleitung) über die operative Einsatzleitung (Team- bzw. Rettungswachenleitung) bis hin zur Wahrnehmung von diversen Schnittstellenfunktionen im Tagesgeschäft (z. B. Praxisanleitung). Leitungs- und Führungskräfte tragen dabei u. a. sowohl die Verantwortung für die Effizienz der Abläufe im Einsatz und für die psychosoziale Gesundheit ihrer Mitarbeiter als auch für deren Motivation, Leistungsfähigkeit und Arbeitszufriedenheit. Dabei unterstützen sie ihre Mitarbeiter nicht nur fachlich, sondern auch persönlich, indem sie eine Mentorenrolle übernehmen und als Ansprechperson für deren berufliche und persönliche Anliegen zur Verfügung stehen (Schmid & Weber, 2003; Lauer et al., 2022). Ein nicht zu unterschätzender Aufgabenbereich ist aber auch das interne Krisen- und Konfliktmanagement. Leitungs- und Führungskräfte im Rettungsdienst sind häufig mit Konflikten innerhalb der Teams oder zwischen den verschiedenen Organisationseinheiten (z. B. Hauptamt/Ehrenamt, Notfallrettung/

Krankentransport, multiprofessionelle Kooperation Ärzte/Pflege/Rettung/Feuerwehr/Polizei etc.) konfrontiert. Sie müssen dann in der Lage sein, diese Konflikte professionell zu handeln, zu bewältigen und so eine positive Arbeitsatmosphäre im Team zu erhalten und zu fördern. Nach belastenden Einsätzen spielen sie zudem eine Schlüsselrolle bei der psychosozialen Unterstützung der Rettungs- und Einsatzkräfte, indem sie beispielsweise Debriefings oder Krisenintervention organisieren bzw. selbst initiieren (Redelsteiner, 2018). Systemische Leitungssupervision kann als präventives und unterstützendes Instrument der Selbstreflexion dazu beitragen, die Qualität der eigenen Leitung, die Teamdynamik und die Resilienz der Mitarbeiter im Rettungsdienst nachhaltig zu stärken. Leitungssupervision bietet Leitungs- und Führungskräften dazu einen strukturierten Rahmen, um die beschriebenen komplexen Leitungsaufgaben zu reflektieren und lösungs- und zielorientierte Strategien zu entwickeln (Winterstein, 2024). Anders als rein fachliche oder organisatorische Weiterbildungen fokussiert die Supervision dabei auf die Wechselwirkungen zwischen individuellen, teamdynamischen und organisationsbezogenen Faktoren. Durch diese ganzheitliche Perspektive können Leitungs- und Führungskräfte sowohl ihre persönliche Entwicklung als auch die ihrer Mitarbeiter gezielt fördern (Winterstein, 2024).

Aber auch aus unternehmerischer Sicht ist eine gezielte, bedarfsorientierte Entwicklung von Leitungs- und Führungskräften im Rettungsdienst längst überfällig. Rettungsdienstunternehmen, die in die systematische Förderung ihrer Leitungs- und Führungskräfte investieren, profitieren von einer schnelleren Identifikation von Marktchancen und -risiken, klar definierten und erreichbaren strategischen Zielen sowie einer stärkeren Arbeitgeberattraktivität. Sie ziehen dadurch qualifiziertes Personal an, erhöhen die langfristige Mitarbeiterbindung und positionieren sich zugleich als attraktive Arbeitgeber für leitende Fachkräfte (Steil & Turowski, 2018).

7.2 Theoretischer Rahmen

Die theoretische Einordnung der Leitungssupervision sowie ihre Abgrenzung zu anderen Unterstützungsformaten stellt eine Herausforderung dar. Besonders die Differenzierung vom Coaching bleibt unscharf, da in der Fachliteratur Supervision häufig als eine spezifische Form des Coachings für helfende Berufe beschrieben wird (Loebbert, 2016). Tatsächlich gibt es zahlreiche Überschneidungen zwischen beiden Ansätzen und klare Abgrenzungskriterien sind schwer zu definieren (vgl. Kap. 8). Daher wird der Begriff Leitungssupervision oft als Synonym für Coaching in leitenden Funktionen verwendet (Haubl 2008; Ahlburg, 2019). Leitungssupervision kann abgrenzend zu Coaching als eine besonders wertvolle Form der Einzelberatung für Leitungs- und Führungskräfte betrachtet werden, in deren Beratungskontext sowohl Ziele als auch Aufgaben, normative Strukturen und Prozesse in Bezug zur Leitungs- und Führungsaufgabe thematisiert und supervidiert werden (Gerich et al., 2014). Sie stellt eine spezifische Variante der Supervision dar und findet häufig im dyadischen Setting, also in einer Zweierbeziehung statt. Inhaltlich konzentriert sie sich stark auf berufliche Fragestellungen (West-Leuer, 2019). Typische Themenbereiche sind unter anderem der Umgang mit Konflikten (z. B. mit Mitarbeitern, externen Partnern, internen Leitungs- bzw. Verwaltungssystemen), die Reflexion der eigenen Leitungs- und Führungsrolle, Herausforderungen bei der Umsetzung neuer Regelungen oder der Umgang mit Budgetkürzungen (Fischer et al., 2001). Leitungs- und Führungskräfte im Rettungsdienst müssen sich täglich in diesen komplexen Handlungsfeldern bewegen. Gleichzeitig werden an sie zunehmend Anforderungen gestellt, die ein hohes Maß an Kooperationsfähigkeit und Reflexionskompetenz verlangen. Die Leitungssupervision unterstützt sie dabei, diese Herausforderungen zu bewältigen und Lösungen für die damit verbundenen Schwierigkeiten zu entwickeln (Fischer et al., 2001).

▶ **Praxistipp** Führungskräfte im Rettungsdienst (z. B. Rettungswachenleiter, Fachbereichsleiter, RD-Leiter) sollten regelmäßig an Leitungssupervisionen teilnehmen (mindestens einmal im Quartal), um ihre eigene Führungsrolle gezielt zu reflektieren und komplexe Konflikt- oder Veränderungssituationen professionell aufzuarbeiten. Besonders hilfreich ist dabei ein externer Supervisor, der nicht nur die Strukturen im Rettungsdienst kennt, sondern auch einen neutralen Reflexionsraum bietet, z. B. bei Spannungen im Team, internen Zielkonflikten oder der Umsetzung neuer Vorgaben. Das stärkt nicht nur die persönliche Führungskompetenz, sondern wirkt sich auch positiv auf das gesamte Teamklima im Rettungsdienst aus.

Die *Deutsche Gesellschaft für Systemische Therapie, Beratung und Familientherapie* (DGSF, 2008) definiert Leitungssupervision als eine spezifische Form der Beratung für Führungskräfte innerhalb von Institutionen. Ziel ist die Reflexion der eigenen Leitungsaufgaben, des individuellen Führungsstils sowie der persönlichen Weiterentwicklung. Dabei werden insbesondere die Formulierung von Zielen und strukturierende Hilfestellungen erarbeitet.

Die *Deutsche Gesellschaft für Supervision und Coaching* (DGSv, 2012) beschreibt Leitungssupervision als eine beratende Begleitung, die sich auf die Gestaltung der Führungsrolle konzentriert. In der Praxis wird sie häufig in Sonderformen von Einzelsupervision oder Coaching für Führungskräfte durchgeführt. Alternativ kann sie auch in Gruppen stattfinden, wodurch ein gegenseitiger Erfahrungsaustausch ermöglicht wird. Im Mittelpunkt stehen dabei die Entwicklung einer klaren Leitungsidentität im Kontext der eigenen beruflichen Biografie sowie aktuelle Fragestellungen zur Führungsrolle.

Systemische Leitungssupervision zeichnet sich durch ihre besondere Herangehensweise aus: Sie betrachtet die Leitungs- und Führungskraft nicht isoliert, sondern eingebettet in ein komplexes Netz von Beziehungen und Systemen. Diese systemische Perspektive ist im Rettungsdienst unverzichtbar, da hier vielfältige Wechselwirkungen zwischen Teammitgliedern, Leitungs- und Führungskräften,

7.2 Theoretischer Rahmen

Tab. 7.1 Notwendigkeit von Leitungssupervision im Rettungsdienst, Auswahl. (Eigene Erstellung)

• Förderung der Reflexionsfähigkeit	Leitungs- und Führungskräfte im Rettungsdienst erhalten die Möglichkeit, ihre eigene Rolle, Entscheidungen und Handlungsweisen kritisch zu hinterfragen
• Verbesserung der Kommunikation	Systemische Leitungssupervision unterstützt die Entwicklung klarer und empathischer Kommunikationsstrategien, die essenziell sind, um Vertrauen und Zusammenarbeit im Team zu stärken
• Prävention von Burnout	Durch die frühzeitige Bearbeitung von Belastungen und Konflikten können psychische Erschöpfung und Burnout sowohl bei Leitungs- und Führungskräften als auch im Team der Rettungs- und Einsatzkräfte reduziert werden
• Nachhaltige Organisationsentwicklung	Systemische Leitungssupervision trägt dazu bei, Strukturen und Prozesse im Rettungsdienst kontinuierlich zu verbessern und an sich wandelnde Anforderungen anzupassen

der Organisation und externen Akteuren bestehen (vgl. Kap. 2). Die Notwendigkeit von Leitungssupervision im Rettungsdienst ergibt sich aus mehreren Aspekten (Tab. 7.1):

Effektive Führung im Rettungsdienst erfordert seitens der Leitung eine bewusste Gestaltung von Reflexions- und Handlungsprozessen, um abstrakte organisatorische Abläufe mit praxisnahen Erfahrungen und Erlebnissen zu verknüpfen. Insbesondere die Übernahme von Leitungs- und Führungsaufgaben aus einem bestehenden Team heraus stellt Leitungs- und Führungskräfte im Rettungsdienst vor die Herausforderung, ihre Beziehungen zu bisherigen Kollegen, Mitarbeitern und Vorgesetzten neu zu definieren. In der Vergangenheit erfolgte in vielen Fällen die Besetzung von Leitungs- und Führungspositionen (z. B. Rettungswachenleitung, Rettungsdienstleitung) oft nicht auf der Grundlage gezielter Qualifikation, sondern ohne systematische Vorbereitung und adäquate Ausbildung. Dies führt regelmäßig dazu, dass sowohl die betroffenen Leitungs- und Führungskräfte als auch die Mitarbeiter Schwierigkeiten haben, die neue Rolle der Leitungskraft zu akzeptieren. Unter dem psychologischen Druck der Regression besteht zudem die Gefahr, sich wieder stärker dem Team anzunähern, wodurch es zu Rollenkonflikten und einer Verwischung der Leitungs- und Führungsverantwortung kommen kann (Junkers, 2009). Um diesen Herausforderungen zu begegnen, kann Leitungssupervision eine wertvolle Unterstützung bieten, indem sie Leitungs- und Führungskräfte im Rettungsdienst in ihrer Rollenfindung begleitet und ihre Identitätsentwicklung fördert.

Eine Leitungssupervision zu den möglichen Themenbereichen (Abb. 7.1) kann auch fließend in den Bereich der Organisationsberatung übergehen, wenn Arbeitsstrukturen identifiziert und entwickelt werden, die präventiv gegen die Entstehung von Konflikten wirken. Wird der Supervisor dabei in seiner Rolle als Organisationsberater gefordert, nimmt die Beratung eine spezifische Form an, die sich dann auch – je nach Anliegen – als individuelles Coaching gestalten kann (vgl. Kap. 8).

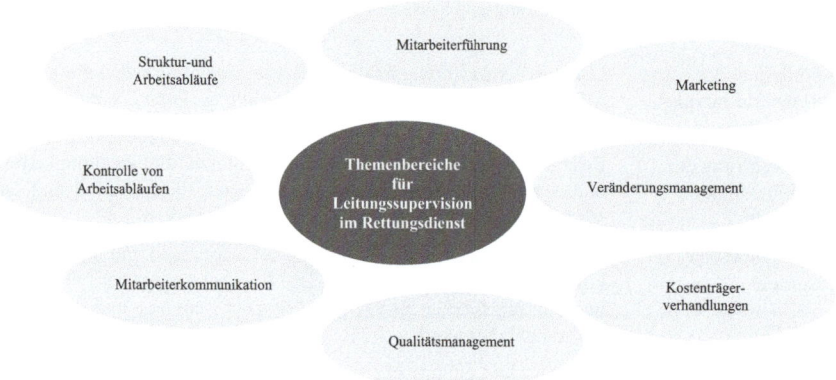

Abb. 7.1 Themenfelder für Leitungssupervision im Rettungsdienst. (Eigene Erstellung in Anlehnung Junkers, 2009)

▶ **Praxistipp** Etablieren Sie als Leitungskraft einen festen monatlichen Reflexionsslot (z. B. 60 min) zur persönlichen Leitungssupervision, idealerweise mit einem externen Supervisor oder einem vertrauten Mentor. Dies kann digital oder face-to-face erfolgen. Nutzen Sie diese Zeit gezielt zur Reflexion von Teamkonflikten, Entscheidungsdruck und Rollenklarheit. So schaffen Sie Raum für persönliche Entwicklung, stärken Ihre Führungsidentität und fördern eine gesunde Leitungskultur im Rettungsdienst.

7.3 Methodenskizze

Eine Methodenskizze ist für die Planung einer Supervision essenziell, da sie Struktur, Zielorientierung und methodische Vielfalt gewährleistet. Die Skizze definiert klare Ziele, legt den Ablauf in der Supervision fest und ermöglicht eine gezielte Auswahl passender Methoden. Gleichzeitig sorgt sie für Flexibilität, um auf unvorhergesehene Entwicklungen zu reagieren, und sie trägt zugleich zur Qualitätssicherung bei, indem sie eine systematische Dokumentation und Evaluation erleichtert. Insgesamt stellt eine Methodenskizze sicher, dass die Supervision professionell, effektiv und an den Bedürfnissen der Teilnehmer ausgerichtet ist.

7.3.1 Ziele

Leitungssupervision bezieht sich wesentlich auf berufliche Anliegen (West-Leuer, 2019) und ist somit eine unterstützende und leistungsrollenzentrierte Beratung im Kontext berufs- und organisationsbedingter Anliegen (Lehmenkühler-Leuschner & Leuschner, 2000). Mögliche übergeordnete Ziele für eine Leitungssupervision ergeben sich in ihren individuellen beruflichen Arbeitsbereichen aus folgenden vier Spannungsfeldern, in denen sich Leitungs- und Führungskräfte regelmäßig bewegen müssen:

- die Erwartungen der Mitarbeiter, ihre Interessen zu berücksichtigen und dem Träger gegenüber zu vertreten,
- den Erwartungen der Kunden, für die die Organisation ihre Dienstleistungen anbietet, ihren Bedürfnissen und Interessen entgegenzukommen,
- die Erwartungen und Anforderungen des Trägers im Interesse der Organisation und ihren Primär- und Sekundärzielen zu leiten,
- die eigenen Erwartungen an die Leitungsrolle, die berufsethischen, standespolitischen und fachlichen Anforderungen, die sich aus ihrer Berufssozialisation ergeben (Lehmenkühler-Leuschner & Leuschner, 2000).

Vor dem Hintergrund dieser Handlungsfelder lassen sich mehrere übergeordnete wichtige Ziele zur Unterstützung von Leitungs- und Führungskräften im Rettungsdienst ableiten (Tab. 7.2):

7.3.2 Methoden und Techniken

Die systemische Leitungssupervision lässt sich nicht auf eine direkte Anwendung systemtheoretischer Konzepte oder ein reines Repertoire diverser Methoden oder technischer Fertigkeiten reduzieren. Vielmehr manifestiert sich Supervision als ein komplexes Gefüge, in dem die Persönlichkeit des Supervisors sowie der spezifische Kontext der systemischen Arbeit zentrale Rollen einnehmen (Möller, 2012). Diese Elemente werden durch ein Fundament grundlegender Prämissen und

Tab. 7.2 Zieldimensionen von Leitungssupervision im Rettungsdienst. (Eigene Erstellung in Anlehnung Junkers, 2009; Möller, 2012)

Stärkung der Führungskompetenz	Persönliche Entwicklung
• Reflexion der eigenen Leitungs- und Führungsrolle und des Leitungs- und Führungsverhaltens • Entwicklung eines effektiven Leitungsstils • Verbesserung der Mitarbeitermotivation und -führung • Entwicklung von Konfliktkompetenz	• Förderung der Selbstreflexion • Reflexion eigener Blockaden • Klärung der beruflichen Rolle und der individuellen Kompetenzen • Verbesserung der eigenen Work-Privacy-Balance
Bewältigung von Herausforderungen	**Organisationsentwicklung**
• Unterstützung bei schwierigen Entscheidungssituationen • Hilfe bei der Lösung von Teamkonflikten • Umgang mit Stress und Leistungsdruck zur Burnout-Prävention	• Unterstützung bei Veränderungsprozessen in der Organisation • Förderung einer konstruktiven Zusammenarbeit im Unternehmen • Optimierung von Arbeitsabläufen und -strukturen

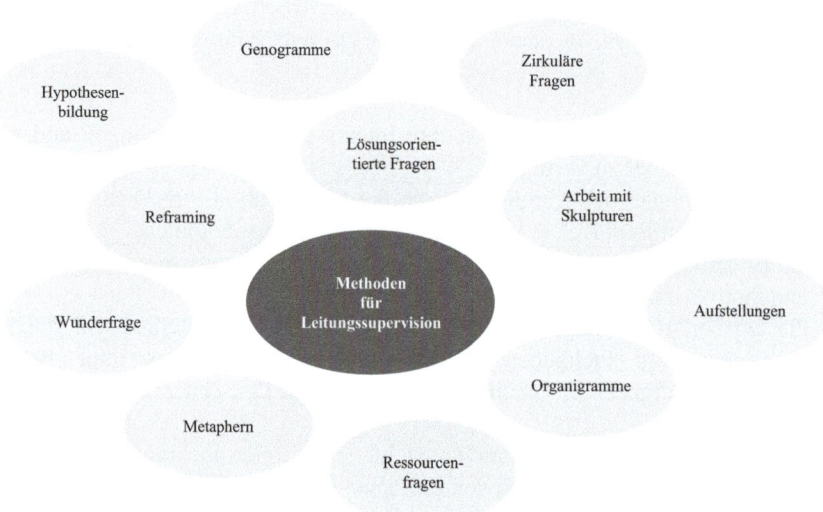

Abb. 7.2 Methoden für Leitungssupervision im Rettungsdienst. (Eigene Erstellung in Anlehnung an Schlippe & Schweitzer, 2007/2010; Lippmann, 2013)

professioneller Haltungen miteinander verknüpft, welche als Inspirationsquelle für das konkrete supervisorische Handeln dienen. Somit entsteht ein dynamisches Zusammenspiel zwischen theoretischen Grundlagen, praktischer Umsetzung und individueller Expertise, das die Einzigartigkeit und Effektivität systemischer Supervision ausmacht (Schlippe & Schweitzer, 2007). Vor diesem Hintergrund bezieht sich Leitungssupervision wesentlich auf berufliche Anliegen und nutzt vorrangig selbstreflexive Methoden (West-Leuer, 2019). Leitungssupervision zielt darauf ab, Leitungs- und Führungskräfte (u. a. Einsatzleitung, Teamleitung, Rettungswachenleitung, Rettungsdienstleitung, Geschäftsführung etc.) in ihrer komplexen beruflichen Rolle zu stärken, ihre Handlungsfähigkeit als Leitung zu erweitern und letztlich die Effizienz und Qualität der Arbeit in der Organisation zu verbessern. Dazu bieten sich in der Leitungssupervision diverse methodische Ansätze aus der Systemischen Therapie und Beratung (vgl. Schlippe & Schweitzer, 2007) an (Abb. 7.2):

Literaturempfehlung Neumann-Wirsig, H. (Hrsg.) (2023). Supervisions-Tools. Die Methodenvielfalt der Supervision in 55 Beiträgen renommierter Supervisorinnen und Supervisoren. managerSeminare. Edition Training aktuell. 334 Seiten.

7.3.3 Struktur und Ablauf

Der Gesamtprozess der Leitungssupervision lässt sich in drei wesentliche Phasen unterteilen, die aufeinander aufbauen und zuweilen ineinander übergehen. In der

7.3 Methodenskizze

Initialphase steht die Problemerkennung und Auftrags- und Zielklärung im Mittelpunkt. Der Supervisor und der Supervisand lernen sich kennen und der Supervisor verschafft sich einen umfassenden Überblick über die aktuelle berufliche Situation des Supervisanden. In einem ausführlichen Erstgespräch werden die individuellen Herausforderungen, die Ziele und die Erwartungen des Supervisanden detailliert besprochen. Zudem steckt der Supervisor den Rahmen ab, indem sich die Leitungssupervision in ihren Möglichkeiten und ihren Bedingungen bewegen kann. Wichtig ist, eine vertrauensvolle Basis in der Beziehungsgestaltung zu schaffen und damit die Grundlagen für eine erfolgreiche Zusammenarbeit zu legen. Die *Hauptphase* bildet den Kern der Leitungssupervision. Hier findet eine intensive Auseinandersetzung mit den spezifischen Führungsthemen statt. Die Leitungs- und Führungskraft reflektiert gemeinsam mit dem Supervisor je nach Anliegen z. B. ihr Arbeitsumfeld, ihre Beziehungen zu Mitarbeitern und die eigenen Handlungsstrategien. Durch den gezielten Einsatz systemischer Methoden und Gesprächstechniken (vgl. Abschn. 7.3.2) können so gemeinsam alternative Verhaltensweisen und Lösungsansätze erarbeitet werden. Der Supervisor ermöglicht dem Supervisanden dadurch, neue individuelle Lösungsmöglichkeiten bzw. alternative Perspektiven zu entwickeln. In der *Abschlussphase* erfolgt eine umfassende Auswertung des Supervisionsprozesses. Gemeinsam werden die erzielten Fortschritte und Veränderungen besprochen. Die Wirksamkeit der entwickelten Strategien wird kritisch reflektiert und mögliche weitere Entwicklungsschritte können definiert werden. Ziel ist es, auf diesem Wege nachhaltige Impulse für die weitere berufliche Entwicklung zu setzen.

Während des gesamten Prozesses steht die individuelle Situation der Leitungs- und Führungskraft im Mittelpunkt. Flexibilität, Offenheit und Wertschätzung sind dabei zentrale Prinzipien, die den Supervisionsprozess charakterisieren und seinen Erfolg maßgeblich bestimmen. Um eine konkrete und orientierende Struktur im Beratungs- und Supervisionsprozess zu schaffen, kann der Gesamtablauf einer Leitungssupervision weiter präzisiert werden. Mögliche Schritte für den Beratungsprozess im Ablauf wären (Abb. 7.3):

▶ **Praxistipp** Für die konkrete Bedarfsfeststellung in einem Leitungssupervisionsprozess und die daraus abzuleitende Auftrags- und Zielformulierung lässt sich z. B. durch folgende Eingangsfrage gleich im ersten Kontakt (Sondierungsgespräch vor der eigentlichen Supervision) mit dem Supervisanden die Zielorientierung deutlich machen: *„Könnten Sie mir bitte vielleicht ein erstes Stichwort oder eine kurze Überschrift zu Ihrem Anliegen oder zu Ihrem Ziel nennen, das Sie durch die Zusammenarbeit mit mir gerne erreichen möchten?"* oder *„Mich interessiert als Erstes, was Sie persönlich mit unserem Gespräch erreichen möchten und was am Ende unserer Beratung für Sie ein gutes Ergebnis wäre."*

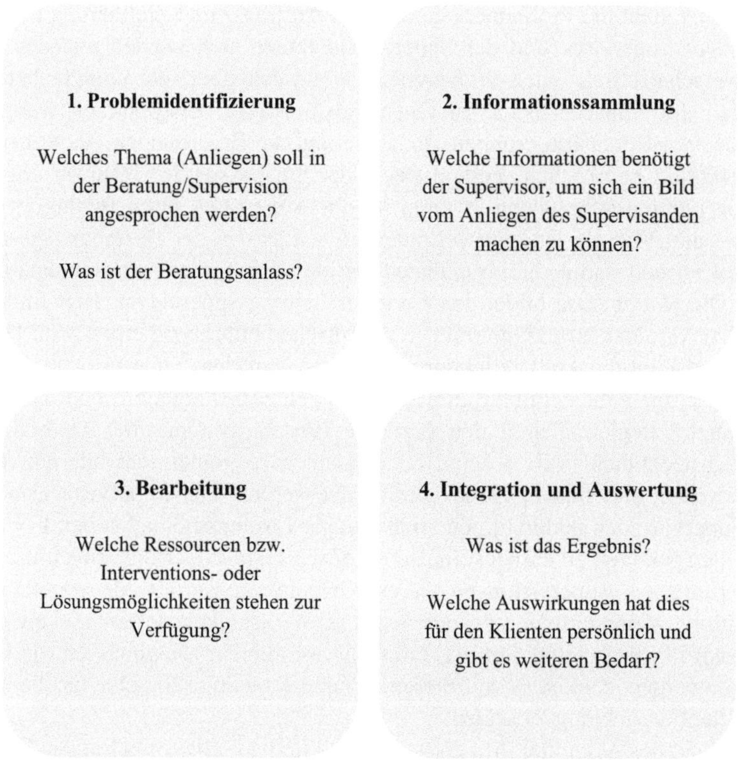

1. Problemidentifizierung

Welches Thema (Anliegen) soll in der Beratung/Supervision angesprochen werden?

Was ist der Beratungsanlass?

2. Informationssammlung

Welche Informationen benötigt der Supervisor, um sich ein Bild vom Anliegen des Supervisanden machen zu können?

3. Bearbeitung

Welche Ressourcen bzw. Interventions- oder Lösungsmöglichkeiten stehen zur Verfügung?

4. Integration und Auswertung

Was ist das Ergebnis?

Welche Auswirkungen hat dies für den Klienten persönlich und gibt es weiteren Bedarf?

Abb. 7.3 Ablauf einer Leitungssupervision im Rettungsdienst. (Eigene Erstellung in Anlehnung an Lippmann, 2013)

7.4 Fallbeispiel „Leitungssupervision im Rettungsdienst"

Im Folgenden soll ein konkretes Fallbeispiel aus dem Berufsfeld Rettungsdienst dazu dienen, die eingangs in diesem Kapitel beschriebenen theoretische Konzepte praxisnah anzuwenden. Mit dem nachfolgenden Fallbeispiel soll so einerseits die Brücke zwischen abstraktem, theoretischem Wissen und konkreter Anwendung im Rettungsdienstkontext gebaut werden und zugleich soll den Lesern ermöglicht werden, komplexe Supervisionssituationen aus der Leitungs- und Führungspraxis im Rettungsdienst unmittelbar zu erleben. Es zeigt demzufolge nicht nur irgendwelche Herausforderungen auf, sondern es demonstriert auch mögliche Lösungsstrategien und Handlungsoptionen. Durch die narrative Struktur des Falls werden theoretische Konzepte greifbar und praktisch nachvollziehbar. Die Fallbeschreibung stellt die verschiedenen Dimensionen einer Leitungssupervisionssituation – wie organisationale Dynamiken, persönliche Herausforderungen und systemische Zusammenhänge – umfassend dar und regt nicht nur zum Verständnis, sondern auch zur kritischen Reflexion bei den Lesenden an. Die Lesenden können dadurch eigene Erfahrungen spiegeln, vergleichen und sich anregen lassen, um im besten Fall neue Perspektiven für eigene Supervisionskontexte zu entwickeln. Das Fallbeispiel „Leitungssupervision" fungiert gewissermaßen als Lernmodell, das über die reine Wissensvermittlung hinausgeht und praktische Handlungskompetenz fördert.

7.4.1 Fallbeschreibung

Fallbeispiel: Akute Stress- und Problemsituation in der Rettungswache

Perspektive: Leiter der Rettungswache

Mario S. ist seit knapp drei Jahren Leiter einer Rettungswache bei einer großen deutschen Hilfsorganisation. Er ist 44 Jahre alt und hat seinerzeit nach seiner Ausbildung zum Rettungsassistenten die Ergänzungsprüfung zum Notfallsanitäter im Jahr 2014 absolviert. Danach war er für einige Jahre als Praxisanleiter für die Begleitung der Auszubildenden auf der Rettungswache zuständig und vor drei Jahren kam dann die Anfrage bezüglich der Übernahme der Rettungswachenleitung. Eine spezifische Aus-, Fort- bzw. Weiterbildung bezüglich der Tätigkeitsanforderungen einer Rettungswachenleitung (z. B. Mitarbeiterführung, Dienstplanung, Konfliktmanagement, betriebswirtschaftliche Kenntnisse) hatte er nicht. Er kannte aber das Team gut und nahm das Angebot an. Das ist nun fast drei Jahre her ...

> **Übersicht**
> *Es ist Montagmorgen, 06:20 Uhr, der Rettungswachenleiter Mario S. sitzt in seinem Büro, die Augen schwer von einer viel zu kurzen Nacht. Er starrt auf den Bildschirm, auf dem der Dienstplan prangt – ein Puzzle aus Lücken und Notlösungen. Der Krankenstand ist in den letzten Monaten auf ein unerträgliches Maß angestiegen. Bereits am Wochenende haben sich zwei weitere Kollegen krankgemeldet, gerade kam der dritte Anruf - krank. Nun stehen zwei 24h-RTW-Schichten unbesetzt da. Er weiß aus bereits mehreren Gesprächen zu diesem leidigen Thema, der Rettungsdienstleiter der Rettungsdienst gGmbH erwartet von ihm, dass er das Problem löst, und das am besten sofort... aber wie?*
> *Mit einem tiefen Seufzen greift er zum Telefon. Er kennt die Reaktionen schon. Kaum ein Kollege hebt noch gern ab, wenn seine Nummer auf dem Display erscheint. ... und tatsächlich: genervte Stimmen, gereizte Antworten. „Mario, ich kann nicht mehr!", sagt sein langjähriger Freund und Kollege mit müder Stimme. „Das ist jetzt das dritte Mal in diesem Monat, dass ich aus dem Frei geholt werde. Ich habe Familie!" Mario versteht ihn, aber was soll er tun? Die Notlage erfordert es, dass irgendjemand einspringt. Doch wer? Er hört den Ärger in den Stimmen, die Verzweiflung. Manche sind am*

Rande der Erschöpfung, andere einfach nur noch wütend. Das seinerzeit gute kollegiale Verhältnis zu seinem Team hat sich schon lange verändert. Er ist für viele oft nur noch „der Direktor".

Währenddessen trudeln die ersten Kollegen der Frühschicht ein. Die Stimmung ist gereizt, eine unterschwellige Aggression liegt in der Luft. Gespräche drehen sich nur noch um eines: die ständigen kurzfristigen Änderungen des Dienstplans. „Das kann doch nicht dein Ernst sein!", ruft eine Kollegin fassungslos. „Ich hatte gestern endlich mal frei, und dann rufst du an, weil wieder jemand fehlt? Wir schuften uns kaputt, und du erwartest noch mehr?" Ihre Worte treffen ihn, und doch bleibt ihm nichts anderes übrig. Eine hitzige Diskussion entfacht sich in der Fahrzeughalle. Die Kollegen fühlen sich ausgenutzt, ihre Stimmen werden lauter. Sie werfen ihm vor, noch nur die Interessen der Geschäftsführung zu vertreten und sich nicht mehr für sie einzusetzen. Die Zeit, dass er als „einer von Ihnen" angesehen wurde, ist längst vorbei.

Mario fühlt sich zerrissen. Er fühlt sich in seiner Rolle schon länger unwohl. Er weiß, wie sehr seine Kollegen unter den Umständen leiden, und doch sind seine Hände gebunden. Die Rettungsdienstleitung sitzt ihm im Nacken, fordert Lösungen. Letzte Woche gab es ein Gespräch, das ihm noch immer schwer im Magen liegt. „Mario wir erwarten, dass die Rettungswache funktioniert. Du trägst die Verantwortung. Wenn du das nicht im Griff hast, müssen wir überlegen, wie es weitergeht." Die unterschwellige Drohung war unmissverständlich. Versagen ist für ihn keine Option.

Jeden Tag wächst in ihm der Gedanke an eine eigene Kündigung. Früher hat er diesen Job geliebt, die Verantwortung getragen, weil er wusste, dass es Sinn macht. Doch mittlerweile fühlt es sich an, als würde er zwischen den Fronten zerrieben. Die Rettungswache muss laufen – aber um welchen Preis? Seine eigene Belastungsgrenze ist längst überschritten, die Nächte sind kurz, die Gedanken kreisen unaufhörlich. Er sieht sich selbst wie in einem endlosen Hamsterrad, unfähig, einen Ausweg zu finden. Sollte er kündigen, als Notfallsanitäter findet er überall Arbeit. ...

Ein Klopfen an der Tür reißt ihn aus seinen Gedanken. Ein Kollege tritt ein, die Wut ist ihm ins Gesicht geschrieben. „Mario, das geht so nicht weiter! Ich mach das nicht länger mit! Hast du überhaupt noch eine Lösung oder lässt du uns hier einfach auflaufen?" In diesem Moment fühlt sich Mario S. völlig leer. Während er erneut auf den Bildschirm schaut, in der Hoffnung auf eine Lösung, spürt er, wie ihm die Situation über den Kopf wächst. Der Kollege schlägt die Tür zu.

Am nächsten Tag sucht er das Gespräch mit dem Geschäftsführer der Rettungsdienst gGmbH. Das Gespräch verläuft anders als erwartet. Der Geschäftsführer will ihn nicht verlieren und schlägt ihm eine Leitungssupervision vor...

7.4.2 Durchführung

Im vorliegenden Fall wird sich für einen externen Supervisor mit entsprechender Feldkompetenz (vgl. Abschn. 2.5) entschieden. Der Vorteil liegt in der Distanz zum direkten Arbeitsfeld des Supervisanden (Mario S.), der professionellen Neutralität und Objektivität und der methodisch-fachlichen Expertise, die in diesem Fall mit langjähriger Erfahrung im Rettungsdienst auf der Seite des Supervisors gekoppelt ist. Diese personellen Rahmenbedingungen ermöglichen es, einerseits das Anliegen von Mario allparteilich und zugleich mit der notwendigen methodischen Perspektivvielfalt zu beraten und andererseits durch die Feldkompetenz (eigene Einsatz- und Leitungserfahrung im Rettungsdienst) zugleich ziel- und lösungsorientiert zu begleiten. Beide (Supervisor und Supervisand) sprechen sozusagen „eine Sprache", dies ist wichtig für die Akzeptanzsicherung und damit letztendlich für den Erfolg der Supervision.

Basierend auf dem geschilderten Fallbeispiel lässt sich der Ablauf für eine Leitungssupervision wie folgt darstellen:

Um die Supervision optimal vorzubereiten, erfolgt in einem ersten Schritt die Kontaktaufnahme und Terminvereinbarung zwischen dem Supervisor und Mario S. per Telefon. Der telefonische Erstkontakt ist deshalb wichtig und notwendig, da bereits das Telefonat zur Terminvereinbarung enorme Chancen für beide Seiten beinhaltet. Es kann einerseits den Grundstein für eine positive Beziehung zwischen Supervisor und Supervisanden bilden und andererseits Mario S. helfen, sich über seine Ziele klar zu werden und bei ihm zugleich eine zuversichtliche Aufbruchstimmung zu wecken (Prior, 2012). Die Ankündigung im Telefonat, dass direkt zu Beginn der später stattfindenden Supervisionssitzung nach den eigentlichen Zielen der Supervision gefragt wird, ermöglicht es Mario, sich bereits im Vorfeld mit seinen eigenen Zielvorstellungen und Wünschen auseinanderzusetzen (vgl. Abschn. 7.3.3). Folgende beispielhafte Formulierung könnte dabei hilfreich sein:

„Als Erstes werde ich mich in unserem späteren Gespräch besonders für Ihre Ziele interessieren und ich werde Sie wahrscheinlich fragen, ob Sie mir bitte vielleicht ein erstes Stichwort oder eine kurze Überschrift zu Ihrem Anliegen oder zu Ihrem Ziel nennen könnten, das Sie durch die Zusammenarbeit mit mir gerne erreichen möchten."

Wichtig ist in diesem Zusammenhang, dass nur angekündigt wird, dass im ersten Gespräch nach den Zielen gefragt wird, und nicht erwartet wird, dass der Supervisand schon direkt im Telefonat inhaltlich und thematisch tiefgründig auf sein Anliegen eingeht (Prior, 2012).

Inwieweit es für den Supervisor zieldienlich ist, auf eine erste Kontaktaufnahme per Telefon zu verzichten und stattdessen in einen schriftlichen Austausch (z. B. per E-Mail) mit dem potenziellen Supervisanden zu gehen, ist jeweils im Einzelfall und situativ zu entscheiden. Mit der Kombination eines persönlichen Einladungsschreibens und einem kurzen Fragenkatalog zur Situation, der die Bedarfe und die Ziele erfragt,, kann sich der Supervisor im Vorfeld ein erstes orientierendes Bild der Thematik machen und zugleich den Supervisanden einladen, sich vor dem ersten Gespräch bereits strukturiert mit seinem individuellen Anliegen und seinen Zielen auseinanderzusetzen.

Im konkreten Fall mit Mario S. werden zwei Termine im Umfang von jeweils ca. 90 min und im Abstand von 14 Tagen geplant. Als Ort der Beratung wird ein neutraler Raum außerhalb der Rettungswache als Supervisionsort vereinbart.

→ Gesprächsleitfaden zum ersten Termin mit Mario S. (Eigene Erstellung)

1. Einstieg und Auftragsklärung (ca. 15–20 min)	
Inhalt: • Begrüßung und Vorstellung des Supervisors sowie des organisatorischen Supervisionsrahmens • Klärung der Erwartungen und Ziele: Was erhofft sich Mario von der Supervision? • Vertraulichkeit und Rollenklärung (Supervision als Reflexionsraum, keine direkte Lösungsfindung, sondern Unterstützung in der Selbstklärung) • Erste emotionale Standortbestimmung: Wie fühlt sich Mario aktuell in seiner Rolle? Welche Gedanken beschäftigen ihn?	**Systemische Fragen:** • Wofür sind Sie heute hier? • Welche Idee haben Sie, mit welchem Ergebnis die Supervision heute verlassen werden? • Woran könnte ich merken, dass dieses Gespräch Ihnen genutzt hat? • Was wäre für Sie ein gutes Ergebnis des heutigen Gesprächs? • Was würde sich für Sie verändern, wenn Sie eine Lösung gefunden hätten? • Wer würde als erstes bemerken, dass sich etwas verändert hat? • Welche Ihrer bisherigen Bewältigungsstrategien haben bereits in anderen Krisen geholfen?
2. Situationsanalyse (ca. 20–30 min)	
Inhalt: • Detaillierte Schilderung der aktuellen Herausforderungen aus Marios Perspektive • Welche Belastungsfaktoren nimmt er wahr? Welche sind am stärksten? • Reflexion über seine innere Haltung: Welche Glaubenssätze beeinflussen ihn („Ich darf nicht versagen", „Ich bin zwischen den Fronten gefangen")? • Erarbeitung der strukturellen und systemischen Rahmenbedingungen (z. B. hohe Krankenstände, Erwartungen der Geschäftsleitung, Mitarbeitermotivation) • Reflexion seiner Rolle: Leitungskraft vs. Teammitglied – Welche Erwartungen bestehen an ihn? Welche Erwartungen hat er selbst?	**Systemische Fragen:** • Wie erleben Sie sich in Ihrer Rolle als Leiter der Rettungswache? Was gelingt Ihnen gut? • Wie würden Sie Ihre eigene Leistung als Rettungswachenleiter auf einer Skala von 1 bis 10 bewerten? • Was würden mir Ihre Kollegen berichten, was auf der Rettungswache so richtig gut läuft und was noch nicht? • In welchen Situationen fühlen Sie sich in Ihrer Rolle als Rettungswachenleiter so richtig wohl/wann nicht? • Was würde Ihr bestes Zukunfts-Ich Ihnen in dieser Situation raten? • Was müsste passieren, damit sich die Situation um 10 % verbessert?

7.4 Fallbeispiel „Leitungssupervision im Rettungsdienst"

3. Reflexion der eigenen Ressourcen und Bewältigungsstrategien (ca. 20–30 min)	
Inhalt:	**Systemische Fragen:**
• Vorerfahrungen und erfolgreiche Lösungen aus der Vergangenheit • Analyse bisheriger Lösungsstrategien: Was hat Mario bereits versucht? Welche Maßnahmen haben funktioniert, welche nicht? • Welche Ressourcen hat er zur Verfügung? (z. B. Unterstützung durch bestimmte Mitarbeiter, Erfahrungen aus früheren Krisen, externe Hilfsangebote) • Betrachtung seiner persönlichen Resilienz: Wie geht er mit Stress um? Welche Strategien helfen ihm, sich zu entlasten?	• Wenn Sie in Ihrem Berufsleben zurückschauen: Welche schwierigen Situationen haben Sie bereits erfolgreich gemeistert und wie ist Ihnen das gelungen? • Wer oder was könnte Ihnen in dieser Situation eine neue Perspektive geben? • Wenn Sie einen Ihrer Kollegen als Berater hinzuziehen könnten, wen würden Sie wählen und warum? • Welchen guten Hinweis bzw. Ratschlag würde Ihnen dieser Kollege geben? • Was würde passieren, wenn Sie für eine Woche keine Verantwortung für den Dienstplan hätten?

4. Abschluss des ersten Gesprächstermins (ca. 10 min)	
Inhalt:	**Systemische Fragen:**
• Feedback zur ersten Sitzung: Was war hilfreich? Welche Anliegen/offenen Fragen zum zweiten Termin gibt es? • Verabschiedung und kurzer ressourcenorientierter Abschlusskommentar (zuzüglich Intervention)	• Wie haben Sie unser Gespräch heute erlebt? • Welche konkreten Wünsche haben Sie an unser zweites Gespräch? • Wenn wir uns in 14 Tagen wiedertreffen, welche kleinen Fortschritte bzw. Veränderungen würden Sie mir gerne berichten?

Reflexion des ersten Gesprächstermins: Im Ergebnis der ersten Sitzung ist festzuhalten, dass in der ersten Sitzung der Supervisionsauftrag und das Ziel der Leitungssupervision geklärt und die aktuelle berufliche Situation von Mario S. reflektiert wurden. Im Ergebnis von Selbstwahrnehmung konnten zudem eigene Ressourcen und Bewältigungsstrategien reflektiert und formuliert werden. Der Transfer in den Alltag wurde mit einer Intervention (Hausaufgabe zur Selbstreflexion: „Werte-Landkarte") gesichert.

Gesprächsleitfaden zum zweiten Termin mit Mario S. (Eigene Erstellung)

1. Einstieg und Begrüßung zum zweiten Gesprächstermin (ca. 10–15 min)	
Inhalt:	**Systemische Fragen:**
• Begrüßung und Anknüpfen an den ersten Termin • Fragen nach dem Erleben und Veränderungen • Klärung der Erwartungen und Ziele für den heutigen Termin	• Herzlich Willkommen zu unserer zweiten Supervisionssitzung. Wie ist es Ihnen seit unserem letzten Treffen vor 14 Tagen ergangen? • Was hat sich verändert? Was ist gleichgeblieben? • Welche Wünsche/Erwartungen haben Sie an unser heutiges Gespräch?

2. Entwicklung neuer Perspektiven und Handlungsoptionen (ca. 30–45 min)	
Inhalt: • Rückblick auf die IST-Situation zum ersten Gesprächstermin und zur aktuellen Situation auf der Rettungswache • Gemeinsames Brainstorming möglicher Handlungsoptionen: Wie kann er mit der aktuellen Belastung umgehen? • Betrachtung alternativer Denk- und Handlungsmuster: Muss er alle Probleme allein lösen? Wie könnte Delegation helfen? • Entwicklung konkreter Maßnahmen für den kurzfristigen Umgang mit der Krise (z. B. Mitarbeitergespräche anders gestalten, Entlastungsmöglichkeiten prüfen) • Langfristige Perspektive: Wie kann die strukturelle Problematik auf Führungsebene adressiert werden? Welche Veränderungen sind realistisch?	**Systemische Fragen:** • Wenn Sie mir die aktuelle Situation auf Ihrer Rettungswache mit wenigen Sätzen beschreiben müssten, was würden Sie dann sagen? • Wie sieht der „Idealzustand" einer funktionierenden Rettungswache aus Ihrer Sicht aus? • Was wäre, wenn das Problem „Krankenstand" von heute auf morgen einfach verschwunden wäre? • Welche kleine Veränderung könnte große Wirkung haben? • Wenn Sie die Situation aus der Perspektive der Geschäftsführung/Rettungsdienstleitung betrachten, welche Erwartungen könnten diese an Sie haben? • Was würde passieren, wenn Sie „Nein" zu zusätzlichen Belastungen oder Arbeitsaufgaben sagen würden? • Wer könnte Sie als Berater aus dem Team unterstützen?
3. Persönliche Reflexion und individuelle Zielsetzungen (ca. 20–30 min)	
Inhalt: • Zusammenfassung der wichtigsten Erkenntnisse aus der Supervision • Erarbeitung eines persönlichen Handlungsplans für die nächsten Wochen • Reflexion zur beruflichen Zukunft: Möchte Mario weiterhin in dieser Position arbeiten? Gibt es Alternativen? • Abschlussgespräch: Wie fühlt er sich nach der Sitzung? Welche Unterstützungsangebote wären für die Zukunft hilfreich?	**Systemische Fragen:** • Welche Entscheidung würden Sie treffen, wenn es keine falsche Entscheidung geben könnte? • Welche persönlichen Werte sollten sich in Ihrer nächsten Entscheidung widerspiegeln? • Was wäre der erste Schritt auf dem Weg zu einer nachhaltigeren Lösung? • Welche Ihrer Stärken haben Sie durch die Supervision (neu) entdeckt oder weiterentwickelt? • Wenn wir uns in einem Jahr wieder treffen würden, was würden Sie mir über die positiven Auswirkungen dieser Supervision berichten?
4. Abschluss der Supervision und Ausblick (ca. 10–20 min)	
Inhalt: • Vereinbarung weiterer Supervisionssitzungen (falls gewünscht) • Feedback zur Sitzung: Was war hilfreich? Gibt es offene Fragen? • Verabschiedung und Abschlusskommentar mit einer kurzen Ressourcenstärkung (z. B. Visualisierung eines positiven Zukunftsbildes)	**Systemische Fragen:** • Wenn Sie an Ihre aktuelle berufliche Situation und Ihre berufliche Zukunft als Rettungswachenleiter denken, wie sinnvoll wäre eine Fortsetzung der Supervision auf einer Skala von 1 bis 10? • Welche Interventionen oder Fragen haben Sie als besonders nützlich empfunden? • Welche neuen Perspektiven haben Sie durch unsere beiden Gespräche gewonnen?

Reflexion des zweiten Gesprächstermins: Im Ergebnis des zweiten Termins mit Mario S. wurden zu Beginn noch einmal im Rückblick auf die bisherigen Erkenntnisse (Werte aus der Selbstreflexion) geschaut und anschließend im gemeinsamen Austausch neue Perspektiven und Handlungsoptionen erörtert. Es wurde über mögliche Hürden und etwaige Lösungsstrategien im Hinblick auf individuelle Zielsetzungen gesprochen und erste konkrete Handlungsschritte konnten definiert werden. Durch eine abschließende Reflexionsübung und den wertschätzenden Abschlusskommentar, mit der Visualisierung eines positiven Zukunftsbildes, konnte die Leitungssupervision beendet werden.

7.4.3 Ergebnisse

In diesem Supervisionsprozess ist eine sorgfältige und strukturierte Dokumentation der Ergebnisse durch den Supervisor von zentraler Bedeutung. Das Protokoll kann als aktives Arbeitsinstrument zur Qualitätssicherung im Beratungsprozess dienen. Der Fokus liegt dabei auf einer prägnanten, aber aussagekräftigen Darstellung der Prozesse zu den Gesprächspunkten 1 bis 6 aus den beiden Supervisionsterminen. Dabei geht es nicht nur um eine reine Wiedergabe von Fakten, sondern um eine reflektierende Analyse. Dazu werden zentrale Erkenntnisse und Entwicklungsmöglichkeiten aus den jeweiligen Gesprächsterminen dokumentiert. Das Protokoll wird vertraulich behandelt und es wird so formuliert, dass es sowohl für den Supervisanden als auch für den Supervisor gleichermaßen verständlich und hilfreich ist.

In der Leitungssupervision zum skizzierten Fallbeispiel mit Mario S. werden die Ergebnisse strukturiert festgehalten, um konkrete Maßnahmen und Erkenntnisse zu dokumentieren. Nachfolgend ist ein Auszug aus dieser Ergebnisdokumentation dargestellt:

Dokumentation der Ergebnisse der Leitungssupervision von Mario S. (Eigene Erstellung)

Ausgangslage und Problemstellung, Auftrags- und Zielformulierung	• Hoher Krankenstand führt zu massiven Dienstplanlücken • Hohe Unzufriedenheit und Erschöpfung der Mitarbeiter • Spannungen zwischen Leitung und Team; Vertrauensverlust • Erwartungsdruck von der Rettungsdienstleitung („… die Rettungswache muss funktionieren") • Eigene Belastungsgrenze von Mario S. ist überschritten (Gedanken an Kündigung) • Wunsch nach Klarheit in der derzeitigen Leitungsrolle • Wunsch, sich besser vom Arbeitstag abgrenzen und erholen können • Leitungskompetenzen entwickeln

Reflexion der eigenen Rolle als Rettungswachenleiter	• Wahrnehmung als „Verwalter der Misere" statt als Leitungskraft mit Handlungs- und Entscheidungsspielraum • Gefühle der Zerrissenheit zwischen den Mitarbeitern, der eigenen Leitungsrolle und den Anforderungen der Geschäftsführung • Erkennen der eigenen Überlastung und der Notwendigkeit von Veränderungen
Analyse der aktuellen Herausforderungen und der verfügbaren Ressourcen	• Strukturelle Ursachen für die Personalnot (fehlende langfristige Strategie, unzureichende Arbeitsbedingungen, fehlende Wertschätzung) • Kommunikation innerhalb des Teams (Transparenz, Einbindung der Mitarbeiter in Lösungsansätze) • Führungskompetenzen und Abgrenzung: Welche Maßnahmen kann und sollte Mario bzw. die Rettungsdienstleitung oder Geschäftsführung ergreifen?
Lösungsansätze und Maßnahmen	Kurzfristig: • Entwicklung eines Notfallplans für Dienstplanlücken • Offene Kommunikation mit dem Team über die Herausforderungen und die bisherigen und möglichen Lösungsansätze • Einführung eines verbindlichen Freiwilligensystems zur Dienstübernahme (Poolverfahren) • Klärung der Erwartungen mit der Geschäftsführung und Rettungsdienstleitung (realistische Lösungsansätze, Unterstützungsmöglichkeiten) Mittel- bis langfristig: • Überprüfung und Anpassung der Arbeitsbedingungen zur Reduktion des Krankenstands und Erhöhung der Arbeitszufriedenheit • Förderung eines gesunden Arbeitsklimas durch regelmäßige Teamgespräche und Wertschätzung der Mitarbeiter (BGM) • Einführung von Belastungsmanagementstrategien für Leitungskräfte • Mögliche Umstrukturierung der Verantwortlichkeiten, um Überlastung zu vermeiden
Persönliche Handlungsperspektive	• Eigene Belastungsgrenzen erkennen und individuelle Strategien zur Selbstfürsorge entwickeln • Reflexion der eigenen Führungsrolle und mögliche Weiterentwicklung durch Coaching oder spezifische Fortbildungen (z. B. Rettungswachenleitung) • Entscheidung über den eigenen Verbleib in der Position nach einem festgelegten Zeitraum der Veränderung

7.4.4 Evaluation

Eine Evaluation des Erfolgs der Leitungssupervision im dargestellten Fall kann auf mehreren Ebenen und mit verschiedenen methodischen Ansätzen erfolgen (vgl. Abschn. 7.3.2). Eine sorgfältige Handlungsplanung vor und während der Leitungssupervision und eine nachträgliche Evaluation der tatsächlich ausgeführten Handlungen soll dazu schrittweise die das Handeln begleitende Eigenreflexion (von Mario S. in seiner Leitungsrolle als Rettungswachenleiter) verbessern (Haubl, 2008).

Evaluationsskizze der Leitungssupervision von Mario S. (Eigene Erstellung)

Kurzfristige Evaluation (direkt in bzw. kurz nach der Supervision)	**Selbstbewertung durch Mario:** Skala von 1 bis 10 zur Einschätzung von: • Persönlicher Klarheit bezüglich der Situation • Wahrgenommenen neuen Handlungsoptionen • Emotionaler Entlastung • Frage: Welche der erarbeiteten Maßnahmen fühlt sich am realistischsten an? **Feedback durch den Supervisor:** • Reflexion über Marios verbale und nonverbale Reaktionen während der Sitzung • Wahrnehmung von Veränderungen in Haltung und Emotionen
Mittelfristige Evaluation (nach ca. 4–6 Wochen)	**Rückblick durch Mario:** • Welche Veränderungen hat er schon umgesetzt? • Wo gab es Widerstände oder Schwierigkeiten? • Wie hat sich seine innere Haltung bzw. sein Leitungsverhalten zwischenzeitlich entwickelt? **Feedback aus dem Team:** • Anonyme Befragung oder offene Gespräche zu folgenden Punkten: Veränderung der Kommunikation mit Mario, Wahrnehmung seines Leitungsverhaltens, Verbesserung der Dienstplangestaltung und Reduktion der Arbeitsbelastung **Beobachtete Indikatoren:** • Anzahl spontaner Dienstplanänderungen • Reduzierung von Konflikten oder Beschwerden im Team • Eigene Work-Life-Balance: Wie hat sich Marios Stresslevel/Stresstoleranz verändert?
Langfristige Evaluation (nach ca. 3–6 Monaten)	**Langfristige Wirkung der Maßnahmen:** • Wie hat sich Marios Umgang mit Krisen verbessert? • Sind strukturelle Veränderungen (z. B. bessere Dienstplanung) nachhaltig wirksam? • Wie stabil ist seine berufliche Zufriedenheit? **Feedback vom Geschäftsführer und/oder der Rettungsdienstleitung:** • Wie bewertet die Geschäftsleitung seine Führungsentwicklung? • Gab es strategische Veränderungen aufgrund der Supervision? **Fortsetzung der Supervision:** • Bedarf an weiteren Gesprächs- und Beratungsterminen? • Neue Themen bzw. aktuelle berufliche Herausforderungen?

7.5 Erfahrungsbericht aus der Praxis

Einsatzmöglichkeiten von **Leitungssupervision** im Rettungsdienst

Sonja A. (42 Jahre alt, im Rettungsdienst seit 2003 tätig: Lehrrettungsassistentin, Notfallsanitäterin, Studium „Medizin-/Notfallpädagogik B.A.", stellv. Rettungswachenleitung)

Frage: Vielen Dank für Ihre Bereitschaft, mit mir gemeinsam auf Ihre Erfahrungen zu Leitungssupervision zu schauen. Welche Erfahrungen haben Sie persönlich mit Leitungssupervision in Ihrem Berufsalltag im Rettungsdienst gemacht und wie haben Sie diese Leitungssupervision erlebt?
Stellv. Rettungswachenleitung: Wir wurden seinerzeit als neues Leitungsteam mit der Aufgabe betraut, die Rettungswache zu organisieren. Wir waren zu dritt und ich war damals die Stellvertretung. Wir mussten uns, obwohl wir uns schon ewig kannten, nun als Leitungsteam neu zusammenzufinden. Wir hatten zwar eine gute Vertrauensbasis, aber in dieser neuen Rolle mussten wir uns erst einmal finden, zumal auch eine schwierige Kollegenkonstellation existierte.

Frage: Wer hat seinerzeit die Leitungssupervision initiiert? Von wem kam der Impuls?
Stellv. Rettungswachenleitung: Das hat unser Arbeitgeber angestoßen. Wir hatten schon öfter Teamsupervisionen und die beiden Supervisorinnen von damals haben uns dann als Zweierteam auch in der Leitungssupervision beraten und gecoacht. Sie hatten auch schon die Auswahl im Bewerbungsprozess zur Rettungswachenleitung mit begleitet und von daher waren wir uns vertraut.

Frage: Welche thematischen Inhalte hatte denn die Leitungssupervision? Wie lief das ab?
Stellv. Rettungswachenleitung: Das waren Fragen zu unseren verschiedenen Persönlichkeiten, zu individuellen Stärken und Schwächen und inwieweit sich unsere Fähigkeiten und Ressourcen für die Leitungsaufgaben etwas bündeln lassen. Zudem war auch wichtig zu schauen, wie wir uns gegenseitig ergänzen können und wie wir uns zu dritt die Zusammenarbeit als Leitungsteam vorstellen. Dazu hatten wir über ein halbes Jahr verteilt mehrere Termine, die jeweils mindestens eine Stunde, manchmal auch länger dauerten. Gerade Themen wie Mitarbeiterkommunikation und Konfliktgespräche haben wir im Coaching als Rollenspiel durchgeführt und das nahm manchmal wirklich viel mehr Zeit in Anspruch.

Frage: Wie hilfreich war für Sie rückblickend die Leitungssupervision?
Stellv. Rettungswachenleitung: Ich finde Leitungssupervision super, weil sie uns zu dritt ermöglicht hat, uns auch als Leitungsteam zusammenzufinden und der gesamte Beratungsprozess uns diesbezüglich auch geformt hat. Für uns war es so möglich, bestimmte Leitungsskills zu trainieren, und so konnten wir schauen, wie wir einerseits als Leitung fungieren und die Kollegen motivieren können und zugleich auch die Mitarbeiter nicht aus den Augen verlieren. Wir haben gelernt, für uns selbst die Leitungsrolle individuell zu definieren und zugleich zu schauen, wie wir da reinwachsen. Am Anfang war das ein Prozess des gemeinsamen Wachsens. Im Laufe des Prozesses wurde es aber immer schwieriger, weil wir als Stellvertretungen das Gefühl hatten, dass unser Wachleiter immer öfter sein eigenes Ding machte. Es war mir wichtig, dieses Thema auch persönlich im Vier-Augen-Gespräch mit der Supervisorin zu thematisieren. Ich konnte das so geschützt ansprechen und meine Wahrnehmung diesbezüglich reflektieren.

7.5 Erfahrungsbericht aus der Praxis

Frage: Wenn Sie die Vorteile von Leistungssupervision beschreiben müssten, welche Vorteile bzw. welchen Nutzen würden Sie der Leitungssupervision zuschreiben?

Stellv. Rettungswachenleitung: Ich empfinde besonders diesen externen Blick auf das System als sehr nützlich, sodass immer jemand von oben schaut und prüft, wie laufen hier die Dinge. Das ist eine gute Feedbackmöglichkeit für die Leitung, die Prozesse noch einmal von außen neutral zu betrachten. Denn als Einzelne habe ich ja doch nur mit meinem Blick einen ganz kleinen Ausschnitt, den ich betrachten kann. Ich finde diese Art von Supervision super hilfreich und gerade die Frage der Rollenklarheit kann so gut beantwortet werden.

Frage: Ist es aus Ihrer Sicht wichtig bzw. notwendig, dass Supervisoren eine rettungsdienstliche Feldkompetenz besitzen? Das bedeutet, dass sie sich im Rettungsdienst auskennen bzw. eventuell sogar selbst Rettungsdiensterfahrung haben.

Stellv. Rettungswachenleitung: Das kann ich gar nicht eindeutig beantworten. Einerseits ist es gut, wenn die Supervisoren Abläufe und Strukturen im Rettungsdienst generell kennen und auch Begrifflichkeiten nachvollziehen können, andererseits besteht aus meiner Sicht aber schon die Gefahr der Betriebsblindheit. Ich denke, für den reinen Blick von außen und die bloße Sicht auf Kompetenzentwicklung von Leitungen braucht es das vielleicht auch gar nicht. Ich jedenfalls habe sie nicht vermisst.

Frage: Spielen aus Ihrer Sicht bestimmte Merkmale wie Geschlecht oder Alter der Supervisoren eine Rolle im Hinblick auf das Gelingen und den Erfolg von Leitungssupervision?

Stellv. Rettungswachenleitung: Naja, das kommt drauf an. Für mich persönlich spielt das Alter und das Geschlecht keine Rolle, aber ich kann mir vorstellen, dass es in diesem zuweilen immer noch stark männerdominierten Arbeitsfeld Frauen als Supervisorinnen schwer haben und gegebenenfalls nicht als so professionell wahrgenommen werden. Ich kann mir aber gut vorstellen, dass – so wie im Einsatzgeschehen auch – ein gemischtes Team auch in der Supervision gut funktioniert. Letztendlich liegt es aber immer an den Supervidierten und wie die sich darauf einlassen. Das ist wahrscheinlich von Fall zu Fall sehr unterschiedlich.

Frage: Sie haben Ihre Supervision vor Ort live erlebt, könnten Sie sich auch eine digitale Leitungssupervision, z. B. per Zoom, vorstellen und wäre aus Ihrer Erfahrung heraus ein digitaler Austausch ebenso erfolgreich möglich?

Stellv. Rettungswachenleitung: Das kann ich mir nur sehr schwer vorstellen, da Supervision doch immer auch von Zwischentönen lebt. Da spielt nicht nur die Stimme eine Rolle, sondern gerade der ganze Mensch in seiner Präsenz. Wie verhält er sich, was macht er mit seinen Händen, wie reagiert der Körper auf gewisse Themen oder Frage. All das kann ich am Bildschirm gar nicht wirklich wahrnehmen. Da würde ich mich als Supervisand gar nicht gesehen fühlen. Ich denke, im digitalen Format geht unheimlich viel verloren.

Interviewer: Vielen Dank für das angenehme Gespräch.

7.6 Fazit

Leitungssupervision wird sich im Rettungsdienst zukünftig noch stärker als unverzichtbares Instrument zur professionellen Unterstützung von Leitungs- und Führungskräften etablieren. Leitungssupervision kann einen geschützten Raum für Reflexion, Kompetenzentwicklung und die Bewältigung komplexer Herausforderungen in einem hochdynamischen und emotional fordernden Arbeitsumfeld bieten und so die Entwicklung von Selbstreflexion sowie diverser Leitungs- und Führungskompetenzen ermöglichen. Die Notwendigkeit im Arbeitsfeld Rettungsdienst ist unbestritten. Mit einem Blick in die nahe Zukunft zeichnen sich bereits heute zentrale Entwicklungslinien im Rettungsdienst ab, die den Bedarf an Leitungssupervision weiter steigern werden. Die fortschreitende Digitalisierung wird Leitungs- und Führungskräfte vor neue Herausforderungen stellen. Parallel dazu erfordert der demografische Wandel, mit einer alternden Belegschaft und dem zunehmenden Fachkräftemangel, innovative Führungsansätze, die zugleich Motivation, Bindung, Wertschätzung und die Vereinbarkeit von Beruf und Privatleben von Mitarbeitern in den Mittelpunkt der Leitungs- und Führungstätigkeit im Rettungsdienst stellen. Die stetig wachsenden emotionalen und psychischen Belastungen im Rettungsdienst machen gleichzeitig eine gezielte Unterstützung und Resilienzförderung unerlässlich. Hinzu kommen interkulturelle Herausforderungen durch eine zunehmend diverse Gesellschaft, die ebenso neue Leitungs- und Führungskompetenzen erfordern. Leitungssupervision im Rettungsdienst muss in diesem Zusammenhang zukünftig aber auch noch stärker als strategisches Instrument der Personalentwicklung und Organisationsgestaltung von Entscheidern im Rettungsdienst verstanden werden. Das erfordert ein Umdenken von Personalverantwortlichen und die Bereitschaft und Flexibilität, sich auf die Herausforderungen der Zukunft einzulassen.

Literatur

Ahlburg, B. E. (2019). *Live-Supervision im Kontext Systemischer Familientherapie – Auswirkungen auf den psychotherapeutischen Prozess*. Springer.

DGSF. (2008). *Besser mit System – Systemische Supervision*. Deutsche Gesellschaft für Systemische Therapie und Familientherapie.

DGSF. (2016). *Systemisch gedacht und systemisch gemacht: Supervision, Coaching und Organisationsentwicklung*. Fachgruppe Systemische Supervision, Coaching und Organisationsentwicklung. https://dgsf.org/service/download-bereich/systemisch-gedacht-und-systemisch-gemacht-supervision-coaching-und-organisationsentwicklung.

DGSv. (1996). *Supervision – professionelle Beratung zur Qualitätssicherung am Arbeitsplatz*. Deutsche Gesellschaft für Supervision e. V.

Fischer, M., Schigl, B., & Fürnkranz, W. (2001). *Wirkfaktoren und Qualitätskriterien von Supervision in verschiedenen Feldern. Endbericht zum Projekt „Evaluation des Veränderungspotenzials von Supervision in unterschiedlichen professionellen Feldern"*. Institut für Evaluation und Sozialforschung. https://doi.org/10.13140/RG.2.1.2696.1120.

Gerich, M., Bruder, S., Hertel, S., Hascher, T., & Schmitz, B. (2014). Beratung, Intervention, Supervision. In T. Seidel & A. Krapp (Hrsg.), *Pädagogische Psychologie* (S. 517–542). Beltz.

Haubl, R. (2008). Historische und programmatische Überlegungen zum psychodynamisch-systemischen Leitungscoaching. Heft 01/08. Positionen Beiträge zur Beratung in der Arbeitswelt. kassel university press. ISBN 978–3–89958–458–5.

Heringshausen, G. (2019). Professionalisierung und Akademisierung im Rettungsdienst: Perspektiven. *Chancen und Risiken. Rettungsdienst, 09*(19), 40–45.

Junkers, G. (2009). Supervision, Konzept- und Organisationsentwicklung in der Arbeit mit alten Menschen. In H. Pühl (Hrsg.), *Handbuch Supervision und Organisationsentwicklung* (S. 371–396). VS Verlag.

Kühl, S. (2008). *Coaching und Supervision. Zur personenorientierten Beratung in Organisationen*. Verlag für Sozialwissenschaften.

Lauer, D., Bandlow, S., Rathje, M., Seidl, A., & Karutz, H. (2022). *Veränderungen und Entwicklungen in der präklinischen Notfallversorgung: Zentrale Herausforderungen für das Rettungsdienstmanagement.* Bundesgesundheitsbl. https://doi.org/10.1007/s00103-022-03588-x.

Lippmann, E. (2013). Methoden im Coaching. In E. Lippmann (Hrsg.), *Coaching* (S. 427–454). Springer. https://doi.org/10.1007/978-3-642-35921-7_7.

Lehmenkühler-Leuschner, A., & Leuschner, G. (2000). Leitungssupervision oder Coaching – eine Begriffs- und Konzeptorientierung. FoRuM Supervision, 8. *Jahrgang, Heft, 15*, 27–48.

Loebbert, M. (2016). *Wie Supervision gelingt.* Supervision als Coaching für helfende Berufe: Springer.

Möller, H. (2012). *Was ist gute Supervision? Grundlagen – Merkmale – Methoden.* kassel university press. https://doi.org/10.25656/01:31793.

Neumann-Wirsig, H. (Hrsg.) (2023). *Supervisions-Tools. Die Methodenvielfalt der Supervision in 55 Beiträgen renommierter Supervisorinnen und Supervisoren. managerSeminare.* Edition Training aktuell.

Prior, M. (2012). *Beratung und Therapie optimal vorbereiten.* Carl-Auer.

Redelsteiner, C. (2018). Risiko- und Qualitätsmanagement am Einsatzort durch Feldsupervisoren. In A. Neumayr, M. Baubin, & A. Schinnerl (Hrsg.), *Zukunftswerkstatt Rettungsdienst* (S. 187–197). Springer. https://doi.org/10.1007/978-3-662-56634-3_17.

von Schlippe, A., & Schweitzer, J. (2007). *Lehrbuch der systemischen Therapie und Beratung.* Vandenhoeck & Ruprecht.

Schmid, F., Weber, G. (2003). Situatives Führen im Rettungsdienst. *Notfall & Rettungsmedizin, 6*, 256–264. https://doi.org/10.1007/s10049-003-0571-4.

Steil, M., & Turowski, M. (2018). Führungskräfteentwicklung im Rettungsdienst – Übel oder Chance? In A. Neumayr, M. Baubin & A. Schinnerl (Hrsg.), *Herausforderung Notfallmedizin. Innovation – Vision – Zukunft* (S. 85–94). Springer.

Webers, T. (2015). *Systemisches Coaching.* Springer. https://doi.org/10.1007/978-3-658-08479-0_10.

West-Leuer, B. (2019). Gesundheitscoaching im Gesundheitswesen – Placebo in Zeiten fortschreitender Ökonomisierung und Kommerzialisierung? In E.-C. Reinfelder, R. Jahn, & S. Gingelmaier (Hrsg.), *Supervision und psychische Gesundheit* (S. 139–150). Springer. https://doi.org/10.1007/978-3-658-22193-5_8.

Winterstein, I. (2024). *Supervision von Einsatzkräften im Rettungsdienst. Bedeutung, Chancen und Umsetzungsmöglichkeiten.* Stumpf + Kossendey. Edewecht.

Zirnstein, M., & Koch, S. (2021). Zur Akademisierung und Professionalisierung des Berufsbilds des Notfallsanitäters. Eine qualitative Untersuchung mittels Interviewanalyse von Mitarbeitern in der Notfall- und Rettungsmedizin. *Notfall + Rettungsmedizin, 25*, 1–11. https://doi.org/10.1007/s10049-021-00853-5.

Systemisches Coaching im Rettungsdienst

8

Inhaltsverzeichnis

8.1	Relevanz von Coaching im Rettungsdienst.	156
8.2	Theoretischer Rahmen	158
8.3	Methodenskizze	160
	8.3.1 Ziele	161
	8.3.2 Methoden und Techniken	162
	8.3.3 Struktur und Ablauf.	164
8.4	Fallbeispiel „Coaching im Rettungsdienst"	165
	8.4.1 Fallbeschreibung.	166
	8.4.2 Durchführung	167
	8.4.3 Ergebnisse.	173
	8.4.4 Evaluation.	174
8.5	Erfahrungsbericht aus der Praxis	176
8.6	Fazit.	179
Literatur		179

Zusammenfassung

Coaching im Rettungsdienst ist nicht nur ein Thema für Leitungs- und Führungskräfte, sondern längst eine Notwendigkeit, um die körperliche und mentale Gesundheit der Rettungs- und Einsatzkräfte im Rettungsdienst zu erhalten, die Teamkommunikation zu optimieren und die persönliche Entwicklung zu fördern. Systemisches Coaching, basierend auf Selbstorganisation und Kontextbezug, ist für den Rettungsdienst in diesem Kontext doppelt relevant: Einerseits unterstützt es Einsatz- und Rettungskräfte in komplexen Einsatzlagen, die hohe Kommunikations-, Kooperations- und Reflexionsfähigkeit erfordern, und andererseits ermöglicht es die Reflexion und Weiterentwicklung persönlicher Anliegen. Systemische Angebote helfen Mitarbeitern im Rettungsdienst, arbeitsbedingte Anliegen zielorientiert zu bearbeiten,

Herausforderungen zu bewältigen und individuelle Lösungen für berufliche und private Schwierigkeiten zu entwickeln. Durch eine professionelle Coaching-Begleitung können Mitarbeiter im Rettungsdienst so langfristig leistungsfähig bleiben. Neben der Beratungs- und Entwicklungsfunktion von Leitungs- und Führungskräften kann Coaching im Rettungsdienst somit auch als ein wichtiges Instrument zur Verbesserung der Patientenversorgung, zur Unterstützung der Rettungs- und Einsatzkräfte im Kontext der individuellen Entwicklung, zur Personalentwicklung aus Sicht des Rettungsdienstunternehmens und letztendlich zur Weiterentwicklung der gesamten Organisation betrachtet werden.

8.1 Relevanz von Coaching im Rettungsdienst

Der Rettungsdienst in Deutschland hat sich spätestens mit der Einführung des Notfallsanitäter-Gesetzes (NotSanG) im Jahr 2014 zu einem anspruchsvollen und attraktiven Berufsfeld entwickelt und die Professionalisierung im Rettungsdienst hat in den letzten Jahren einen deutlich sichtbaren Aufschwung erlebt (Heringshausen, 2019; Zirnstein & Koch, 2021). Damit geht aber auch eine stetige Zunahme von spezifischen Anforderungen an Rettungs- und Einsatzkräfte (z. B. Rettungssanitäter, Notfallsanitäter etc.) und insbesondere an Leitungs- und Führungskräfte (z. B. Geschäftsführungen, Rettungsdienst- und Rettungswachenleitungen, Teamleitung, Praxisanleitungen etc.) einher. So wird von den Akteuren im Rettungsdienst neben notfallmedizinischem Fachwissen seit jeher bereits ein breites Spektrum an verschiedensten Kompetenzen gefordert (Rayani & Pohlmann, 2024). Allerdings zeigt sich immer öfter eine Diskrepanz zwischen den gestiegenen Anforderungen einerseits und den Möglichkeiten und Angeboten zur Weiterentwicklung von Leitungs- und Führungskräften im Rettungsdienst andererseits (Steil & Turowski, 2018; Lauer et al., 2022). Rettungsdienst bedingt regelmäßig Teamarbeit und diese Teamarbeit erfordert vom Einzelnen eine hohe Kommunikations- und Konfliktfähigkeit, Problemlösekompetenz und eine ausgeprägte Resilienz, um mit den diversen berufsbedingten Anforderungen (vgl. Kap. 2) umgehen zu können. Zugleich stellen sich engagierte Mitarbeiter immer öfter die Fragen nach Möglichkeiten der eigenen beruflichen Weiterentwicklung und Karrieremöglichkeiten im Rettungsdienst (Hellmann, 2020). In der Gesamtbetrachtung lassen sich für den Rettungsdienst drei große Notwendigkeitsbeschreibungen für Coaching ableiten (Tab. 8.1):

Die gezielte und bedarfsorientierte Weiterentwicklung von Personal (z. B. durch Coaching) stellt im Rettungsdienst zukünftig eine noch dringendere unternehmerische Notwendigkeit dar. Rettungsdienstorganisationen, die systematisch in die Förderung ihres Personals investieren, generieren dabei spürbare Wettbewerbsvorteile, u. a. erfahren sie im hart umkämpften Personalmarkt eine Steigerung der Arbeitgeberattraktivität. Durch gezielte Entwicklungsprogramme erhöhen Rettungsdienstunternehmen so ihre Anziehungskraft für qualifizierte Fachkräfte (z. B. Notfallsanitäter und Leitungs- und Führungspersonal), sie steigern die langfristige Mitarbeiterbindung und sie positionieren sich somit als attraktive Arbeitgeber im

Tab. 8.1 Notwendigkeiten von Coaching im Rettungsdienst. (Eigene Erstellung)

1. Berufsbedingte Belastungen, Beanspruchungen, Resilienz
Rettungs- und Einsatzkräfte sind tagtäglich mit stressreichen Situationen, traumatischen Ereignissen und herausfordernden Entscheidungen konfrontiert. Diese Belastungen können langfristig zu Erschöpfung, Burnout oder posttraumatischen Belastungsstörungen führen
→ Coaching kann hier gezielt helfen, indem es resilienzfördernde Maßnahmen vermittelt, emotionale Reflexion ermöglicht und Bewältigungsstrategien entwickelt. Individuelle Gespräche und Supervisionen helfen den Rettungs- und Einsatzkräften, ihre Erlebnisse professionell zu verarbeiten und sich psychisch zu stabilisieren
2. Kommunikation und Teamdynamik
Effektive Kommunikation ist im Rettungsdienst essenziell, um reibungslose Abläufe und schnelle, präzise Entscheidungen zu gewährleisten. Missverständnisse oder mangelnde Abstimmung innerhalb der Teams können schwerwiegende Folgen haben
→ Coaching unterstützt die Rettungs- und Einsatzkräfte dabei, ihre Kommunikationsfähigkeiten zu verbessern, Konflikte konstruktiv zu lösen und eine positive Teamkultur zu etablieren. Ein wertschätzender Umgang und eine klare Kommunikation tragen maßgeblich zur Einsatzqualität und Patientensicherheit bei
3. Persönliche und berufliche Weiterentwicklung
Für Mitarbeiter im Rettungsdienst bieten sich im Hinblick auf die eigene Entwicklung diverse Möglichkeiten in der Fort- und Weiterbildung, aber auch in der Akademisierung und Professionalisierung des eigenen Berufsfeldes. Zugleich ist der Bedarf an Aufstieg, Weiterentwicklung und Karriere auch im Rettungsdienst deutlich spürbar
→ Coaching dient als Instrument zur Förderung der individuellen und beruflichen Entwicklung. Coaching hilft Rettungs- und Einsatzkräften, ihre Stärken und Schwächen zu reflektieren, realistische Ziele zu setzen und ihre Karriereplanung strategisch anzugehen. Durch gezieltes Feedback und praxisnahe Methoden werden Leitungs- und Führungskompetenzen gestärkt und Potenziale der individuellen Entwicklung optimal genutzt

Gesundheitswesen. Diese multidimensionalen Vorteile unterstreichen die Relevanz einer systematischen Personalentwicklung (z. B. von Leitungs- und Führungskräfteentwicklung) in Bezug auf die Zukunftsfähigkeit und Wettbewerbsposition von Rettungsdienstunternehmen in einem sich stetig dynamisch entwickelnden Gesundheitswesen (Steil & Turowski, 2018; Winterstein, 2024).

▶ **Praxistipp** Führen Sie als Leitungskraft mindestens einmal jährlich ein strukturiertes Entwicklungscoachinggespräch mit jedem Mitarbeiter. Dabei könnte der Fokus auf persönliche Ziele, Stärken oder erlebte Herausforderungen liegen. Nutzen Sie offene Fragen wie:

- „Wo willst du dich fachlich oder persönlich weiterentwickeln?"
- „Was brauchst du, um langfristig gesund und motiviert im Job zu bleiben?"

So können Sie persönlich eine Coachingkultur auch ohne externen Coach alltagsnah in Ihrem Rettungsdienst verankern.

8.2 Theoretischer Rahmen

Die präzise theoretische Verortung des Konzeptes „Coaching" sowie dessen Abgrenzung zu verwandten Unterstützungsformaten stellt in der aktuellen Forschungslandschaft eine komplexe Herausforderung dar (Fietze, 2015). Insbesondere die Differenzierung zwischen Coaching, Beratung und Einzel- und/oder Leitungssupervision erweist sich als schwierig und nicht trennscharf, da in der einschlägigen Fachliteratur Supervision häufig als eine spezifische Ausprägung von Coaching für Professionen im helfenden Kontext konzeptualisiert wird (Webers, 2015; Loebbert, 2016). Bei näherer Betrachtung offenbaren sich sichtbare Überschneidungen zwischen beiden Ansätzen, wodurch die Etablierung eindeutiger Abgrenzungskriterien erschwert wird (vgl. Kap. 7). Diese konzeptuelle Nähe führt dazu, dass der Terminus Coaching in der Praxis oft synonym zur Einzelsupervision bzw. zur Leitungssupervision verwendet wird (Haubl, 2008; Ahlburg, 2019). Diese terminologische und konzeptuelle Unschärfe reflektiert die dynamische Entwicklung im Feld der Personalentwicklung und unterstreicht die Notwendigkeit weiterer Forschung zur Präzisierung und Differenzierung dieser Unterstützungsformate. Eine solche Klärung wäre nicht nur von akademischem Interesse, sondern könnte auch zur Optimierung praktischer Anwendungen und zur Qualitätssicherung in der Personalentwicklung im Rettungsdienst beitragen.

Der Deutsche Berufsverband Coaching (DBVC, 2012) sieht Coaching als professionelle Beratung, Begleitung und Unterstützung von Personen mit Führungs- und Steuerungsfunktion und von Experten in Organisationen.

Die Deutsche Gesellschaft für Systemische Therapie, Beratung und Familientherapie (DGSF, 2008) definiert Coaching als eine besondere Form der beruflichen Arbeitsberatung. Es geht dabei um die Entwicklung und Verbesserung kommunikativer, konzeptioneller und strategischer Kompetenzen zur Lösung von Arbeitsaufgaben. Demnach wurde Coaching zunächst vorwiegend zur professionellen Beratung von Leitungskräften im Managementbereich eingesetzt. Allerdings ist Coaching inzwischen im Einzel- und auch im Mehrpersonensetting (z. B. Gruppen- und Teamcoaching) sowohl im Profit- als auch im Non-Profit-Bereich weit verbreitet.

Die Deutsche Gesellschaft für Supervision und Coaching (DGSv, 2012) beschreibt Coaching als eine Form der Beratung für Menschen mit anspruchsvollen Aufgaben und besonderen Funktionen in Unternehmen und Organisationen. Coaching dient in diesem Kontext der Stärkung bei herausfordernden Entscheidungen in Konflikt- und Krisensituationen oder bei der Mitgestaltung von Veränderungsprozessen in Unternehmen oder Organisationen. Coaching kann Ratsuchende auf Zukünftiges vorbereiten oder kann gemachte Erfahrungen reflektieren. Beides dient in erster Linie der Qualifizierung, der persönlichen Sicherheit oder dem Aufzeigen von Wegen aus fordernden Situationen heraus.

Im systemischen Denken kann Coaching eingeordnet werden als eine Form der Beratung und Unterstützung im Hinblick auf Prinzipien wie Selbstorganisation, Selbstreferenz, Kontextgebundenheit und Perspektivität (Webers, 2015). Dieser

8.2 Theoretischer Rahmen

systemische Gedanke trägt im Hinblick auf mögliche Anwendungsbereiche doppelt: Erstens müssen sich Rettungs- und Einsatzkräfte täglich in situativ komplexen und oft unüberschaubaren Handlungsfeldern bewegen und zudem sehen sie sich zunehmend vor Anforderungen gestellt, die ein hohes Maß an Kommunikations- und Kooperationsfähigkeit und ebenso selbstkritische Reflexionskompetenz verlangen (vgl. Kap. 2). Andererseits ermöglicht systemisches Coaching aber auch die Reflexion und die Weiterentwicklung der Mitarbeiter in privaten Anliegen. Systemische Coachingangebote können sie dabei unterstützen, diese Themen zieldienlich zu bearbeiten, Herausforderungen zu bewältigen und etwaige Lösungen für sich selbst und die damit verbundenen situativen Schwierigkeiten zu entwickeln (Fischer et al., 2001). Die besondere Herangehensweise im systemischen Coaching lässt sich daher wie folgt charakterisieren: Systemisches Coaching betrachtet den Coachee nicht isoliert, sondern eingebettet in sein komplexes Netz von Beziehungen und Systemen, egal ob beruflich und/oder privat veranlasst (Webers, 2015). Die Gestaltungsmöglichkeiten von systemischem Coaching im Rettungsdienst ergeben sich vor diesem Hintergrund aus mehreren Aspekten (Tab. 8.2):

Die Tätigkeit im Rettungsdienst erfordert von allen Beteiligten eine ausgeprägte Fähigkeit zur Reflexion und bewussten Gestaltung von beruflichen bzw. privat bedingten Handlungsprozessen. Diese Kompetenz ist essenziell, um die Verknüpfung abstrakter organisatorischer Strukturen mit praxisnahen Erfahrungen im Arbeitsalltag zu gewährleisten und gleichzeitig persönliches Wachstum für Einzelne zu ermöglichen. Systemisches Coaching bietet in diesem Zusammenhang

Tab. 8.2 Gestaltungsmöglichkeiten von systemischem Coaching im Rettungsdienst, Auswahl. (Eigene Erstellung)

• Stressbewältigung und Resilienz	Coaching hilft Rettungs- und Einsatzkräften, effektive Strategien zur Bewältigung von Stress in ihrem anspruchsvollen Arbeitsumfeld zu entwickeln und ihre individuelle Resilienz zu stärken
• Verbesserung der Kommunikation	Durch Coaching lernen Mitarbeiter, klarer und zielorientierter zu kommunizieren, was in Notfallsituationen von entscheidender Bedeutung sein kann
• Förderung der Teamarbeit	Coaching unterstützt die Entwicklung einer starken Gruppendynamik und verbessert die Zusammenarbeit im Team, was zu einer effizienteren Arbeit z. B. in Notfallsituationen führt
• Persönliche Entwicklung	Coaching fördert das persönliche Wachstum und kann zu einer verbesserten Arbeitsleistung sowie einem reduzierten Burnout-Risiko führen und einer besseren Gesundheit beitragen
• Kompetenzentwicklung	Für Leitungs- und Führungskräfte im Rettungsdienst bietet Coaching die Möglichkeit, ihre Leitungs- und Führungskompetenzen zu verbessern und ein motivierendes Arbeitsumfeld für Mitarbeiter zu schaffen
• Qualitätsverbesserung	Durch Coaching können Rettungsdienstmitarbeiter ihre Fähigkeiten kontinuierlich verbessern, was zu einer höheren Qualität der Patientenversorgung beiträgt

eine ziel- und lösungsorientierte Form der Beratung für den Rettungsdienst und kann bei der Gestaltung von diversen Kommunikationssituationen, in denen die einzelne Person mit ihren Wünschen, Bedarfen und Erlebenswelten im Vordergrund steht, eine Möglichkeit der professionellen Begleitung und Unterstützung in Veränderungsprozesses bieten (Dallüge, 2015).

▶ **Praxistipp** Etablieren Sie „Mini-Coachings" in den Arbeitsalltag auf der Rettungswache. Richten Sie dazu im Team feste 15-Minuten-Slots („Coaching to go") ein, z. B. einmal pro Woche, in denen Mitarbeiter eine berufliche Fragestellung mit einem kollegial geschulten Coach besprechen können. Folgende Themen könnten dazu besprochen werden: Kommunikation, Umgang mit Stress, persönliche Entwicklungsziele etc. Diese niedrigschwellige Maßnahme fördert die Selbstreflexion und ermöglicht die Entwicklung Ihrer Mitarbeiter und das ganz ohne ein offizielles, formales Setting.

8.3 Methodenskizze

In der professionellen Praxis der Supervision am Beispiel eines Coachingprozesses nimmt die Methodenskizze eine zentrale Rolle ein. Sie fungiert als essenzielles Instrument für den Coach zur strukturierten Planung und Durchführung von Coachingsitzungen. Primär dient die Methodenskizze der Entwicklung und Etablierung einer klaren Struktur und Zielorientierung. Durch die präzise Definition von Zielen und die Festlegung eines konkreten Ablaufs wird somit ein kohärenter Rahmen für das Coaching geschaffen. Dies ermöglicht eine zielgerichtete und effiziente Gestaltung des Beratungsprozesses. Die Skizze erlaubt zudem eine reflektierte und begründete Auswahl adäquater Coachingmethoden, die optimal auf die spezifischen Bedürfnisse und Ziele des Coachings (des Coachees) abgestimmt sind. Gleichzeitig gewährleistet sie die notwendige Flexibilität, um auf emergente Themen oder unvorhergesehene Entwicklungen im Coachingverlauf angemessen reagieren zu können. Darüber hinaus trägt die Methodenskizze wesentlich zur Qualitätssicherung bei. Sie erleichtert eine systematische Dokumentation des Prozesses und schafft damit die Grundlage für eine fundierte Evaluation (vgl. Kap. 3). Dies ermöglicht nicht nur eine kontinuierliche Verbesserung der rettungsdienstlichen Coachingpraxis, sondern dient auch der professionellen Rechenschaftslegung dem Auftraggeber bzw. dem Geldgeber gegenüber. In der Gesamtbetrachtung stellt die Methodenskizze daher ein notwendiges Instrument dar, um ein professionelles, effektives und coacheeorientiertes Coaching im Rettungsdienst zu gewährleisten. Sie vereint Struktur und Flexibilität, methodische Fundierung und Anpassungsfähigkeit und trägt somit wesentlich zur Qualität und Wirksamkeit supervisorischer Coachings bei.

8.3.1 Ziele

Das zentrale Ziel von Coaching im Rettungsdienst besteht darin, gemeinsam mit dem Coachee (z. B. Rettungswachen- bzw. Rettungsdienstleitung etc.) konkrete und bearbeitbare Anliegen zu identifizieren und schrittweise zu reflektieren sowie zu bearbeiten. Der Coachingprozess soll das „Klientensystem" – also die gecoachte Person (Coachee) im Kontext ihrer beruflichen und organisationalen Umgebung – dabei unterstützen, ein gestärktes Kompetenzgefühl zu entwickeln und die eigene Handlungsfähigkeit zu erweitern. Dadurch wird die individuelle Wahlfreiheit gefördert, sodass der Coachee sich in der Lage fühlt, mit seinen aktuell wahrgenommenen Ressourcen und Fähigkeiten gezielte Schritte zur anvisierten Zielerreichung zu bewältigen (Lippmann, 2013). Coaching zeigt sich insbesondere in Bezug zu folgenden Anliegen als besonders wirksam (Theeboom et al., 2013 zit. n. Becker, 2020):

- Steigerung der Leistungsfähigkeit und Erweiterung beruflicher Qualifikationen *(Performance/Skills)*
- Veränderung der Einstellung zur eigenen Tätigkeit sowie Förderung von Weiterbildungs- und Karriereplanung *(Work/Career attitudes)*
- Verbesserung des Wohlbefindens im beruflichen Umfeld *(Well-being)*
- Entwicklung und Anwendung von Strategien zur Problembewältigung *(Coping)*

Coaching im Rettungsdienst kann vor diesem Hintergrund als eine professionelle Form individueller Beratung im beruflichen Kontext verstanden werden, die darauf abzielt, Entwicklungsprozesse gezielt zu begleiten und zu optimieren. Dabei werden nach Lippmann (2013) gemeinsam spezifische Ziele definiert, deren Erreichung durch gezielte Unterstützung im Coachingprozess gefördert wird. Wesentliche Funktionen sind unter anderem:

- Die Gestaltung einer zielführenden Rollenübernahme innerhalb des jeweiligen beruflichen Systems
- Die bewusste Reflexion geplanter Handlungen hinsichtlich ihrer angestrebten Auswirkungen und deren Zweckmäßigkeit im gegebenen Kontext
- Der Aufbau einer erweiterten Handlungs- und Entscheidungskompetenz, um mit komplexen, relevanten beruflichen Herausforderungen souverän umzugehen

Durch diesen strukturieren und zielgerichteten Ansatz kann Coaching nicht nur zur unmittelbaren Problemlösung beitragen, sondern kann langfristig die Selbstwirksamkeit des Coachees im Umgang mit dynamischen und anspruchsvollen beruflichen Situationen stärken (Lippmann, 2013). Greif (2012) legt dazu ein Wirksamkeitsmodell für Coaching vor, das auf dem psychotherapeutischen Wirksamkeitsmodell aufbaut und aus folgenden sieben Faktoren besteht:

- Wertschätzung und emotionale Unterstützung
- Affektaktivierung und -kalibrierung
- Ergebnisorientierte Problemreflexion
- Ergebnisorientierte Selbstreflexion
- Zielklärung
- Ressourcenaktivierung
- Umsetzungsunterstützung (Lindart, 2016; Greif, 2012 zit. n. Balz, 2019).

Angesichts dieser Ziel- und Funktionsbeschreibungen lassen sich mehrere übergeordnete Wirkfaktoren für Coachingangebote im Rettungsdienst ableiten (Abb. 8.1):

8.3.2 Methoden und Techniken

Coaching ist eine professionelle Form der Beratung, die gezielt an den individuellen Potenzialen des Coachees ansetzt. Durch den Einsatz verschiedener Methoden werden Ressourcen aktiviert, um den Coachee dabei zu unterstützen, eigenständig Lösungen für seine Herausforderungen und Fragestellungen zu entwickeln

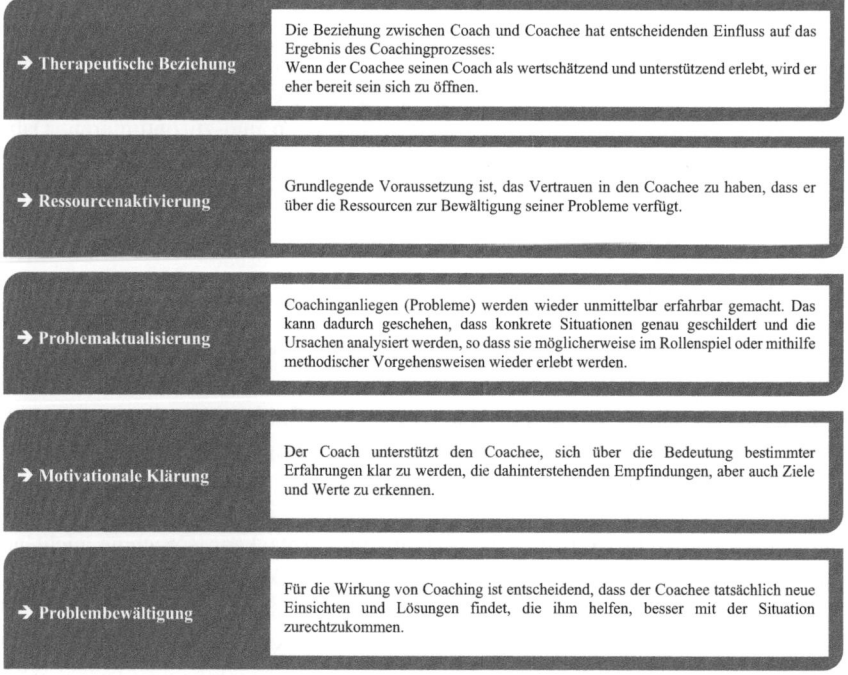

Abb. 8.1 Wirkfaktoren von Coaching. (Eigene Erstellung in Anlehnung an Grawe, 2005; zit. n. König & Volmer, 2012, S. 273 ff.)

(Webers, 2015). Dabei übernimmt der Coach die Verantwortung für den strukturellen und methodischen Rahmen des Prozesses, während der Coachee für die inhaltliche Auseinandersetzung mit seinen Themen zuständig ist. Im Mittelpunkt des Coachings steht die Förderung der Selbstreflexion. Dieser bewusste, reflektierte Selbstbezug ermöglicht es dem Coachee, seine Intentionen, Wahrnehmungen und Handlungsweisen zu hinterfragen und gezielt weiterzuentwickeln. Durch diesen Prozess entsteht eine erhöhte Klarheit über persönliche und berufliche Ziele sowie eine nachhaltige Stärkung der eigenen Handlungskompetenz (Best, 2020).

Ziel im systemischen Coaching ist immer eine Einsicht in das zu Verändernde, die Ermöglichung einer Art Selbsterkenntnis, die die Coachees für die notwendige Veränderung selbst motiviert (Fischer, 2018). Um diese Ziele in einem systemischen Coaching zu erreichen, benötigt der Coach die entsprechende Feldkompetenz (vgl. Abschn. 2.5.1) und spezifische und auf das ausgewählte Handlungsfeld ausgerichtete Methoden. Der Ansatz der systemisch-lösungsorientierten Gesprächsführung im Coaching zeichnet sich in diesem Zusammenhang durch eine vielfältige methodische Basis aus. Er integriert ein breites Spektrum an Techniken und Ansätzen, die ihren Ursprung in der systemischen Therapie und Beratung haben. Zu diesem Instrumentarium gehören u. a.: Moderationstechniken, systemische Fragetechniken, kreative Interventionen (z. B. die Arbeit mit Metaphern oder bildlichen Darstellungen). Die Anwendung dieser Methoden folgt im Coaching strukturierten Prozessen, die einen definierten zeitlichen Rahmen und eine sequenzielle Phasenabfolge vorgeben (Methodenskizze). Diese prozessorientierte Dimension wird komplementiert durch die Integration fachspezifischen und handlungsfeldbezogenen Wissens. Dieses interdisziplinäre Fundament ergibt sich aus diversen Disziplinen, darunter: Psychologie, Pädagogik, soziale Arbeit, Organisationstheorie und Führungslehre (Lindemann, 2020). Das systemische Coaching lässt sich demnach nicht nur auf eine Anwendung von bestimmten Methoden oder ausgewählten theoretischen Konzepten reduzieren. Es ist vielmehr ein komplexes und dynamisches Gefüge, in dem der Persönlichkeit des Coaches und dem spezifischen Arbeitskontext eine zentrale Bedeutung zukommt. Die Besonderheit dieses Ansatzes liegt in der Verknüpfung verschiedener Elemente: theoretische Grundlagen, praktische und methodische Umsetzungsstrategien und die individuelle Expertise des Coaches (Möller, 2012). Systemisches Coaching versteht sich daher nicht als eine Beratung mittels starrem Methodenset, sondern als ein lebendiger und reflexiver Prozess im gegenseitigen Austausch mit dem Zweck der Veränderung (Fischer, 2018). Dazu bieten sich für Coaching im Rettungsdienst auch die vielfältigen methodischen Ansätze aus der systemischen Therapie und Beratung an (vgl. Abschn. 7.3.2).

Literaturempfehlung
Biesinger, R., Römer, B. und Böhme, D. (2021). Toolbox Coaching – 10 Methoden mit Materialien, Arbeitsbuch und Online-Materialien. Beltz.

Biesinger, R., Römer, B. und Böhme, D. (2021). Arbeitsbuch zur Toolbox Coaching. Beltz.

8.3.3 Struktur und Ablauf

Eine nachvollziehbare Struktur im Coachinggespräch ist essenziell, um das eigentliche Thema und das Ziel des Coachings im Blick zu behalten. Sie verhindert, dass sich das Gespräch in Nebensächlichkeiten verliert oder in eine Sackgasse gerät. Eine bewährte (sehr übersichtliche) Methode zur Strukturierung des Ablaufs ist dazu das GROW-Modell von Withmore (1994) (vgl. König & Vollmer, 2012, Webers, 2015). Das GROW-Phasenmodell teilt den Coachingprozess in vier aufeinander aufbauende Phasen (Abb. 8.2).

Eine weitere Möglichkeit einer einfachen strukturierten Coachingabfolge ist das Strukturmodell COACH (Rauen, 2008). Dieses Modell kann als roter Faden auf der Metaebene (für den gesamten Coachingprozess) bzw. für einzelne

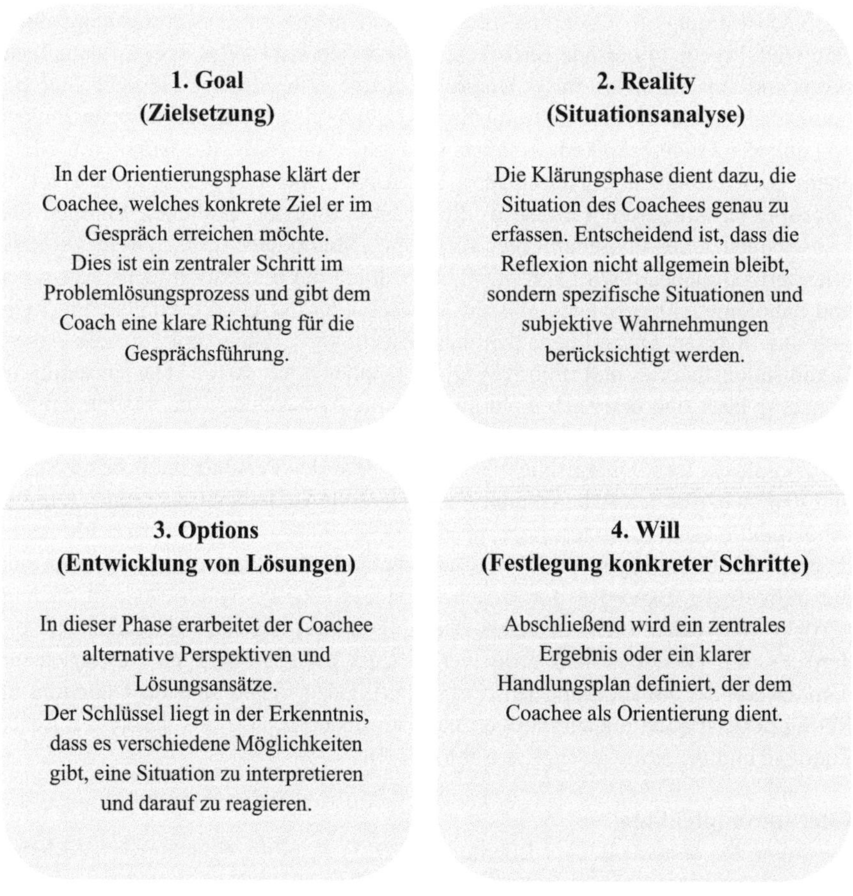

1. Goal
(Zielsetzung)

In der Orientierungsphase klärt der Coachee, welches konkrete Ziel er im Gespräch erreichen möchte. Dies ist ein zentraler Schritt im Problemlösungsprozess und gibt dem Coach eine klare Richtung für die Gesprächsführung.

2. Reality
(Situationsanalyse)

Die Klärungsphase dient dazu, die Situation des Coachees genau zu erfassen. Entscheidend ist, dass die Reflexion nicht allgemein bleibt, sondern spezifische Situationen und subjektive Wahrnehmungen berücksichtigt werden.

3. Options
(Entwicklung von Lösungen)

In dieser Phase erarbeitet der Coachee alternative Perspektiven und Lösungsansätze. Der Schlüssel liegt in der Erkenntnis, dass es verschiedene Möglichkeiten gibt, eine Situation zu interpretieren und darauf zu reagieren.

4. Will
(Festlegung konkreter Schritte)

Abschließend wird ein zentrales Ergebnis oder ein klarer Handlungsplan definiert, der dem Coachee als Orientierung dient.

Abb. 8.2 Ablauf eines Coachings im Rettungsdienst (Eigene Erstellung in Anlehnung an König & Vollmer, 2012; Webers, 2015)

Coachingsitzungen auf der Mikroebene dienen. Je nach Notwendigkeit und Bedarf können unterschiedliche systemisch-methodische Ansätze in das COACH-Modell integriert werden. Es gliedert sich in fünf Hauptphasen:

Phase 1 **C**ome together (Kennenlern- und Kontaktphase)
Phase 2 **O**rientation (Inhaltliche Orientierung)
Phase 3 **A**nalysis (Untersuchung des Anliegens und des Umfelds)
Phase 4 **C**hange (Veränderungsphase)
Phase 5 **H**arbour (Zielerreichung und Abschluss)

Wichtig ist in beiden Strukturmodellen, dass im gesamten Prozess der Fokus darauf liegt, den Coachee dabei zu unterstützen, eigene Lösungen zu finden und umzusetzen, wobei stets die Wechselwirkungen und Zusammenhänge im System des Coachees berücksichtigt werden, d. h., die individuelle Situation des Gegenübers steht immer im Mittelpunkt aller Aktivitäten und Bemühungen seitens des Coaches. Flexibilität, Offenheit, Augenhöhe und Wertschätzung sind dabei zentrale Prinzipien, die den Coachingprozess charakterisieren und seinen Erfolg maßgeblich bestimmen. Um eine konkrete und orientierende Struktur im Coachingprozess zu schaffen, kann der Gesamtablauf eines Coachings weiter präzisiert werden.

8.4 Fallbeispiel „Coaching im Rettungsdienst"

Das folgende Fallbeispiel aus dem Arbeitsfeld Rettungsdienst dient dazu, die bis dato erläuterten theoretischen Konzepte praxisnah darzustellen und die Anwendung zu verdeutlichen. Ziel ist es, die Verbindung zwischen abstraktem Wissen und dessen praktischer Umsetzung am Beispiel eines Coachingprozesses im Rettungsdienst herzustellen. Gleichzeitig ermöglicht das Fallbeispiel den Lesern, komplexe Coachingsituationen an einem Beispiel aus der Leitungs- und Führungsebene im Rettungsdienst unmittelbar nachzuvollziehen. Dabei werden nicht nur Wünsche, Probleme und Herausforderungen aufgezeigt, sondern auch mögliche Lösungsstrategien und Handlungsoptionen skizziert und veranschaulicht. Durch die narrative Struktur des Falls werden die theoretischen Konzepte nachvollziehbar dargestellt und in einen praktischen Kontext eingebettet. Die Fallbeschreibung „Coaching" stellt – ähnlich wie im Kap. 7 „Leitungssupervision" – auch wieder die verschiedenen Dimensionen einer Coachingsituation – wie organisationale Dynamiken, persönliche Herausforderungen und systemische Zusammenhänge – umfassend dar und trägt somit sowohl zum Verständnis, aber auch gleichzeitig zur kritischen Reflexion bei den Lesern bei.

8.4.1 Fallbeschreibung

Fallbeispiel: Berufliche Unzufriedenheit, Wunsch nach Entwicklung

Perspektive: Hauptpraxisanleiterin auf einer Rettungswache

Jule W. ist 38 Jahre alt und arbeitet nunmehr seit fast zehn Jahren als Notfallsanitäterin im Rettungsdienst im Großraum Berlin in 24-Stunden-Diensten. Ihr direkter Einsatzbereich ist allerdings eher ländlich geprägt und die wenigen, regelmäßig unspektakulären Einsätze in ihren 24-Stunden-Diensten sind an einer Hand abzählbar. Sie hat seinerzeit direkt im Jahr 2015 die Ergänzungsprüfung zur Notfallsanitäterin absolviert, nachdem sie bereits einige Jahre zuvor – nach ihrer Ausbildung zur Rettungsassistentin – noch die Weiterbildung zur Lehrrettungsassistentin erfolgreich abgeschlossen hatte. Seitdem ist sie für die Begleitung und Anleitung der Auszubildenden auf ihrer Wache zuständig und verantwortet als Hauptpraxisanleiterin die Organisation der Ausbildung der vier Auszubildenden. Doch immer öfter plagen sie Selbstzweifel …

> **Übersicht**
> *Als Praxisanleiterin hat sie sich bis dato stets mit Leidenschaft für die Ausbildung junger Nachwuchskräfte im Rettungsdienst eingesetzt und empfindet eigentlich eine große Erfüllung in der Weitergabe ihres Wissens. Sie kümmert sich um die Azubis, um Praktikanten und hält den Kontakt zur Rettungsdienstschule. Doch in letzter Zeit fühlt sie sich zunehmend unzufrieden und unterfordert und beschreibt ihre berufliche Situation als festgefahren. Der Arbeitsalltag ist zwischenzeitlich zur Routine geworden, und sie spürt, dass sie intellektuell und fachlich nicht mehr wirklich gefordert wird. Trotz ihrer langjährigen Erfahrung gibt es kaum Aufstiegschancen innerhalb ihrer Organisation, und die wenigen vorhandenen Positionen sind perspektivisch dauerhaft besetzt. Sie beobachtet, wie jüngere Kollegen sich weiterentwickeln, neue Herausforderungen suchen und sich spezialisieren, während sie selbst das Gefühl hat, auf der Stelle zu treten. Diese Erkenntnis belastet sie zunehmend und führt immer öfter zu Selbstzweifeln: Hat sie ihr volles Potenzial wirklich ausgeschöpft? Sie hat doch damals nicht Abitur gemacht, um jetzt hier zu versauern? Gibt es noch mehr für sie – oder bleibt sie in dieser beruflichen Stagnation gefangen?*
>
> *Die drei Tage im Monat, an denen sie als Honorardozentin an der Rettungsdienstschule arbeitet, machen ihr Spaß und geben jeweils etwas Energie. Zurück auf der Rettungswache holt sie der Rettungsdienstalltag aber jeweils wieder schnell ein. Immer öfter beschäftigt sie daher die Idee, eine spezielle Weiterbildung oder doch noch ein Studium zu beginnen, um sich neue Möglichkeiten zu erschließen. Besonders interessiert sie sich für den Bereich der pädagogischen Arbeit im Gesundheitswesen, doch*

> *gleichzeitig plagen sie Zweifel: Kann sie ein Studium oder eine Weiterbildung mit ihrem Berufsalltag und ihrem Privatleben vereinbaren? Ist sie nicht schon viel zu alt? Kann sie das überhaupt schaffen? Würde eine solche Entscheidung tatsächlich eine nachhaltige positive Veränderung herbeiführen? Und was, wenn sie den falschen Weg einschlägt und am Ende doch nichts gewinnt? Ihre innere Zerrissenheit führt dazu, dass sie monatelang keine Entscheidung trifft. Der Wunsch nach Entwicklung ist da, doch Angst vor Unsicherheit und Veränderung halten sie zurück. Innerlich sucht sie nach Orientierung, Klarheit und einem konkreten Plan, der ihr hilft, mutig und entschlossen ihre nächsten Schritte zu gehen. Nach außen macht sie ihre Arbeit wie immer gut ... Im nächsten Mitarbeitergespräch öffnet sie sich und spricht mit ihrer Rettungswachenleiterin. Diese eröffnet ihr ein Coachingangebot, welches seit einiger Zeit im BGM-Konzept innerhalb des Rettungsdienstes im Rahmen der Personalentwicklung und Gesundheitsförderung für Mitarbeiter vorgehalten wird ...*

8.4.2 Durchführung

Ähnlich wie bereits in der Leitungssupervision wird auch im vorliegenden Fall ein externer Coach mit entsprechender Feldkompetenz (vgl. Abschn. 2.5) beauftragt. Der Vorteil der externen Beauftragung liegt in der Distanz zum direkten Arbeitsfeld von Jule W. (Coachee), der professionellen Neutralität und Objektivität und der methodisch-fachlichen Expertise, die in diesem Fall mit langjähriger Erfahrung im Rettungsdienst auf der Seite des Coaches gekoppelt ist. Diese personellen Rahmenbedingungen ermöglichen es einerseits, das Anliegen von Jule W. allparteilich und zugleich mit der notwendigen methodischen Perspektivvielfalt zu beraten, und andererseits, durch die Feldkompetenz (eigene Rettungsdiensterfahrung) zugleich ziel- und lösungsorientiert zu begleiten. Beide (Coach und Coachee) sprechen sozusagen „eine Sprache", dies ist wichtig für die Akzeptanzsicherung und damit letztendlich für den Erfolg des Coachings.

Basierend auf dem geschilderten Fallbeispiel lassen sich die Vorbereitung und der Ablauf für ein Coaching mit Jule W. wie folgt darstellen:

Die Anzahl der benötigten Coachingsitzungen für Jule W. ist abhängig von ihrem Anliegen und vom definierten Ziel. Dieses Ziel (Coachingauftrag) wird erst im ersten Coachingtermin gemeinsam mit ihr erarbeitet. Allerdings erfolgt bereits in der Terminabstimmung zum ersten Gespräch eine allgemeine Vorabfrage zum eigentlichen Thema und zum Grobziel für den anstehenden Coachingprozess (vgl. Abschn. 7.3.3). Im konkreten Fall handelt es sich um ein eher kurzfristiges Anliegen (möglich ist ein Entscheidungs- und/oder Perspektivcoaching bzw. Entwicklungscoaching). Dieses Anliegen kann in ca. ein bis drei Terminen bearbeitet werden. Neben dem Coachingauftrag spielt in diesem Zusammenhang aber auch Jules Engagement (ihre Eigeninitiative) eine entscheidende Rolle für die Dauer und den Erfolg der gemeinsamen Arbeitsbeziehung. Da von Jule W. ein schnelles

Ergebnis gewünscht ist (Gesprächsaussage im Erstgespräch am Telefon), wird ein systemisch-lösungsorientiertes Coaching (vgl. Middendorf, 2019) als Coachingmethode in Orientierung an die vier Coaching-Phasen aus dem GROW-Modell von Withmore (1994) gewählt (vgl. Abschn. 8.3.3). Der Vorteil der Lösungsorientierung im Coaching ist, dass so relativ schnell Ergebnisse möglich sind und durch die systemische Ausrichtung sowohl Jule W. in ihrem individuellen Bedarf als auch ihr eigenes Beziehungsumfeld zieldienlich mit einbezogen werden können. Als Sitzungsfrequenz kommt ein drei- bis vierwöchiger Turnus in Betracht. Der Coachingprozess kann je nach Bedarf individuell angepasst werden. Als methodische Besonderheit wird im konkreten Fall mit Jule W. ein Online-Coaching (digitales Zoom-Meeting) vereinbart. Diese Methodik ist den aktuell-situativen, zeitlichen und örtlichen Einschränkungen geschuldet.

→ Der Coachingprozess im Fall Jule W. hat folgende Struktur:

Struktur des Coachingprozesses „Entwicklungscoaching". (Eigene Erstellung)

Ablauf	Zielsetzung	Inhaltliche Schwerpunkte
1. Coachingtermin (digital, 90 min.)	Analyse der aktuellen Situation, Klärung der Wünsche und beruflichen Ziele	• Exploration der aktuellen beruflichen Situation • Identifikation von Stärken und Ressourcen • Formulierung von Karrierezielen
2. Coachingtermin (digital, 90 min.)	Optionen und Hindernisse	• Erarbeitung verschiedener Karrierewege im bzw. außerhalb des Rettungsdienstes • Identifikation möglicher Hindernisse und Lösungsansätze • Reflexion des beruflichen Umfelds und dessen Einfluss
3. Coachingtermin (digital, 90 min.)	Handlungsplan und nächste Schritte	• Entwicklung eines konkreten Aktionsplans • Festlegung von Meilensteinen und Erfolgskriterien • Erarbeitung von Strategien zur Selbstmotivation

Gesprächsleitfaden zum ersten Online-Termin mit Jule W. (Eigene Erstellung)

1. Begrüßung zum ersten Termin und Auftragsklärung (ca. 10–15 min)	
Zielbeschreibung: • Vertrauen aufbauen • Rahmen (u. a. Online-Besonderheiten) klären • Ziel, Auftrag und Erwartungen definieren	**Systemische Fragen:** • Was hat Sie dazu bewogen, dieses Coaching zu machen? • Was erhoffen Sie sich von unserer Zusammenarbeit? • Wofür sind Sie heute hier? • Stellen Sie sich vor, das Coaching ist erfolgreich – woran würden Sie das merken?

8.4 Fallbeispiel „Coaching im Rettungsdienst"

2. Reflexion der aktuellen beruflichen Situation (ca. 15–20 min)

Zielbeschreibung:	Systemische Fragen:
• Bestandsaufnahme der IST-Situation: Was läuft gut? Was fehlt? • → Methode: Skalenfrage: „Auf einer Skala von 1 bis 10 – wie zufrieden sind Sie mit Ihrer aktuellen beruflichen Situation?"	• Wie würden Sie Ihre aktuelle berufliche Situation auf einer Skala von 1–10 bewerten? • Welche Aspekte Ihrer Arbeit geben Ihnen momentan Energie? • Welche Herausforderungen oder Unzufriedenheiten erleben Sie aktuell? • Wenn ich Ihre Kollegen fragen würde, was Sie besonders gut machen – was würden sie sagen? • Welche Tätigkeiten in Ihrem Beruf würden Sie gerne häufiger machen? Welche seltener?

3. Werte und Motivation im Beruf (ca. 15 min)

Zielbeschreibung:	Systemische Fragen:
• Herausfinden, was Jule wichtig ist und sie antreibt • → Methode: digitale Werte- und Motivationskarten, freie Assoziation zur Visualisierung	• Was hat Sie ursprünglich in den Rettungsdienst geführt? • Welche Werte sind Ihnen in Ihrer Arbeit besonders wichtig? • Wenn Sie an einen perfekten Arbeitstag denken – wie würden Sie diesen beschreiben? • Erzählen Sie mir von einem Moment in Ihrem Berufsleben, auf den Sie besonders stolz sind • Was war in diesem Moment für Sie so bedeutend?

4. Ressourcenaktivierung (ca. 15 min)

Zielbeschreibung:	Systemische Fragen:
• Stärken und Fähigkeiten sichtbar machen • → Methode: Erfolgsmomente sammeln (Kompetenzrad, Reflexion vergangener Erfolge)	• Was sind Ihre größten Stärken im beruflichen Kontext? • Welche Herausforderungen haben Sie in der Vergangenheit gut gemeistert und wie? • Erzählen Sie mir von einer beruflichen Situation, die Sie erfolgreich bewältigt haben. Welche Fähigkeiten haben Ihnen dabei geholfen? • Wenn Ihr bester Freund Ihre Stärken beschreiben würde – was würde er sagen?

5. Erste Zielformulierung (ca. 15–20 min)

Zielbeschreibung:	Systemische Fragen:
• Eine erste Vision für die berufliche Weiterentwicklung skizzieren • → Methode: Zielskizze (Antworten können auf einem geteilten Screen/Dokument als erste berufliche Zielvision festgehalten werden)	• Was möchten Sie in einem Jahr erreicht haben? • Was wäre ein erster kleiner Schritt in diese Richtung? • Was ist Ihnen besonders wichtig für Ihre Zukunft? • Welche Entwicklungsmöglichkeiten interessieren Sie (z. B. Weiterbildung, Spezialisierung, Leitungsrolle)? • Wie könnte ein konkretes, erreichbares Ziel für die nächsten Monate aussehen?

6. Abschluss (ca. 5–10 min)	
Zielbeschreibung: • Wichtige Erkenntnisse sichern • Reflexion • Erste Handlungsschritte festlegen • Verabschiedung und Ausblick auf die nächste Sitzung • → Methode: Hausaufgabe (drei mögliche Karrierewege recherchieren und zum nächsten Mal mitbringen)	**Systemische Fragen:** • Was nehmen Sie heute für sich mit? • Gab es einen Aha-Moment in der Sitzung? • Was war heute schon hilfreich für Sie? • Was ist die erste kleine Handlung, die Sie bis zum nächsten Gespräch umsetzen können?

Reflexion des ersten Gesprächstermins: Im Ergebnis der ersten Sitzung ist festzuhalten, dass in der ersten Sitzung der Coachingauftrag geklärt und die aktuelle berufliche Situation von Jule W. reflektiert wurden. Zusätzlich wurden Werte und ihre Motivationslage besprochen. Im Ergebnis konnten zudem Stärken und Ressourcen identifiziert und eine erste Zielbenennung formuliert werden. Der Transfer in den Alltag wurde mit einer Hausaufgabe gesichert.

Gesprächsleitfaden zum zweiten Online-Termin mit Jule W. (Eigene Erstellung).

1. Begrüßung und Rückblick zur zweiten Sitzung (ca. 10 min)	
Zielbeschreibung: • Rückblick zum ersten Termin • etwaige Veränderungen sichtbar machen • Ziel und Struktur für die zweite Sitzung bestimmen • Hausaufgabe nachbesprechen (s. u. Phase 3)	**Systemische Fragen:** • Was ist Ihnen aus der letzten Sitzung besonders in Erinnerung geblieben? • Welche neuen Erkenntnisse oder Gedanken zu Ihrem beruflichen Weg gab es seitdem? • Haben Sie bereits kleine Schritte unternommen oder sich mit bestimmten Optionen näher beschäftigt? • Wie haben Sie die Bearbeitung der Hausaufgabe empfunden?

2. Vertiefung der Zieldefinition (ca. 15 min)	
Zielbeschreibung: • SMART-Ziele formulieren • → Methode: Erstellung einer Zielmatrix (Coachee formuliert ein bis zwei SMART-Ziele für den eigenen Karriereweg, diese werden visualisiert)	**Systemische Fragen:** • Wie sieht Ihr berufliches Ziel in einer möglichst konkreten Form aus? • Welche messbaren Indikatoren würden Ihnen anzeigen, dass Sie das Ziel erreicht haben? • Weshalb ist dieses Ziel für Sie attraktiv und motivierend? • Welche Herausforderungen könnten auftreten und wie können Sie diese bewältigen? • Bis wann möchten Sie Ihr Ziel erreicht haben?

8.4 Fallbeispiel „Coaching im Rettungsdienst"

3. Erörterung von Karrieremöglichkeiten im RD (ca. 20 min)

Zielbeschreibung:
- Entwicklungsmöglichkeiten erörtern und auf Akzeptanzsicherung prüfen
- Rückblick auf die Hausaufgabe aus dem ersten Termin
- → Methode: Mindmap online gestalten (Coachee sammelt Karrierewege und ordnet sie nach Interesse und Machbarkeit)

Systemische Fragen:
- Welche Karrierewege im Rettungsdienst interessieren Sie besonders?
- Welche Karrieremöglichkeiten haben Sie in Ihrer Hausaufgabe recherchiert?
- Welche dieser Optionen passen gut zu Ihren Stärken und Werten?
- Gibt es eine Weiterbildung oder Position, die Sie schon länger in Betracht ziehen?
- Was müsste passieren, damit eine dieser Optionen für Sie realistisch wird?

4. Identifikation möglicher Hürden und Lösungsstrategien (ca. 15–20 min)

Zielbeschreibung:
- typische Herausforderungen und potenzielle Hindernisse identifizieren
- Lösungsoptionen erörtern
- → Methode: Hindernis-Lösungs-Plan (Coachee schreibt mögliche Herausforderungen auf und entwickelt zu jeder eine Lösung)

Systemische Fragen:
- Welche möglichen Herausforderungen/Hindernisse könnten auftreten?
- Wie haben Sie in der Vergangenheit Herausforderungen gemeistert?
- Welche Ressourcen haben Sie bereits, um mit diesen Hürden umzugehen?
- Wer oder was könnte Sie auf Ihrem Weg unterstützen?

5. Entwicklung erster Handlungsschritte (ca. 15 min)

Zielbeschreibung:
- Handlungsplan entwickeln
- → Methode: Handlungsplan erstellen (Coachee notiert 3 konkrete erste Schritte, die er in den nächsten Wochen umsetzt.)

Systemische Fragen:
- Was ist der erste kleine Schritt, den Sie bereits diese Woche tun können?
- Gibt es jemanden, mit dem Sie über Ihre Pläne sprechen möchten?
- Welche Informationen müssen Sie noch einholen?
- Welche Ressourcen können Sie nutzen, um Ihr Ziel zu erreichen?
- Wie können Sie sich selbst motivieren, dranzubleiben?

6. Abschluss und Transfer (ca. 5–10 min)

Zielbeschreibung:
- wichtige Erkenntnisse des Gesprächs sichern
- Reflexion
- weitere Handlungsschritte festlegen
- Verabschiedung und Ausblick auf den nächsten Termin
- → Methode: z. B. Hausaufgabe: (Eine Person aus dem Berufsnetzwerk ansprechen und über eine Karriereoption mit ihr sprechen.)

Systemische Fragen:
- Welcher Karriereschritt fühlt sich für Sie jetzt besonders stimmig an?
- Was ist Ihr größtes Learning aus dieser Sitzung?
- Wie/woran werden Sie merken, dass Sie auf dem richtigen Weg sind?

Reflexion des zweiten Gesprächstermins: Rückblickend auf die zweite Coachingsitzung ist festzuhalten, dass im Austausch mit Jule W. smarte Ziele formuliert und Karriereoptionen erörtert wurden. Es wurde über mögliche Hürden und etwaige Lösungsstrategien gesprochen und erste konkrete Handlungsschritte konnten definiert werden.

Gesprächsleitfaden zum dritten Online-Termin mit Jule W. (Eigene Erstellung)

1. Begrüßung und Rückblick auf die bisherigen Erkenntnisse (ca. 10 min)	
Zielbeschreibung:	**Systemische Fragen:**
• Rückblick zu Veränderungen seit der ersten und zweiten Sitzung • nochmalig Bedarf klären • Ziel für den dritten Termin gemeinsam formulieren	• Welche wichtigen Erkenntnisse haben Sie aus den letzten beiden Sitzungen mitgenommen? • Welche Veränderungen haben Sie wahrgenommen? • Gibt es bereits Schritte, die Sie umgesetzt haben? Falls ja, was hat gut funktioniert? • Welche offenen Fragen oder Unsicherheiten haben Sie aktuell noch? • Was wäre ein gutes Ergebnis am Ende unserer heutigen Sitzung?

2. Verfeinerung der Strategie und konkreter Aktionsplan (ca. 20 min)	
Zielbeschreibung:	**Systemische Fragen:**
• Hausaufgabe auswerten • Strategie konkretisieren • die nächsten Schritte planen • → Methode: Zielaktionsplan erstellen (Coachee notiert seine Hauptziele und die dazugehörigen ersten 3–5 konkreten Schritte)	• Mit wem konnten Sie in Ihrer Hausaufgabe über Ihre Karriereideen sprechen und was war das Ergebnis dieses Gespräches? • Welche Ihrer bisherigen Ideen fühlen sich für Sie am umsetzbarsten an? • Welche Maßnahmen müssen Sie konkret ergreifen, um Ihr Ziel zu erreichen? • Welche kleinen Schritte können Sie bereits in den nächsten Tagen/Wochen machen? • Welche Reihenfolge erscheint sinnvoll?

3. Umgang mit Unsicherheiten und Widerständen (ca. 15 min)	
Zielbeschreibung:	**Systemische Fragen:**
• mögliche Hürden/Stolpersteine identifizieren • Handlungsoptionen/Lösungen entwickeln • → Methode: Hindernis-Lösungs-Strategie (Coachee benennt mögliche Herausforderungen und entwickelt für jede eine passende Lösung)	• Was könnte Sie daran hindern, Ihren Plan umzusetzen? • Gab es in der Vergangenheit Situationen, in denen Sie mit Unsicherheiten umgehen mussten? Was hat Ihnen geholfen? • Wie könnten Sie mit möglichen Rückschlägen umgehen? • Wer oder was kann Ihnen dabei helfen, trotz Hindernissen dranzubleiben? • Wie könnten Sie diese Ressourcen nutzen?

4. Ressourcen und Unterstützungsnetzwerk aktivieren (ca. 15 min)	
Zielbeschreibung: • Unterstützung und Ressourcen sichtbar machen • → Methode: Unterstützungsnetzwerk-Analyse (Coachee erstellt eine Liste mit Personen, Institutionen oder Ressourcen, die ihm auf seinem Weg helfen können)	**Systemische Fragen:** • Welche Personen oder Netzwerke können Sie bei Ihrem Ziel unterstützen? • Welche Ressourcen haben Sie bereits, die Ihnen helfen könnten? • Wer könnte Ihnen wertvolle Tipps oder Kontakte vermitteln? • Wie können Sie sich selbst motivieren, wenn es mal schwierig wird?
5. Abschluss und Transfer in den Alltag (ca. 10 min)	
Zielbeschreibung: • Reflexion des Coachingprozesses • Transfersicherung in den Alltag • Abschlusskommentar und Verabschiedung • → Methode: eigene Reflexionsübung nach acht Wochen (Was habe ich bereits erreicht? Wo stehe ich jetzt?)	**Systemische Fragen:** • Welcher nächste Schritt fühlt sich für Sie jetzt am wichtigsten an? • Wie werden Sie merken, dass Sie auf dem richtigen Weg sind? • Gibt es eine Möglichkeit, sich selbst für Erfolge zu belohnen? • Wie können Sie sich regelmäßig an Ihren Plan erinnern?

Reflexion des dritten Gesprächstermins: Im Ergebnis des dritten Termins mit Jule W. wurde zu Beginn noch einmal im Rückblick auf die bisherigen Erkenntnisse geschaut und anschließend im gemeinsamen Austausch ein konkreter Aktionsplan für sie erstellt. Zudem wurden Strategien für den Umgang mit Unsicherheiten entwickelt und durch die Sichtbarmachung ihres Unterstützungsnetzwerk konnte die nachhaltige Umsetzung sichergestellt werden. Eine empfohlene Reflexionsübung, die mit etwas Abstand zur letzten Coachingsitzung durchgeführt werden sollte, ermöglicht einerseits die selbstkritische Selbstwahrnehmung und Überprüfung der Veränderungen bzw. der möglichen Fortschritte und zugleich wird dadurch gegebenenfalls auch dadurch noch einmal der Bedarf für weitergehende Unterstützung und Beratung sichtbar.

8.4.3 Ergebnisse

Die präzise und strukturierte Aufzeichnung der Ergebnisse durch den Coach ist ein Kernaspekt dieses Coachingprozesses. Das erstellte Protokoll fungiert als effektives Werkzeug zur Sicherung der Beratungsqualität. Es konzentriert sich auf eine zwar knappe, jedoch aussagekräftige Schilderung der Abläufe zu den verschiedenen Gesprächsthemen während der drei Coachingsitzungen. Allerdings ist es mehr als eine bloße Auflistung von Fakten. Wesentliche Formulierungen, aber auch Einsichten und Entwicklungspotenziale aus den einzelnen Terminen sind darin festgehalten. Die Vertraulichkeit des Dokuments wird gewahrt und seine Formulierung zielt darauf ab, sowohl für den Coachee als auch den Coach gleichermaßen verständlich und nützlich zu sein. Diese Herangehensweise gewährleistet, dass das Protokoll nicht nur als Dokumentation dient, sondern auch als wertvolles Instrument zur Förderung des Coachingerfolgs im Fall Jule W.

Im Coaching zum skizzierten Fallbeispiel mit Jule W. werden die Ergebnisse strukturiert festgehalten, um konkrete Maßnahmen und Erkenntnisse zu dokumentieren. Nachfolgend ist ein Auszug aus dieser Ergebnisdokumentation dargestellt:

Dokumentation der Ergebnisse des Coachingprozesses von Jule W. (Eigene Erstellung)

Klarheit über ihre beruflichen Entwicklungsmöglichkeiten	• Jule W. hat eine strukturierte Übersicht über ihre Karriereoptionen, passende Weiterbildungen oder mögliche Studiengänge • Sie erkennt, welche Möglichkeiten realistisch und mit ihrem Privatleben vereinbar sind
Konkrete Entscheidung für einen nächsten Schritt	• Sie entscheidet sich für eine spezifisches Studium (Medizin-Notfallpädagogik) • Alternativ entwickelt sie einen Plan zur schrittweisen Veränderung ihrer beruflichen Tätigkeit
Stärkung des Selbstvertrauens und Abbau von Zweifeln	• Sie hat ihre Ängste und Blockaden reflektiert und gelernt, wie sie damit umgehen kann • Sie erkennt ihre bisherigen Erfolge und schöpft daraus Motivation für ihre berufliche Zukunft
Entwicklung eines individuellen Umsetzungsplans	• Sie erstellt einen Zeit- und Finanzierungsplan für das Studium • Sie plant, wie sie ihren Berufsalltag mit dem Studium vereinbaren kann • Sie baut sich ein Unterstützungsnetzwerk (z. B. Familie, Kollegen, Mentoren) auf
Gespräche mit Vorgesetzten über neue Perspektiven	• Sie nutzt das Coaching-Ergebnis, um mit ihrer Rettungswachenleiterin über ihre Entwicklungsmöglichkeiten zu sprechen • Sie prüft bereits parallel zum Studium interne Karriereschritte, z. B. eine Rolle als Dozentin, Verantwortlichkeit im Bereich der Fort- und Weiterbildung
Verbesserung der beruflichen Zufriedenheit	• Sie gewinnt neue Perspektiven für ihre aktuelle Tätigkeit, beispielsweise durch eine intensivere Einbindung in die Ausbildung oder eine erweiterte Rolle in ihrem Unternehmen • Sie fühlt sich sicher in ihrem Vorgehen
Erhöhung der Eigenmotivation und Eigenverantwortung	• Sie hat gelernt, dass sie aktiv ihre Zukunft gestalten kann, anstatt auf äußere Veränderungen zu warten • Sie setzt sich realistische, aber ambitionierte Ziele für ihre weitere berufliche Entwicklung

8.4.4 Evaluation

Die Evaluation des Coachingerfolgs erfordert generell eine differenzierte Betrachtung aus verschiedenen Perspektiven, einschließlich der Sichtweisen des Coachees (eventuell des Auftraggebers) und des Coaches selbst. Aus Sicht des Coachees steht die Frage im Vordergrund, ob die Investition in Form von Zeit, persönlichem Engagement und finanziellen Mitteln gerechtfertigt war, wobei entscheidend ist, ob die zentralen Anliegen adäquat bearbeitet wurden und ob daraus resultierende Verbesserungen erzielt werden konnten. In Fällen eines Dreiecksvertrags (bei vorhandenem Auftraggeber) fokussiert sich der Auftraggeber darauf, ob die anvisierten Ergebnisse erreicht wurden und ob der damit verbundene Ressourceneinsatz, insbesondere hinsichtlich der Zeit des Coachees und der finanziellen Aufwendungen, als angemessen betrachtet werden kann. Aber auch für den Coach stellt die Evaluation einen integralen Bestandteil seiner professionellen Praxis dar, der sowohl während des Coachingprozesses als auch bei dessen Abschluss der kontinuierlichen Optimierung des methodischen Vorgehens dient und wichtige Erkenntnisse für zukünftige Coachinginterventionen ermöglicht. Zudem fungiert die Evaluation in jeder Phase als Dokumentation des Coachingerfolgs (Lippmann, 2013). Es wird daher empfohlen, jeden Coachingprozess mit einer systematischen Evaluation abzuschließen, welche die Möglichkeit bietet, potenzielle Hindernisse zu identifizieren und zu beseitigen sowie final einen konstruktiven und transparenten Abschluss des Coachingprozesses zu gewährleisten (Webers, 2015). In diesem Zusammenhang kann auch von Wirk- bzw. Erfolgsfaktoren gesprochen werden, die als Kriterien zum Erfolg eines Coachings beitragen. So gilt ein Coaching dann als erfolgreich, wenn die vereinbarten Ziele oder andere im Rahmen der Evaluation als positiv bewertete Ergebnisse erreicht werden, wobei diese Faktoren sowohl in der direkten Interaktion zwischen Coach und Coachee als auch im organisationalen Kontext des Coachees verortet sein können. Regelmäßige Feedbackprozesse zwischen Coach und Coachee dienen dazu, die Zufriedenheit des Coachees mit dem Coachingverlauf zu erfassen, was dem Coach ermöglicht, das methodische Vorgehen bei Bedarf zu modifizieren und optimal auf die individuellen Bedürfnisse des Coachees abzustimmen (Lindart, 2016).

Durch den nachfolgenden Strukturvorschlag kann in der Evaluation überprüft werden, ob das Coaching erfolgreich war bzw. wo es noch Entwicklungsmöglichkeiten gibt und ob Jule W. nachhaltig von der Beratung profitiert hat.

Evaluationsskizze des Coachingprozesses von Jule W. (Eigene Erstellung)

Zielerreichung bewerten (Ergebnis-Evaluation)	**Fragen zur Selbstreflexion (Coach):** • Hat Jule W. Klarheit über ihre beruflichen Entwicklungsmöglichkeiten gewonnen? • Hat sie eine Entscheidung für ihre berufliche Weiterentwicklung getroffen? • Fühlt sie sich mit ihrer Entscheidung wohl und motiviert? • Hat sie konkrete Schritte zur Umsetzung eingeleitet (z. B. Anmeldung für das Studium, Gespräch mit der Rettungswachenleiterin geführt)? • Hat sich ihre berufliche Zufriedenheit verbessert? **Messbare Indikatoren:** • Umsetzung geplanter Maßnahmen (z. B. ins Studium gestartet, neue berufliche Aufgaben übernommen) • Veränderungen in ihrer Selbsteinschätzung (z. B. durch Selbstreflexion oder ein strukturiertes Feedback)

Prozessqualität bewerten (Prozess-Evaluation)	**Feedback durch Jule W.:** • Wie hilfreich empfand sie die einzelnen Coaching-Phasen? • Welche Methoden und systemischen Fragen haben ihr besonders geholfen? • Gab es Momente, in denen sie sich besonders motiviert oder blockiert gefühlt hat? … wenn ja, welche? • Hat sie sich durch den Coach gut begleitet und verstanden gefühlt? **Methoden zur Prozess-Evaluation:** • Coaching-Tagebuch: Jule W. könnte nach jeder Sitzung kurze Reflexionen festhalten (z. B. Aha-Momente, Fortschritte, offene Fragen) • Zwischenevaluation: Nach der Hälfte des Coachings (2. Termin) könnte eine kurze Reflexionsrunde stattfinden: Was läuft gut? Was fehlt noch? • Abschlussgespräch mit Feedback-Fragen: Zum Beispiel mithilfe eines kurzen Fragebogens oder einer offenen Reflexionsrunde
Nachhaltigkeit der Veränderung bewerten (Follow-up-Evaluation)	**Nach 3 bis 6 Monaten:** • Wurden die geplanten Schritte umgesetzt? • Hat sich ihre berufliche Situation verbessert? • Fühlt sie sich langfristig zufriedener und selbstwirksamer? • Welche neuen Herausforderungen sind entstanden und wie geht sie damit um? **Follow-up-Gespräch oder Fragebogen an Jule W.:** • Welche der Coaching-Erkenntnisse setzen Sie heute noch aktiv um? • Wie hat sich Ihre Sichtweise auf Ihre Karriere und Entwicklung verändert? • Welche weiteren Unterstützungsbedarfe haben sich ergeben?

8.5 Erfahrungsbericht aus der Praxis

Einsatzmöglichkeiten von **Coaching** im Rettungsdienst

Oliver H. (48 Jahre alt, im Rettungsdienst seit 2002 tätig: Lehrrettungsassistent, Notfallsanitäter, Praxisanleiter, Studium: „Management in der Gefahrenabwehr B.Sc.", Leiter Rettungsdienst seit nunmehr 4 Jahren)

Frage: Danke für die Bereitschaft, sich mit mir über Ihre Coachingerfahrungen im Rettungsdienst auszutauschen. Welche Rolle spielt Coaching in Ihrem Berufsalltag und wie regelmäßig und in welchem Rahmen finden Coachingssitzungen in Ihrem Rettungsdienst statt?

Leiter Rettungsdienst: Coaching spielt bei uns bereits seit einiger Zeit eine wichtige Rolle, insbesondere zur Unterstützung der psychischen Gesundheit und zur Förderung der professionellen Weiterentwicklung unserer Praxisanleiter. In unserem Rettungsdienst bieten wir nun seit knapp drei Jahren regelmäßige Coachings an, ungefähr etwa einmal im Quartal oder je nach Bedarf auch häufiger. Diese Sitzungen finden mit den Praxisanleitern entweder in Einzelgesprächen oder in kleinen Gruppen statt. Die Koordination läuft dabei über unsere

Hauptpraxisanleiterin. Meistens finden diese Angebote nachmittags in unserem Schulungsräumen statt.

Frage: *Wer leitet bei Ihnen das Coaching? Wie ist es auf die besonderen Herausforderungen im Rettungsdienst zugeschnitten?*

Leiter Rettungsdienst: *Das Coaching wird von zwei speziell geschulten internen Kollegen geleitet. Die beiden verantworten bei uns auch intern die Supervision und die psychosoziale Beratung. Die Idee war damals, Coaches zu qualifizieren, die Erfahrung mit den besonderen Themen im Rettungsdienst haben, um gezielt auf die Bedarfe unserer Kollegen eingehen zu können. Allerdings haben wir festgestellt, dass das zuweilen auch ein Problem darstellen kann und sich Mitarbeiter zu gewissen Themen nicht wirklich öffnen. Seit einem Jahr haben wir daher noch eine Kooperation mit einer Psychologin aus der Nähe. Die übernimmt auch manchmal die Beratung. Die Mitarbeiter nehmen das Angebot aber insgesamt sehr gerne an.*

Frage: *Können Sie selbst ein konkretes Beispiel nennen, bei dem Ihnen eine Coachingsitzung geholfen hat, eine schwierige berufliche Situation zu bewältigen?*

Leiter Rettungsdienst: *Ja, nach einem besonders belastenden Einsatz mit mehreren Schwerverletzten hatte ich selbst Schwierigkeiten, die Eindrücke irgendwie zu verarbeiten. Das war für mich als Vater seinerzeit sehr schwierig und hatte damals auch Auswirkungen auf meine Leitungstätigkeit. Ich war irgendwie nicht mehr ich selbst. Meine Kollegen haben mir das dann direkt auf den Kopf zugesagt. Über einen privaten Kontakt habe ich dann die externe Psychologin gewinnen können, weil ich nicht von meinen Kollegen beraten werden wollte. Das fand ich als Leitung irgendwie komisch. Durch zwei Coachingsitzungen konnte ich meine Emotionen reflektieren und Strategien entwickeln, um ähnliche Situationen in Zukunft besser zu bewältigen. Das war gut. Ich finde, dass besonders nach traumatischen Einsätzen Coaching sehr wertvoll sein kann. Mir hat es geholfen, Stress abzubauen und damit anders umzugehen.*

Frage: *Gibt es Hindernisse oder Schwierigkeiten, die die Umsetzung des Coachings in Ihrem Rettungsdienst erschweren?*

Leiter Rettungsdienst: *Ja, natürlich ist das immer eine Frage der Finanzmittel. Gerade die Ausgaben für die externe Psychologin sind schon beachtlich. Das ist zwischen mir und der Geschäftsführung immer ein richtiger Verhandlungsmarathon. Für das kommende Jahr habe ich aber ein kleines Budget für die „Psychische Gesundheit der Mitarbeiter" verhandeln können. Die Kostenträger müssten das eigentlich regulär in diesen Berufsfeldern finanzieren. Daher bin ich froh, dass wir mit unserem internen Angebot den Mitarbeitern zumindest eine Art von Unterstützung und Beratung anbieten können. Allerdings erschweren aber auch vor allem der Zeitmangel und der Schichtdienst es, regelmäßige Sitzungen für alle Praxisanleiter zu machen. Auch gibt es in manchen Teams noch Vorbehalte gegenüber Coaching und Supervision. Insbesondere höre ich das oft von erfahrenen älteren Kollegen, die es als „unnötig" betrachten und sich von den eigenen Kollegen nicht beraten lassen wollen.*

Frage: *Hat sich Ihre Einstellung zum Coaching im Laufe Ihrer Karriere verändert? Wenn ja, wie?*

Leiter Rettungsdienst: Ich war gerade nach dem Studium schon sehr aufgeschlossen für diese Art von Angebot. Anfangs war ich aber doch skeptisch, ob Coaching wirklich einen Mehrwert für uns bietet. Mit der Zeit habe ich jedoch gemerkt, wie sehr es mir und meinem Ausbildungsteam hilft. Ich würde dieses Coachingangebot gerne allen Mitarbeitern zur Verfügung stellen. Derzeit diskutieren wir diese Idee in unserem Arbeitskreis zur betrieblichen Gesundheitsförderung.

Frage: Welche Verbesserungen würden Sie sich wünschen, um Coaching für Ihre Mitarbeiter effektiver zu gestalten?

Leiter Rettungsdienst: Das ist eine schwierige Frage, weil es letztendlich immer an der Finanzierung und Personalausstattung hängt. Aber ich kann sagen, dass eine bessere Integration in den Arbeitsalltag, flexiblere Terminangebote und eine stärkere Sensibilisierung innerhalb der Mitarbeiter sicher hilfreich wären. Ich würde auch Coaching irgendwie noch stärker in den Arbeitsalltag integrieren wollen, um es als festen Bestandteil unseres Berufsbildes etablieren. Zudem wäre es sinnvoll, die Azubis bereits in der NotSan-Ausbildung verstärkt über Coaching zu informieren und vielleicht sogar schon in der schulischen Ausbildung Coachingelemente mit einzubinden.

Frage: Gibt es alternative oder ergänzende Unterstützungsangebote, die Sie als ebenso hilfreich oder sogar hilfreicher empfinden (z. B. kollegiale Beratung, psychologische Betreuung, Teambuilding-Maßnahmen)?

Leiter Rettungsdienst: Kollegiale Beratung und Supervision sind ebenfalls sehr wertvoll. Dies bieten, wir wie schon gesagt, ja auch an. Psychologische Betreuung nach belastenden Einsätzen und Teambuilding-Maßnahmen zur Stärkung des Zusammenhalts im Team empfinde ich auch als wichtig. Ich finde, wir machen da schon relativ viel. Auf Fortbildungsveranstaltungen auf Landesebene sitze ich aber manchmal mit Kollegen zusammen, für die ist das alles noch absolutes Neuland.

Frage: Zum Abschluss: Was würden Sie sagen, spielen Alter und Geschlecht des Coaches für Sie eine Rolle und sollte der Coach das Arbeitsfeld Rettungsdienst kennen oder ist das eher unwichtig?

Leiter Rettungsdienst: Alter und auch Geschlecht spielen aus meiner Sicht keine Rolle. Das sehen sicher nicht alle Kollegen so, aber wichtiger als Alter und Geschlecht ist für mich die Fachkompetenz als Coach und die Fähigkeit, sich in die spezifischen Herausforderungen des Rettungsdienstes hineinzuversetzen. Es ist zudem definitiv ein Vorteil, wenn der Coach das Arbeitsfeld Rettungsdienst kennt oder zumindest den Unterschied zwischen Rettungssanitäter und Notfallsanitäter versteht. So kann er gezielter auf unsere Probleme eingehen und hat ein besseres Verständnis für die Belastungen, mit denen wir konfrontiert sind. So wird er dann auch von den Kollegen eher akzeptiert.

Interviewer: Vielen Dank für das Gespräch

8.6 Fazit

Coaching wird im Rettungsdienst zukünftig eine noch bedeutendere Rolle als wichtiges Instrument der Personalentwicklung und zur professionellen Unterstützung von Mitarbeitern spielen. In einem Arbeitsumfeld, das durch hohe physische und psychische Belastungen, eine zunehmende Dynamik im Hinblick auf Wissenszuwachs und Weiterentwicklung und durch spürbar emotionale Anforderungen gekennzeichnet ist, kann Coaching einen geschützten Raum für Reflexion, persönliche und berufliche Weiterentwicklung sowie die Bewältigung komplexer Herausforderungen bieten. Diese Unterstützung fördert nicht nur die Selbstreflexion, sondern stärkt auch essenzielle Leitungs- und Führungskompetenzen, deren Notwendigkeit im Rettungsdienst zukünftig noch stärker an Bedeutung gewinnen wird. Angesichts zentraler Entwicklungen wie der fortschreitenden Digitalisierung, dem demografischen Wandel und dem zunehmenden Fachkräftemangel wird der Bedarf an professionellem Coaching auch im Rettungsdienst weiter steigen. Diese Faktoren erfordern innovative Leitungs- und Führungsansätze, die Motivation, Mitarbeiterbindung und Wertschätzung fördern sowie die Vereinbarkeit von Beruf und Privatleben der Mitarbeiter in den Fokus rücken. Zudem machen die kontinuierlich steigenden emotionalen, psychischen und psychosozialen Belastungen im Rettungsdienst eine gezielte Unterstützung und Resilienzförderung im Rahmen der Personalpolitik unerlässlich. In diesem Kontext muss Coaching im Rettungsdienst von Entscheidern noch stärker als strategisches Instrument der Personalentwicklung und Organisationsgestaltung begriffen werden. Dies erfordert ein Umdenken bei Personalverantwortlichen sowie die Bereitschaft und Flexibilität, sich aktiv den Herausforderungen der Zukunft zu stellen. Nur so kann der Rettungsdienst den stetig zunehmenden und komplexer werdenden Anforderungen in der Zukunft gerecht werden.

Literatur

Ahlburg, B. E. (2019). *Live-Supervision im Kontext Systemischer Familientherapie – Auswirkungen auf den psychotherapeutischen Prozess*. Springer.

Balz, H. J. (2019). Systemisches Coaching – ein weißer Schimmel? Zur Bedeutung systemischer Methoden in der Coaching-Praxis und -Weiterbildung. *ZSTB. Jg., 37*(1), 3–12.

Becker, C. (2020). Coaching: Instrument zur Personalentwicklung. *PFLEGE Zeitschrift, 8*(2020/73), 20–21.

Best, L. (2020). Die Schnittstelle zwischen Beratung und Coaching aus der Perspektive der Professionellen und Klient_innen. *Coaching Theor. Prax., 2020*(6), 65–73. https://doi.org/10.1365/s40896-020-00037-x.

Biesinger, R., Römer, B., & Böhme, D. (2021). *Toolbox Coaching – 10 Methoden mit Materialien, Arbeitsbuch und Online-Materialien*. Beltz.

Biesinger, R., Römer, B., & Böhme, D. (2021). *Arbeitsbuch zur Toolbox Coaching*. Beltz.

Dallüge, T. (2015). Coaching im Kontext sozialer Systeme. In A. Schreyögg & C. Schmidt-Lellek (Hrsg.), *Die Professionalisierung von Coaching, Coaching und Supervision* (S. 87–103). Springer. https://doi.org/10.1007/978-3-658-08172-0_5.

DBVC (Hrsg.) (2012). *Leitlinien und Empfehlungen für die Entwicklung von Coaching als Profession. Kompendium mit den Professionsstandards des DBVC*. Deutscher Bundesverband Coaching.

DGSF. (2008). *Besser mit System – Systemische Supervision*. Deutsche Gesellschaft für Systemische Therapie und Familientherapie.

DGSF. (2016). *Systemisch gedacht und systemisch gemacht: Supervision, Coaching und Organisationsentwicklung*. Fachgruppe Systemische Supervision, Coaching und Organisationsentwicklung. https://dgsf.org/service/download-bereich/systemisch-gedacht-und-systemisch-gemacht-supervision-coaching-und-organisationsentwicklung.

DGSv. (1996). *Supervision – professionelle Beratung zur Qualitätssicherung am Arbeitsplatz*. Deutsche Gesellschaft für Supervision e. V.

DGSv (2012). *Supervision – Supervision ein Beitrag zur Qualifizierung beruflicher Arbeit*. Deutsche Gesellschaft für Supervision e.V.

Fietze, B. (2015). Coaching auf dem Weg zur Profession? Eine professionssoziologische Einordnung. In A. Schreyögg & C. Schmidt-Lellek (Hrsg.), *Die Professionalisierung von Coaching, Coaching und Supervision* (S. 3–21). Springer. https://doi.org/10.1007/978-3-658-08172-0_5.

Fischer, M., Schigl, B., & Fürnkranz, W. (2001). *Wirkfaktoren und Qualitätskriterien von Supervision in verschiedenen Feldern. Endbericht zum Projekt „Evaluation des Veränderungspotenzials von Supervision in unterschiedlichen professionellen Feldern"*. Institut für Evaluation und Sozialforschung. https://doi.org/10.13140/RG.2.1.2696.1120.

Fischer, H. (2018). Systemisches Coaching: Philosophische, methodische und praktische Grundlagen. *Familiendynamik, 43*(01), 6–17. https://doi.org/10.21706/fd-43-1-6

Haubl, R. (2008). *Historische und programmatische Überlegungen zum psychodynamisch- systemischen Leitungscoaching. Heft 01/08. Positionen Beiträge zur Beratung in der Arbeitswelt*. kassel university press. ISBN 978–3–89958–458–5.

Hellmann, G. (2020). Kein Tabu: Persönliche Performance der Notfallsanitäter. *RETTUNGSDIENST, 43*(7), 664–670.

Heringshausen, G. (2019). Professionalisierung und Akademisierung im Rettungsdienst: Perspektiven. *Chancen und Risiken. Rettungsdienst, 09*(19), 40–45.

König, E., & Volmer, G. (2012). *Handbuch Systemisches Coaching*. Beltz.

Lauer, D., Bandlow, S., Rathje, M., Seidl, A., & Karutz, H. (2022). Veränderungen und Entwicklungen in der präklinischen Notfallversorgung: Zentrale Herausforderungen für das Rettungsdienstmanagement. *Bundesgesundheitsblatt – Gesundheitsforschung – Gesundheitsschutz, 10*, 987–995. https://doi.org/10.1007/s00103-022-03588-x.

Lindart, M. (2016). *Was Coaching wirksam macht*. Wirkfaktoren von Coachingprozessen im Fokus: Springer.

Lindemann, H. (2020). *Systemisch-lösungsorientierte Gesprächsführung in Beratung*. Coaching, Supervision und Therapie: Vandenhoeck & Ruprecht.

Lippmann, E. (2013). Methoden im Coaching. In: Lippmann, E. (Hrsg.), *Coaching* (S. 427–454). Springer. https://doi.org/10.1007/978-3-642-35921-7_7.

Loebbert, M. (2016). *Wie Supervision gelingt*. Supervision als Coaching für helfende Berufe: Springer.

Middendorf, J. (2019). *Lösungsorientiertes Coaching: Kurzzeit-Coaching für die Praxis*. Springer.

Möller, H. (2012). *Was ist gute Supervision? Grundlagen – Merkmale – Methoden*. kassel university press. https://doi.org/10.25656/01:31793.

Rayani, E., & Pohlmann, F. (2024). *Coaching im Rettungsdienst: Grundlagen für Praxisanleitende und Notfallsanitäter:Innen*. Independently published.

Rauen, C. (Hrsg.) (2008). *Coaching-Tools – Erfolgreiche Coaches präsentieren 60 Interventionstechniken aus ihrer Coaching-Praxis*. managerSeminare. Edition Training aktuell.

Steil, M., & Turowski, M. (2018). Führungskräfteentwicklung im Rettungsdienst – Übel oder Chance? In A. Neumayr, M. Baubin, & A. Schinnerl (Hrsg.), *Herausforderung Notfallmedizin. Innovation – Vision – Zukunft* (S. 85 – 94). Springer.

Webers, T. (2015). *Systemisches Coaching – Psychologische Grundlagen*. Springer.

Winterstein, I. (2024). *Supervision von Einsatzkräften im Rettungsdienst. Bedeutung, Chancen und Umsetzungsmöglichkeiten*. Stumpf + Kossendey. Edewecht.

Zirnstein, M., & Koch, S. (2021). Zur Akademisierung und Professionalisierung des Berufsbilds des Notfallsanitäters. Eine qualitative Untersuchung mittels Interviewanalyse von Mitarbeitern in der Notfall- und Rettungsmedizin. *Notfall + Rettungsmedizin, 25,* 1–11. https://doi.org/10.1007/s10049-021-00853-5.

Sieben Argumente für systemische Supervision im Rettungsdienst

9

Inhaltsverzeichnis

9.1 Argumente für systemische Supervision im Rettungsdienst. 184
9.2 Gesundheit: Psychische, physische und soziale Belastungen bewältigen 185
9.3 Kompetenzentwicklung: Reflexion und Lernen ermöglichen 188
9.4 Arbeitszufriedenheit: Motivation und Wohlbefinden steigern 189
9.5 Personalbindung: Mitarbeiter langfristig halten 191
9.6 Teamentwicklung: Zusammenarbeit und Kommunikation fördern 192
9.7 Personalentwicklung: Personal individuell und beruflich fördern 194
9.8 Qualitätssicherung: Sicherheit und Effizienz im Rettungsdienst sichern 196
9.9 Zusammenfassung und ein systemischer Blick nach voraus 197
Literatur 198

Zusammenfassung

„Schaut weit voraus auf den Punkt in der Zukunft, von dem aus ihr zurückschaut" (Milton Erickson). Systemische Supervision ermöglicht im Rettungsdienst wertvolle Unterstützung, indem sie einen geschützten Rahmen für Reflexion bietet, Kompetenzen fördert und die Arbeits- und Versorgungsqualität sichert. Sie hilft Rettungs- und Einsatzkräften, belastende Erfahrungen zu verarbeiten, wodurch ihre psychische, physische und soziale Gesundheit gestärkt wird. Zudem trägt sie zur Weiterentwicklung der Mitarbeiter bei, indem sie deren Handlungsweisen hinterfragt und Alternativen aufzeigt. Dies verbessert auf der einen Seite die Qualität in der rettungsdienstlichen Versorgung und stärkt zugleich das berufliche Selbstbewusstsein und die Identität der Akteure im Rettungsdienst. Darüber hinaus steigert Supervision die Arbeitszufriedenheit, indem sie Motivation und Wohlbefinden fördert. Durch wertschätzende Unterstützung werden Mitarbeiter langfristig an den Rettungsdienst gebunden, was die Fluktuation reduziert und so dem Fachkräfteengpass entgegenwirkt.

Ein weiteres gewichtiges Argument ist die Teamentwicklung. Supervision verbessert die Kommunikation und Zusammenarbeit innerhalb von Teams, wodurch kommunikative Missverständnisse vermieden und interpersonale Konflikte vermieden bzw. konstruktiv gelöst werden können. Systemische Supervision trägt zudem zur gezielten Personalentwicklung bei, indem individuelle Kompetenzen und Stärken gefördert und Entwicklungspotenziale von Mitarbeitern erkannt werden. Letztlich dient Supervision aber auch der Qualitätssicherung im Rettungsdienst, indem sie Fehler und Fehlerquellen sichtbar macht, rettungsdienstliche Arbeitsabläufe optimiert und somit die Handlungs- und Rechtssicherheit der Rettungs- und Einsatzkräfte erhöht.

9.1 Argumente für systemische Supervision im Rettungsdienst

Der Rettungsdienst in Deutschland hat in den vergangenen Jahren einen erheblichen Professionalisierungsschub erfahren und er hat sich zu einem anspruchsvollen Berufsfeld entwickelt, das mit hohen psychischen, physischen und sozialen Belastungen einhergeht (Heringshausen, 2019; Zirnstein & Koch, 2021). Um die Versorgungsqualität und das Wohlbefinden der Mitarbeiter langfristig zu sichern, gewinnt systemische Supervision zunehmend an Bedeutung (Prein, 2023). Sie bietet eine strukturierte Reflexionsmöglichkeit und unterstützt die professionelle Weiterentwicklung des Personals und der gesamten Organisation. Zudem wird Supervision als ein wichtiges Kriterium für zufriedenstellende Arbeitsbedingungen in helfenden Berufen benannt (Sendera & Sendera, 2013). Vor dem Hintergrund, dass der Rettungsdienst als ein spezifisches Handlungsfeld den helfenden Berufen zugeordnet werden kann, dient demzufolge Supervision der Betrachtung und Reflexion rettungsdienstlichen Handelns sowie organisatorischer Strukturen mit dem übergeordneten Ziel, die Qualität psychischer, sozialer und institutioneller Faktoren in der beruflichen Praxis des Rettungsdienstes zu verbessern. Die systemische Supervision basiert auf den theoretischen Grundlagen der Systemtheorie und folgt den Prinzipien systemischen Denkens. Im Fokus stehen dabei die Kommunikations- und Interaktionsmuster innerhalb eines Systems sowie dessen Austausch mit der Umwelt (DGSF, 2016). Im Handlungsfeld Rettungsdienst unterstützt systemische Supervision Rettungs- und Einsatzkräfte dabei, ihre berufliche Tätigkeit im Versorgungsprozess kritisch zu reflektieren und stetig weiterzuentwickeln. Darüber hinaus trägt sie zur Klärung und Entwicklung von (interdisziplinären) Teamstrukturen bei und ermöglicht eine tiefere Analyse von Arbeitszusammenhängen, um die Zusammenarbeit gezielt zu optimieren. Ein weiterer zentraler Aspekt ist die konstruktive Bearbeitung von Teamkonflikten durch eine externe Perspektive, die neue Lösungswege eröffnet. Neben der Förderung der Teamdynamik wird Supervision auch zur Begleitung und Weiterentwicklung von Fach-, Leitungs- und Führungskräften eingesetzt. Sie unterstützt zudem bei der Planung individueller beruflicher Entwicklungsschritte und unterstützt Organisationen in Phasen institutioneller Umstrukturierung (DGSF, 2016).

9.2 Gesundheit: Psychische, physische und soziale …

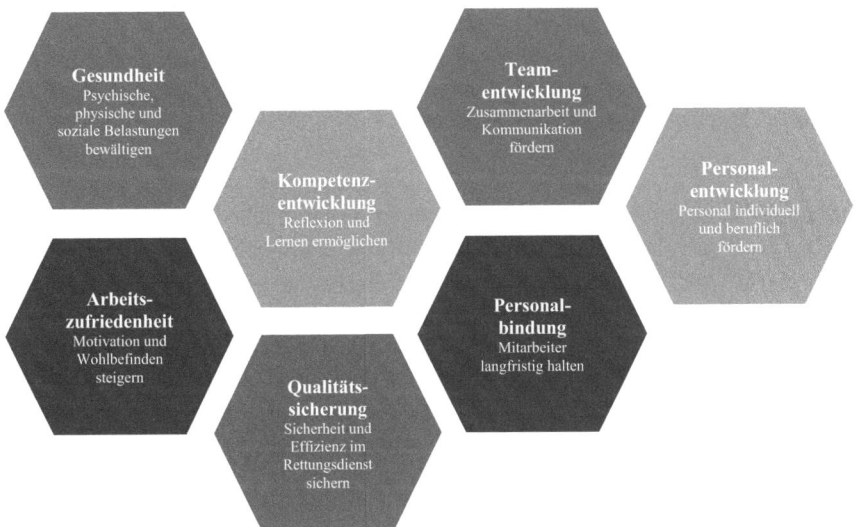

Abb. 9.1 Argumente für Supervision im Rettungsdienst. (Eigene Erstellung)

Aus diesen Funktionen heraus lassen sich Begründungen für die Argumentation der Notwendigkeit von systemischer Supervision im Rettungsdienst ableiten (vgl. Kap. 2). In der folgenden (Abb. 9.1) werden sieben zentrale Argumente für den Einsatz von Supervision im Rettungsdienst dargestellt.

Alle sieben Gründe bieten einen ganzheitlichen Ansatz zur Unterstützung von Mitarbeitern im Rettungsdienst – von der Bewältigung psychischer Belastungen über die Förderung individueller Kompetenzen bis hin zur Sicherung der Versorgungsqualität. Supervision ist damit nicht nur ein Instrument zur Entlastung von Rettungs- und Einsatzkräften, sondern auch ein zentraler Baustein für die nachhaltige Entwicklung von Teams und Organisationen im Rettungsdienst. Angesichts der hohen Anforderungen dieses Berufsfelds (vgl. Abschn. 2.2) sollte systemische Supervision als integraler Bestandteil moderner Personal- und Organisationsentwicklung im Rettungsdienst etabliert werden.

9.2 Gesundheit: Psychische, physische und soziale Belastungen bewältigen

Rettungs- und Einsatzkräfte sind regelmäßig mit einer Vielzahl von belastenden Einflüssen und Ereignissen konfrontiert, sei es durch traumatische Einsätze, hohe Arbeitsdichte oder Schichtarbeit (vgl. Kap. 2). Die rettungsdienstspezifischen psychischen, physischen und sozialen Belastungen können dabei sowohl im regulären Wachenalltag als auch im Einsatzgeschehen auftreten und entweder:

- vorhersehbar oder nicht vorhersehbar sein,
- vereinzelt oder in Kombination auftreten,
- vorübergehend oder permanent wirken,
- vermeidbar oder nicht vermeidbar sein,

und zu zeitlich unmittelbaren, individuellen Reaktionen (Beanspruchungen) bei Rettungs- und Einsatzkräften führen. Daraus resultierend können negative kurzfristige Beanspruchungsfolgen auftreten, z. B. Monotonie, Sättigung, Ermüdung, Stress, oder auch langfristig wirkende, z. B. mangelnde Arbeitszufriedenheit, hoher Krankenstand, Frühverrentung, Fluktuation, Burnout (GUV, 2005). Um diesen berufsbedingten Belastungen bzw. Beanspruchungen entgegenzuwirken, bietet sich Supervision als Beratungskonzept für Berufe, in denen Menschen mit Menschen oder in Bezug auf Menschen arbeiten, geradezu an. Durch die verschiedenen Beratungs- und Reflexionsmethoden (vgl. Kap. 3) soll eine Verbesserung des beruflichen Handelns ermöglicht werden. Dafür ist es wichtig, dass in der Supervision Beziehungsmuster immer im Zusammenhang mit den jeweiligen beruflichen Kontexten betrachtet und interpretiert werden müssen (Sell, 2021). Durch diesen Kontextbezug gelingt es, innerhalb einer systemischen Supervision besonders belastende Erfahrungen/Situationen/Erlebnisse zu reflektieren, Risiko- und Schutzfaktoren zu identifizieren (Abb. 9.2) und daraus individuelle sowie gemeinschaftliche Bewältigungsstrategien zu entwickeln (Steil & Turowski, 2018). Insbesondere im Hinblick auf die Prävention von Burnout ist wichtig, dass die Betroffenen ihre Belastungssituation eingestehen und sich ehrlich über ihr Erleben austauschen können (Sendera & Sendera, 2013). Diese Förderung der Selbstfürsorge bildet einen wesentlichen Schwerpunkt jeder Supervision. In den Sitzungen werden Rettungs- und Einsatzkräfte regelmäßig dazu angeleitet, auf

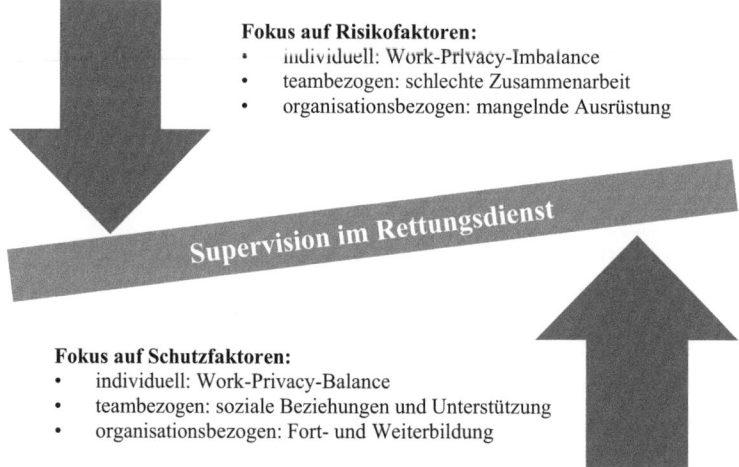

Abb. 9.2 Schutz- und Risikofaktoren in der Supervision im Rettungsdienst. (Eigene Erstellung in Anlehnung an Klinger, 2023)

ihre eigenen Bedürfnisse zu achten und klare persönliche Grenzen zu setzen. Dies ist entscheidend, um im Rettungsdienst langfristig gesund und leistungsfähig zu bleiben. Gleichzeitig schafft Supervision einen sicheren Raum für einen offenen und vertrauensvollen Austausch innerhalb des Teams. Dadurch werden das gegenseitige Verständnis gestärkt und die Zusammenarbeit gefördert. So kann ein stabiles (und für den Rettungsdienst so wichtiges) Teamgefüge entstehen oder wiederhergestellt werden, was sich wiederum positiv auf die psychosoziale Gesundheit jedes einzelnen Teammitglieds auswirkt (Weigand, 2019).

In der eigentlichen Supervision steht dann die professionelle Arbeit der Rettungs- und Einsatzkräfte im Mittelpunkt und sie erfordert eine bewusste Unterbrechung des beruflichen Handelns, um dieses Handeln zu hinterfragen. Dies wird immer dann notwendig, wenn berufsbedingte Belastungen entstehen, sich offene Fragen ergeben, Probleme oder Konflikte auftreten und Lösungen nicht unmittelbar ersichtlich sind. Supervision wird dann relevant, wenn geplante Handlungen nicht einfach fortgesetzt werden können, sondern Reflexion notwendig ist, um Unzufriedenheit und Belastungsfolgen zu vermeiden (Ahlburg, 2019). Dies geschieht im Rettungsdienst in einem professionellen Handlungskontext, und die dazugehörende Reflexion dessen, was der Supervisand tut, erhält so auch offiziellen Charakter. Dadurch, dass die Supervision dem Supervisanden ermöglicht, die Handlung zu unterbrechen, um sie abzusichern oder zu überprüfen, ob er sich noch auf dem richtigen Weg befindet, bietet sich dem Supervisanden *eine Art erste Entlastung* (Weigand, 2019). In diesem Reflexionsprozess ist der Supervisand aber nicht nur als handelndes Subjekt tätig, sondern wird zugleich selbst zum Objekt der Beobachtung – sowohl aus eigener Perspektive als auch durch den externen Blick des Supervisors. Er setzt sich daher mit seinem eigenen Handeln und den dahinterliegenden Motiven auseinander und integriert die Erkenntnisse seiner Selbstreflexion in sein professionelles Handeln. Diese bewusste Auseinandersetzung stellt eine *zweite Form der Entlastung* für ihn dar. Durch die Supervision erweitert der Supervisand aber auch seine Selbst- und Fremdwahrnehmung, wodurch er seine Professionalität weiterentwickelt. Dadurch gewinnt er an beruflicher Autorität und kann Verantwortung übernehmen, ohne sich in übermäßiger Selbstkritik oder lähmender Unsicherheit zu verlieren. Dies stellt die *dritte Funktion* der Supervision dar und trägt wesentlich zur Gesunderhaltung der Mitarbeiter im Rettungsdienst bei (Ahlburg, 2019; Weigand, 2019). Nach Sendera und Sendera (2013) ist Supervision für die Gesundheit der helfenden Berufe nicht nur „… dringend notwendig" (S. 143), sondern auch „… enorm wichtig" (S. 125).

> ▶ **Praxistipp** Nach besonders belastenden Einsätzen sollte innerhalb von 24 h eine freiwillige Kurzsupervision oder strukturierte Nachbesprechung angeboten werden. Dies sollte idealerweise moderiert erfolgen und der Fokus sollte auf unmittelbare emotionale Entlastung gelegt werden.

9.3 Kompetenzentwicklung: Reflexion und Lernen ermöglichen

In nahezu allen Definitionen von Supervision wird die „Reflexion des beruflichen Handelns" als zentrales Element hervorgehoben (vgl. Belardi, 1994; Kühl, 2008; DGSF, 2016, Berger & Nolten, 2019). Eine wesentliche Aufgabe der Supervision im Rettungsdienst besteht darin, die kontinuierliche fachliche und persönliche Kompetenzentwicklung der Mitarbeiter im Rettungsdienst zu fördern und deren praktisches Handeln gezielt zu steuern (vgl. Abschn. 2.3.3). Durch gezielte Lern- und Reflexionsprozesse lassen sich eigene Handlungsweisen hinterfragen, alternative Perspektiven einnehmen und so das eigene professionelle Handeln optimieren (Ahlburg, 2019). Dies verbessert die Qualität der rettungsdienstlichen Versorgung und stärkt das Selbstbewusstsein der Rettungs- und Einsatzkräfte. Vor dem Hintergrund, dass Supervision den Supervisanden ermöglicht, sich in ihren Handlungen kompetent und ihre Arbeit als effektiver und erfolgreicher zu erleben (Neuman-Wirsig, 2016), übernimmt Supervision auch eine formative Funktion, die darauf abzielt, rettungsdienstliche Standards kontinuierlich weiterzuentwickeln und fortwährend an aktuelles Wissen und die spezifischen Anforderungen anzupassen. Diese formative Funktion setzt voraus, dass die supervisierten Fachkräfte bereits über fundierte Fach- und Methodenkompetenz in ihrem Tätigkeitsfeld verfügen. Dadurch wird es ihnen ermöglicht, ihr eigenes Handeln auf neue Weise zu reflektieren und bewusst zu steuern (Loebbert, 2016). Dies kann in der Supervision in allen vier Kompetenzbereichen geschehen (Abb. 9.3).

Für die Entwicklung der *fachlichen und methodischen Kompetenz* im Rettungsdienst kann Supervision die Fähigkeit zur Situationsanalyse am Einsatzort und die Entscheidungsfindung verbessern, indem sie eine Reflexion vergangener Einsätze ermöglicht und die Handlungssicherheit in unüberschaubaren komplexen Situationen erhöht. Indem sie Lernprozesse z. B. durch Fallbesprechungen anregt, kann

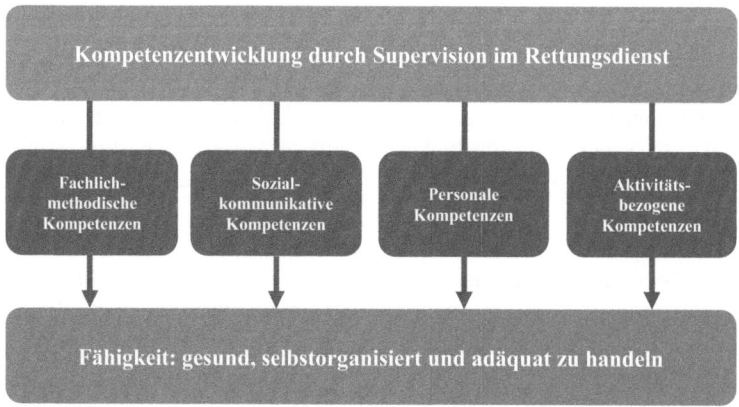

Abb. 9.3 Kompetenzentwicklung im Rettungsdienst. (Eigene Erstellung in Anlehnung an Erpenbeck & Sauter, 2013)

der Einzelne auch vom gegenseitigen Austausch im Supervisionsprozess profitieren und die eigenen rettungsdienstlichen Fachkenntnisse vertiefen. Darüber hinaus stärkt Supervision auch die Ebene der *sozial-kommunikativen Kompetenzen* der Rettungs- und Einsatzkräfte. Sie fördert das Einfühlungsvermögen im Umgang mit Patienten und Angehörigen, insbesondere in emotional belastenden Situationen (vgl. Abschn. 2.3.1), und unterstützt die Entwicklung effektiver Strategien zur Deeskalation und Konfliktlösung – sowohl im direkten Patientenkontakt als auch innerhalb des Einsatzteams und im interdisziplinären Umfeld. Eine weitere Möglichkeit der Kompetenzentwicklung betrifft u. a. die psychosozialen und emotionalen Fähigkeiten *(personale Kompetenz)*. Supervision ermöglicht den Rettungs- und Einsatzkräften eine kritische Selbstreflexion, indem sie die Auseinandersetzung mit eigenen Verhaltensweisen und Denkmustern fördert und dadurch die Entwicklung von individuellen Strategien zur Stressbewältigung und Resilienz fördert. Supervision ermöglicht zudem die Entwicklung der für den Rettungsdienst so wichtigen ethisch-moralischen und professionellen Kompetenzen. Sie sensibilisiert die Rettungs- und Einsatzkräfte durch verschiedene Methoden für ethisch-moralische Fragestellungen und Entscheidungsprozesse in Notfallsituationen und sie unterstützt ein reflektiertes berufliches Rollenverständnis. Dadurch können Mitarbeiter im Rettungsdienst eine professionelle Haltung entwickeln, die ihnen langfristig hilft, eigenverantwortlich mit den Herausforderungen des Berufsbildes Rettungsdienst umzugehen. Im Hinblick auf die erforderlichen *aktivitätsbezogenen Kompetenzen* bietet Supervision den Rettungs- und Einsatzkräften die Möglichkeit, ihre Fähigkeiten zur Anwendung von Deeskalationsstrategien in Krisensituationen weiterzuentwickeln und zugleich Eigeninitiative und Verantwortung für das eigene lebenslange Lernen zu übernehmen. Insgesamt ist Supervision ein wirksames Instrument zur Förderung der berufsspezifisch notwendigen Kompetenzbereiche im Rettungsdienst und damit zur Verbesserung der Selbstorganisation von Rettungs- und Einsatzkräften.

▶ **Praxistipp** Führen Sie monatlich eine Supervision mit konkreten Fallbesprechungen durch, bei der typische Rettungsdiensteinsätze der letzten Wochen reflektiert und gemeinsam alternative Handlungsstrategien bzw. Lösungsansätze entwickelt werden. Dadurch lassen sich Lern- und Veränderungsprozesse anregen und regelmäßig reflektieren.

9.4 Arbeitszufriedenheit: Motivation und Wohlbefinden steigern

Themen wie Zufriedenheit am Arbeitsplatz, Motivation und Wohlbefinden sowie das Thema Burnout-Prävention gewinnen im Arbeitsfeld Rettungsdienst zunehmend an Aufmerksamkeit und Bedeutung (Roth et al., 2021). Durchweg hohe und rettungsdienstspezifische Arbeitsbelastungen können die Arbeitszufriedenheit und Motivation im Rettungsdienst verringern (Hering et al., 2004; Heringshausen et al., 2010; Schumann et al., 2017, Heringshausen, 2021). Supervision hilft, individuelle und teambezogene Ressourcen zu stärken und Lösungsstrategien für belastende Situationen zu entwickeln. Ein verbessertes Arbeitsklima und das Gefühl, von Teamkollegen und der eigenen Leitung unterstützt zu werden, steigern die Zufriedenheit und Motivation der Mitarbeiter (Loebbert, 2016).

Supervision kann dabei einen positiven Einfluss auf die Motivation und Arbeitszufriedenheit von Mitarbeitern im Rettungsdienst haben und zugleich die Burnout-Gefährdung senken (Mathias-Wiedemann, 2020). Supervision fördert nicht nur die Kommunikation, sondern sie verbessert die Arbeitsbeziehungen insgesamt und trägt zur Gesundheitsförderung bei (DGSv, 2008). Sie hilft Mitarbeitern, ihre beruflichen Aufgaben besser zu erfüllen und erhöht ihre Motivation. Darüber hinaus stärkt Supervision die persönlichen Ressourcen zur Bewältigung beruflicher Anforderungen und schafft neue Sichtweisen, was zu einer verbesserten Belastungsregulation führt (DGSv, 2008). Allerdings hängt die Wirksamkeit von Supervision von verschiedenen Faktoren ab (vgl. Abschn. 8.3.1). Wertschätzung, Anerkennung, Vertrauen, Ressourcenaktivierung, kollegiale Unterstützung und Transparenz und Offenheit gelten als wichtige Voraussetzungen für die supervisorische Arbeit und damit auch für die Entwicklung einer konstruktiven Konfliktkultur im Rettungsdienst, die letztendlich zu einem besseren Verständnis innerhalb des Teams und zu einer besseren Zusammenarbeit im tagtäglichen Arbeits- und Einsatzgeschehen führt. Dadurch kann langfristig die Motivation und die Arbeitszufriedenheit gesichert werden und sich positiv auf das Wohlbefinden der Mitarbeiter im Rettungsdienst auswirken. Vor diesem Hintergrund kann aus Sicht der Mitarbeiter im Rettungsdienst Arbeitszufriedenheit als eigenständiges Ziel zur Steigerung ihrer individuellen Lebensqualität aufgefasst werden. Zugleich kann Arbeitszufriedenheit aber auch als Mittel für die Erreichung von Organisationszielen aus Arbeitgebersicht verstanden werden. Dann steht eher nicht die individuelle Lebensqualität des Einzelnen im Fokus, sondern es wird seitens der Organisation Arbeitszufriedenheit mit dem Ziel angestrebt, Fehlzeiten des Personals oder die Fluktuation zu begrenzen (vgl. Abschn. 9.5) und die Arbeitsleistung der Mitarbeiter zu steigern (Kauffeld & Schermuly, 2019).

Fatzer und Peter (1993) gehen mit Blick auf Teamsupervisionen vom supervisorischen Dreieck in der Interaktion zwischen Individuum, Rolle und Organisation aus (Abb. 9.4). Sie argumentieren, dass Supervision einen Beitrag für Menschen und Teams leisten kann, die als Individuen ihre Arbeit in Form von Berufsrollen in arbeitsteiligen Organisationen (Institutionen) erbringen. Supervision spielt sich demnach immer innerhalb dieses Dreiecks ab. Die verschiedenen Formen ergeben sich dann daraus, welche Seiten des Supervisionsdreieckes besonders akzentuiert werden (Fatzer & Peter, 1993). Insgesamt kann Supervision einen wertvollen Beitrag leisten, dass Einzelne, Arbeitsteams und Rettungsdienstorganisationen ihre Aufgaben besser und mit größerer Zufriedenheit erfüllen können.

▶ **Praxistipp** Verankern Sie Supervision als festen Bestandteil im Dienstplan. Dies könnte z. B. so erfolgen, dass standardisiert vierteljährlich mit dem ganzen Wachenteam in Supervisionsrunden über berufsbedingte Belastungen, etwaige Missverständnisse im Team oder auch Erfolge im

Abb. 9.4 Triangulierung von Teamsupervision. (Eigene Erstellung in Anlehnung an Pühl, 2009)

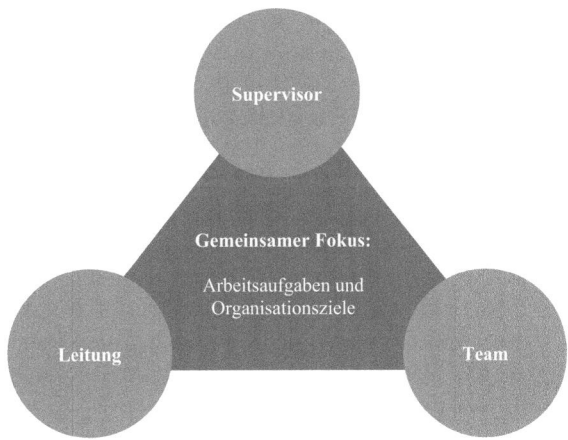

Einsatzgeschehen offen gesprochen und dadurch das Miteinander aktiv gestärkt wird.

9.5 Personalbindung: Mitarbeiter langfristig halten

Der Rettungsdienst hat bereits seit etlichen Jahren mit hoher Fluktuation und Personalmangel zu kämpfen. Die Fachkräfteengpassanalyse der Bundesagentur für Arbeit weist die Fachkräftesituation im Rettungsdienst in jedem Bundesland als angespannt aus und klassifiziert das Berufsbild Rettungsdienst insgesamt als Engpassberuf (Bundesagentur für Arbeit, 2024). Um die Arbeitsbedingungen im Rettungsdienst zu verbessern und die langfristige Bindung von Mitarbeitern zu fördern, kann Supervision im Rettungsdienst eine zentrale Rolle spielen, indem sie die Kommunikation in den verschiedenen Arbeitsbeziehungen zum Thema macht, die Teamdynamiken analysiert und so Rettungs- und Einsatzkräfte unterstützt, arbeitsbedingte Konflikte frühzeitig zu erkennen und zu lösen. Supervision bietet den Akteuren einen strukturierten Ansatz, um die berufsfeldspezifischen Herausforderungen des Rettungsdienstes zu bewältigen und eine gesunde Unternehmenskultur für das Wohlbefinden des einzelnen Mitarbeiters und die Leistungsfähigkeit des gesamten Teams zu etablieren. Innerhalb dieser Unternehmenskultur können so Reflexionsräume geschaffen werden, in denen Mitarbeiter ihre Erfahrungen und Emotionen verarbeiten können (Lippmann, 2013). Dazu braucht es aber auch Verständnis und Offenheit auf der Seite der Entscheider und Verantwortlichen im Rettungsdienst. Oft wird Supervision noch sehr skeptisch begegnet und die Chancen werden nicht hinreichend erkannt. Dies wird daran deutlich, dass Supervision im Rettungsdienst immer noch nicht so weit verbreitet ist wie in anderen Gesundheitsberufen (Prein, 2023). Wenn jedoch in der jeweiligen Unternehmenskultur Supervision als ein reguläres Beratungs- und Unterstützungsangebot im Hinblick auf die situativen Kontexte „Einsatz", „Mitarbeiter", „Team", „Leitung" und „Unternehmen" eingebettet ist, kann sie maßgeblich zu einer harmonischen Arbeitsatmosphäre beitragen, die sich wiederum positiv auf die mentale Gesundheit und Zufriedenheit der Mitarbeiter auswirkt. So erhalten Mitarbeiter die Wertschätzung, Anerkennung und Unterstützung, die so wichtig für sie ist und was ihre langfristige Bindung an das Unternehmen erhöht. Durch gezielte Beratungs- und Unterstützungsangebote (z. B. Team- und/oder Leitungssupervision, Coaching, etc.) seitens der Rettungsdienstorganisation kann es ihr gelingen, ihre Mitarbeiter so zu motivieren, dass sie länger gesund und motiviert im Beruf verbleiben. Das deckt nachhaltig den Personalbedarf im Rettungsdienst und reduziert die Kosten für Neueinstellungen. Zusätzlich erhöhen sich damit die Arbeitgeberattraktivität und die Außenwirkung des Rettungsdienstes. Damit kommt der Unternehmenskultur eine herausragende Bedeutung für den ökonomischen Erfolg von Unternehmen zu (Schönborn, 2014).

▶ **Praxistipp** Neue Mitarbeiter sollten in den ersten sechs Monaten regelmäßig (z. B. alle zwei Monate) an Einzel- oder Gruppensupervisionen teilnehmen, um sich sicherer in ihrer Rolle zu fühlen und langfristig im Team auf der Rettungswache anzukommen.

9.6 Teamentwicklung: Zusammenarbeit und Kommunikation fördern

Effektive Kommunikation und eine gute Zusammenarbeit im Team sind im Rettungsdienst essenziell. Supervision bietet Teams die Möglichkeit, Konflikte konstruktiv zu lösen, Missverständnisse zu klären und die Teamdynamik zu verbessern (Lippmann, 2013). So kann z. B. ein starkes Teamgefühl zu einem reibungslosen Ablauf im Einsatzgeschehen beitragen und Fehlerquellen minimieren. Im Hinblick auf Supervision und Teamentwicklung ist allerdings die Abgrenzung zur klassischen Teamentwicklung notwendig. Stehen diesbezüglich dort klassische Teamentwicklungsthemen im Vordergrund (z. B. Teamziele, Rollenaushandlung, Vereinbarungen zur Zusammenarbeit), stellen diese in Supervisionszusammenhängen jeweils nur den aktuellen Kontext für das individuelle supervisorische Handeln dar (Dallüge, 2015). Mit dem Blick auf Supervision kann supervisorische Teamentwicklung als die Optimierung einer Gruppen-/Teamleistung (Einsatzteams oder Rettungswachenteams) innerhalb des Systems (Rettungsdienst) durch Klärung aufgabenbezogener Aspekte (u. a. Arbeitsmethoden, erforderliche Kompetenzen der Teammitglieder) sowie durch Verbesserung der Zusammenarbeit innerhalb des Teams und mit den zugehörigen Leitungs- und Führungskräften verstanden werden. Folgende Funktionen lassen sich im Hinblick auf die Möglichkeiten von Supervision zur Zusammenarbeit und Kommunikation für den Rettungsdienst ableiten:

- Verbesserung der Zusammenarbeit mit anderen Teams innerhalb der eigenen Rettungsdienstorganisation (z. B. Teams anderer Rettungswachen) bzw. mit Teams anderer Berufsgruppen (z. B. ärztlicher Dienst, Pflege, Feuerwehr, Polizei)
- Analyse und Verstehen der im Team ablaufenden Prozesse (z. B. Einsatzführung, Begleitung und Anleitung von Azubis)
- Entwickeln von Regeln und Verfahren zur besseren Bewältigung von Problemen auf der Sach- und der Beziehungsebene (z. B. soziale Unterstützung, Prozess- und Lösungsorientierung)
- Bewusstmachen der gegenseitigen Abhängigkeit der Teammitglieder und Stärkung des gegenseitigen Beistands (z. B. kollegiale Beratung, soziale Beziehungen)
- Entwickeln der Kommunikation zwischen den Teammitgliedern, um die Effektivität zu erhöhen (z. B. wertschätzende, ressourcenorientierte Sprache)
- Entwickeln und Einüben von Regeln zur konstruktiven Bearbeitung von Konflikten (z. B. konstruktives Feedback)
- Verteilen und Akzeptieren der Rolle eines jeden Teammitgliedes (z. B. Rollenklarheit)
(vgl. Becker & Langosch, 1995; zit. n. Pühl, 2009).

Der Fokus der supervisorischen Arbeit im Rettungsdienst liegt dabei auf den Kooperationsbeziehungen innerhalb des Teams, zur Teamleitung und zur Gesamtorganisation mit ihren Schnittstellen. Da in diesem Zusammenhang sowohl strukturelle als auch konzeptionelle Aspekte betrachtet und angepasst werden können, kann die Leitungs- und Führungskraft, als Teil des Teams (Rettungsdienst), auch in die Supervision einbezogen werden (Pühl, 2009). Methodisch bieten sich dazu neben einer klassischen themenoffenen Team-/Gruppensupervision eine Leitungssupervision, ein Coaching einer Person in einer Einzelsupervision zur Unterstützung der professionellen Identität und Karriereplanung bzw. eine konkrete themenspezifische Einzel- oder Teamsupervision im Sinne von Krisenintervention oder auch einem supervisorisch aufgezogenen Entwicklungsprojekt eines ganzen Arbeitsbereiches (z. B. Rettungswache, Lehrrettungswache, EH-Abteilung, Sanitätsdienst etc.) an.

▶ **Praxistipp** Führen Sie alle sechs Monate eine teambezogene Supervision zur Reflexion von Rollen, Kommunikation und Zusammenarbeit durch. Inhaltliche Ziele könnten dabei sein: Konflikte in der Zusammenarbeit im Einsatz- und Versorgungsgeschehen aufzuarbeiten oder Abläufe bei multiprofessionellen Übergaben (z. B. im Schockraum) zu verbessern.

9.7 Personalentwicklung: Personal individuell und beruflich fördern

Die Personalentwicklung ist seit langem ein zentraler Bestandteil moderner Unternehmensstrategien in vielen Unternehmen, um die Wettbewerbsfähigkeit zu sichern und die Mitarbeiterbindung zu stärken. Dieses Bewusstsein setzt sich nach und nach auch im Rettungsdienst durch, denn zwischenzeitlich ist der Rettungsdienst seit nunmehr einigen Jahren auf dem Weg zur eigenen Profession (Pfütsch, 2020). Zur Professionalisierung im Rettungsdienst gehört u. a. die Beschäftigung mit der eigenen Identität und Profession und die stetige Weiterentwicklung und Reflexion der internen und externen Wahrnehmung des Berufsbildes (Heringshausen, 2019). Supervision kann dabei eine wichtige Rolle spielen, da sie nicht nur zur Reflexion und Problemlösung im Allgemeinen beiträgt, sondern auch die individuelle und berufliche Förderung der Mitarbeiter im Speziellen unterstützt. Für die eigene berufliche Identität ist die Innensicht eines Individuums bezogen auf den persönlichen Lebensbereich des Berufes und der Arbeit essenziell (Fischer, 2013). Rettungs- und Einsatzkräfte bringen diesbezüglich bereits viele individuelle Stärken und spezifische Entwicklungsbedarfe mit. Systemische Supervision unterstützt die gezielte Förderung der Mitarbeiter im Rettungsdienst, indem sie einerseits Reflexion und persönliche Weiterentwicklung ermöglicht und zugleich auch als Teil der Unternehmenskultur wahrgenommen wird. Dies steigert natürlich nicht nur die individuelle Kompetenz des einzelnen Mitarbeiters, sondern hat auch Folgewirkung auf die Qualität der gesamten Organisation. Im Hinblick auf Sicherung und Weiterentwicklung der Leistungsfähigkeit der Mitarbeiter aus der Zielperspektive der Personalentwicklung kann Supervision zu folgenden vier Handlungsfeldern (Abb. 9.5) zum Einsatz kommen (Winterstein & Hofmann, 2006):

Die *Aufrechterhaltung der körperlichen Leistungsfähigkeit* der Mitarbeiter ist ein wesentlicher Aspekt der Personalentwicklung. Durch Supervision können individuelle Gesundheitsförderungsmaßnahmen identifiziert, entwickelt und umgesetzt werden. Dies kann die Bereitstellung ergonomischer Arbeitsmaterialien sowie die Entwicklung von Strategien zur Stressbewältigung und Work-Privacy-Balance umfassen. Supervisoren können Mitarbeiter dabei unterstützen, gesundheitsfördernde Verhaltensweisen zu identifizieren und in den Arbeitsalltag zu integrieren. Supervision spielt eine wichtige Rolle bei der *Sicherstellung notwendiger Kompetenzen* im Unternehmen. Durch regelmäßige Reflexion und Beratung können Qualifikationslücken frühzeitig erkannt und entsprechende Weiterbildungsmaßnahmen eingeleitet werden. Besonders wichtig ist dabei der Wissenstransfer zwischen erfahrenen und jüngeren Mitarbeitern. Supervisoren können generationenübergreifende Lernprozesse moderieren und so einen effektiven Wissensaustausch fördern (Conrads, 1997). Ein weiteres zentrales Ziel der Supervision ist es, die *Tätigkeit leistungs- und lernförderlich* zu gestalten, indem

9.7 Personalentwicklung: Personal individuell und beruflich fördern

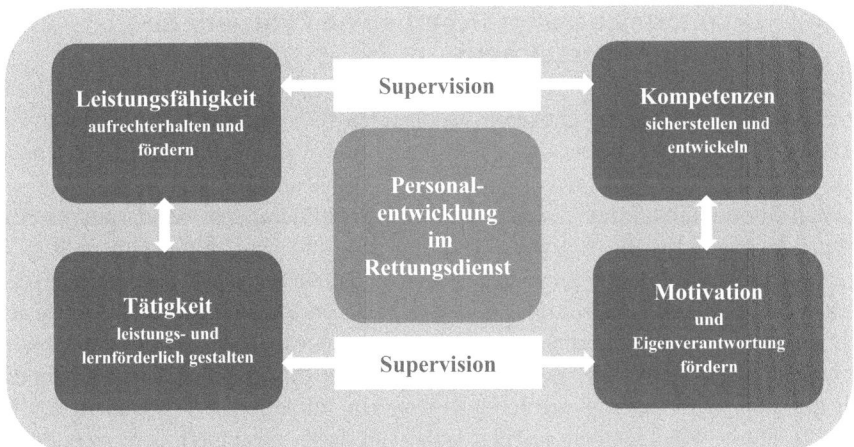

Abb. 9.5 Supervision im Kontext der Personalentwicklung im Rettungsdienst. (Eigene Erstellung in Anlehnung an Winterstein & Hofmann, 2006)

die Entfaltung von Kompetenzen und Potenzialen ermöglicht wird. Dies geschieht durch die Erweiterung von Handlungs- und Entscheidungsspielräumen der Mitarbeiter. Supervisoren unterstützen Leitungs- und Führungskräfte dabei, Verantwortung zu delegieren und Mitarbeiter in Entscheidungsprozesse einzubinden. Dadurch werden nicht nur die Fähigkeiten der Mitarbeiter gefördert, sondern auch ihre Motivation und Arbeitszufriedenheit gesteigert. Die *Förderung von Motivation und Eigenverantwortung* ist ein ebenso wichtiger Aspekt der Personalentwicklung durch Supervision. Hierbei geht es darum, Entwicklungsperspektiven zu bieten und eine Wertschätzungskultur im Unternehmen zu etablieren (Winterstein & Hofmann, 2006). Supervision kann im Kontext der Personalentwicklung durch die Sicherstellung der notwendigen Kompetenzen, die Ermöglichung von Potenzialentfaltung sowie die Förderung von Motivation und Eigenverantwortung wesentlich zur Steigerung der Mitarbeiterzufriedenheit und damit zum Unternehmenserfolg beitragen. Unternehmen, die Supervision als festen Bestandteil ihrer Personalentwicklungsstrategie etablieren, schaffen damit eine Basis für kontinuierliches Lernen und Wachstum in einer sich ständig verändernden Arbeitswelt (Mulkau & Erlinghagen, 2023). Dies dürfte zwischenzeitlich auch für den Rettungsdienst in Deutschland gelten.

▶ **Praxistipp** Führen Sie mit interessierten Mitarbeitern regelmäßige Coachings oder Einzelsupervisionen zur individuellen Karriereplanung durch, z. B. für Kollegen, die sich in Richtung Praxisanleitung, Leitungsposition oder Studium orientieren möchten.

9.8 Qualitätssicherung: Sicherheit und Effizienz im Rettungsdienst sichern

Neben den bisher sechs skizzieren Argumenten für systemische Supervision im Rettungsdienst spielt Supervision aber auch eine wichtige Rolle bei der Qualitätssicherung aus Sicht der Organisation. Die Zunahme des rettungsdienstlichen Einsatzaufkommens und die daraus resultierenden berufsspezifischen Anforderungen für die Rettungs- und Einsatzkräfte sind umfassend in Kap. 2 herausgearbeitet worden. Eine hohe Einsatzqualität und die Sicherstellung der Patientensicherheit sind seit jeher oberste Ziele im Rettungsdienst. Dazu leistet Supervision einen Qualitätsbeitrag. Loebbert (2016) bringt es auf den Punkt: „Wer in einem helfenden Beruf arbeitet, braucht ein gewisses Maß an Supervision, um Hilfeleistung erfolgreich gestalten zu können." (Loebbert, 2016, S. 11). Dieser Qualitätsbeitrag zeigt sich auch darin, dass ineffizient gewordene Routinen aufgelöst, die Bedarfe der Patienten in den Fokus allen rettungsdienstlichen Handelns und die Wirksamkeit der eigentlichen notfallmedizinischen Hilfeleistung nachhaltig verbessert werden. Durch regelmäßige Supervision können zudem konkret Fehlerquellen erkannt, Arbeitsprozesse optimiert und die Handlungssicherheit gestärkt werden. Dies führt zu einer effizienteren und sichereren Arbeitsweise, die sowohl den Mitarbeitern als auch den Patienten zugutekommt (Heringshausen, 2019). Durch die *Förderung einer reflektierten Praxis* ermöglicht Supervision Rettungs- und Einsatzkräften, ihre Einsätze selbstkritisch zu hinterfragen und aus den reflektierten Erfahrungen zu lernen, was zur Fehlerprävention beiträgt. Darüber hinaus ist es durch Supervision möglich, *Arbeitsabläufe und Entscheidungsprozesse* im Rettungsdienst zu optimieren, indem sie den Austausch von Erfahrungen im Team und Best Practices aus Sicht der Akteure fördert. Dies führt zu einer erhöhten Effizienz im Einsatzgeschehen und verbesserten Reaktionszeiten in zeitkritischen Notfallsituationen. Die kontinuierliche Überprüfung und Anpassung von Prozessen trägt zur stetigen Verbesserung der Arbeit im Rettungsdienst bei. Ein weiteres Argument ist der positive Einfluss von Supervision auf die *Patientensicherheit und Versorgungsqualität*. Durch die Förderung einer offenen Fehlerkultur und die gezielte Aufarbeitung von Vorfällen können zukünftige Fehler vermieden werden, was entscheidend für die Gewährleistung der Patientensicherheit ist. Zusätzlich ermöglicht Supervision den Rettungs- und Einsatzkräften, ihre eigene psychosoziale Gesundheit zu reflektieren und im Blick zu halten, was angesichts der hohen beruflichen Belastungen im Rettungsdienst von großer Bedeutung ist und sich nachweislich positiv auf die Versorgungsqualität auswirkt. Um die Qualität im Rettungsdienst langfristig zu sichern, weiterzuentwickeln und Fehler perspektivisch zu vermeiden, braucht es eine offene Fehlerkultur im Umgang mit Fehlern, einen ehrlichen und direkten Austausch darüber (z. B. in Fallbesprechungen, Supervisionen, Coachings) und regelmäßige zieldienliche Fort- und Weiterbildungen für Rettungs- und Einsatzkräfte (Heringshausen, 2019).

▶ **Praxistipp** Integrieren Sie nach kritischen (fehlerhaften) Einsätzen, verpflichtende Supervisionssitzungen zur Fehlerreflexion. Setzen Sie dabei den Fokus auf die Verbesserung und zukünftige Fehlerverhinderung: „Was lief schief und was lernen wir daraus?" bzw. „Wie können wir diesen Fehler in Zukunft verhindern?"

9.9 Zusammenfassung und ein systemischer Blick nach voraus

Systemische Supervision gewinnt im Rettungsdienst zunehmend an Bedeutung, da sie gezielt auf die vielschichtigen Herausforderungen dieses Arbeitsfeldes eingeht. Durch ihren ganzheitlichen Ansatz berücksichtigt sie nicht nur die individuellen Mitarbeiter, sondern auch das gesamte System, in dem sie agieren – von der Teamdynamik über organisatorische Strukturen bis hin zur Interaktion mit Patienten, Angehörigen und anderen Akteuren. Ein zentraler Mehrwert der systemischen Supervision liegt in ihrer lösungsorientierten Ausrichtung: Sie unterstützt Rettungs- und Einsatzkräfte dabei, eigene Ressourcen zu erkennen, flexibel zu denken und effektive Strategien für den Umgang mit berufsspezifischen Herausforderungen zu entwickeln. Gleichzeitig fördert sie die Reflexion zwischenmenschlicher Beziehungen und stärkt die Zusammenarbeit innerhalb der Teams sowie in der multiprofessionellen Versorgung von Patienten. Darüber hinaus trägt Supervision wesentlich zur psychischen Widerstandsfähigkeit der Mitarbeiter bei, indem sie den Umgang mit psychischen und emotionalen Einsatzsituationen reflektiert und den Umgang mit psychosozialen Belastungen und Beanspruchungen erleichtert. Auch Konflikte lassen sich durch Supervision frühzeitig erkennen und konstruktiv bearbeiten, was die Teamkultur im Rettungsdienst nachhaltig verbessert. Damit Supervision ihre volle Wirkung entfalten kann, sind jedoch bestimmte Rahmenbedingungen erforderlich: ein kompetenter Supervisor, offene und engagierte Supervisanden, eine wertschätzende und vertrauensvolle Atmosphäre sowie die Unterstützung durch die Leitung und Organisation. Werden diese Voraussetzungen erfüllt, kann systemische Supervision langfristig die Arbeitszufriedenheit im Rettungsdienst steigern, die Teamarbeit stärken und zur psychosozialen Gesundheit der Rettungs- und Einsatzkräfte beitragen. Durch ihren positiven Einfluss auf die Qualitätssicherung und die langfristige Mitarbeiterbindung sollte sie bereits heute ein fester Bestandteil im Rettungsdienst sein.

Doch was bringt diesbezüglich die Zukunft? Im Auftrag der Deutschen Gesellschaft für Supervision e. V. wurden 2021 fünf Supervisoren und Supervisorinnen und Coaches gebeten, ihre wichtigsten Regeln für die Supervision der nächsten 10 Jahre zu formulieren. Hier ist eine kleine Auswahl (DGSv, 2021):

- Irmengard Hegnauer-Schattenhofer (Supervisorin/Coach, Trainerin, Therapeutin)
  „Supervision darf sich nicht nur abgrenzen, sondern muss sich auch mit anderen Formaten wie Therapie, Coaching, Organisationsberatung verbinden."

- Herbert Hirsch (Dipl.-Pädagoge, Dipl.-Sozialpädagoge, Supervisor)
  „Die Digitalisierung wird die Arbeitswelt weiter verändern. Das erfordert von uns Supervisor*innen zunächst geduldiges Lernen und einen intensiven Dialog mit unseren Kund*innen über die Auswirkungen dieser Veränderung (u. a. Kooperation, Führungsmodelle, sozialer Aspekt von Arbeit). Damit wir – auch mit ihnen – passende Beratungsangebote entwickeln können."
- Inge Kempf-Kurth (Supervisorin/Coach, Integrative Lerntherapeutin, Systemische Familientherapeutin)
  „Ich möchte wachsam sein gegenüber Gleichgültigkeit im Umgang mit Routinen und in der permanenten Fragehaltung bleiben."
- Dr. Bernhard Lemaire (Professor für Sozialpädagogik, Supervisor, Organisationsberater)
  „Unterschätze nicht die Bedeutung der Organisation – nicht jeder Konflikt liegt in der Persönlichkeit der Beteiligten begraben."
- Beatrix Reimann (Dipl.-Sozialpädagogin, Dipl.-Supervisorin, Gutachterin)
  „Von der analogen zur digitalen Beratung!? Die Wirkungen gesellschaftlicher Herausforderungen und Veränderungen nehmen Einfluss auf unsere Beratungsprozesse und erfordern Reflexion, meistens ein hohes Maß an Ambiguitätstoleranz, möglicherweise auch neue Arbeitsformen."

So wie die Zukunft sich entfaltet, entwickeln sich auch Supervisionsansätze stetig weiter und passen sich den neuen Herausforderungen der Arbeitswelt an. Digitale Supervisionsformate, interdisziplinäre Ansätze und präventive Maßnahmen zur psychischen Gesundheit könnten in Zukunft in Supervisionsangeboten eine noch größere Rolle im Rettungsdienst spielen. Angesichts des Fachkräftemangels und der steigenden Anforderungen wird Supervision zudem ein wichtiger Baustein sein, um die Arbeitszufriedenheit und Motivation der Mitarbeiter im Rettungsdienst zu erhalten. Kurz gesagt: Supervision ist und bleibt ein unverzichtbares Element im Rettungsdienst, um die Qualität der Arbeit, die Teamdynamik und die psychosoziale Gesundheit der Rettungs- und Einsatzkräfte nachhaltig zu sichern.

Literatur

Ahlburg, B. E. (2019). *Live-Supervision im Kontext Systemischer Familientherapie - Auswirkungen auf den psychotherapeutischen Prozess.* Springer.

Becker & Langosch 1995 ist zit. n. Pühl 2009: Pühl, H. (2009). Team-Supervision und Teamarbeit. In: Pühl, H. (Hrsg.), *Handbuch Supervision und Organisationsentwicklung* (S. 161–193). Verlag für Sozialwissenschaften.

Belardi, N. (1994). Supervision. *Von der Praxisberatung zur Organisationsentwicklung.* Junfermann.

Berger, H. & Nolten, A. (2019). Rahmenbedingungen des BGM: gesundheitspolitische und betriebswirtschaftliche Grundlagen. In: Reinfelder, E.-C., Jahn, R. & Gingelmaier, S. (Hrsg.). Supervision und psychische Gesundheit. (S. 27–60). Springer. DOI https://doi.org/10.1007/978-3-658-22193-5_8.

Bundesagentur für Arbeit. (2024). *Statistik/Arbeitsmarktberichterstattung.* Blickpunkt Arbeitsmarkt – Fachkräfteengpassanalyse.

Literatur

Conrads, S. (1997). *Supervision in der Führungskräfteentwicklung: Eine qualitative Untersuchung in einer Versicherung.* Hampp.

Dallüge, T. (2015). Coaching im Kontext sozialer Systeme. In A. Schreyögg & C. Schmidt-Lellek (Hrsg.), *Die Professionalisierung von Coaching, Coaching und Supervision* (S. 87–103). Springer. https://doi.org/10.1007/978-3-658-08172-0_5.

DGSF. (2016). *Systemisch gedacht und systemisch gemacht: Supervision, Coaching und Organisationsentwicklung.* Fachgruppe Systemische Supervision, Coaching und Organisationsentwicklung. https://dgsf.org/service/download-bereich/systemisch-gedacht-und-systemisch-gemacht-supervision-coaching-und-organisationsentwicklung.

DGSv (2008). *Der Nutzen von Supervision.* Deutsche Gesellschaft für Supervision e. V.

DGSv. (2021). Die Supervision der nächsten Dekade. *Journal Supervision, 1*(2021), 20–25. https://www.dgsv.de/wp-content/uploads/2021/06/JS_1_2021_Sv-der-nächsten-Dekade.pdf.

Erlinghagen, R. (2020). Die ungewisse, aber goldene Zukunft der Supervision. *supervision 38*(3), 16–22. https://doi.org/10.30820/1431-7168-2020-3-16.

Erpenbeck, J., & Sauter, W. (2013). *So werden wir lernen. Kompetenzentwicklung in einer Welt fühlender Computer, kluger Wolken und sinnsuchender Netze.* Springer.

Fatzer, G., & Peter, P. (1993). Supervision, Teamentwicklung und Organisationsentwicklung als Mittel der Lehrerfortbildung. *Beiträge zur Lehrerbildung, 11*(3), 311–320. https://doi.org/10.25656/01:13269.

Fischer, R. (2013). *Berufliche Identität als Dimension beruflicher Kompetenz. Entwicklungsverlauf und Einflussfaktoren in der Gesundheits- und Krankenpflege.* Bertelsmann. https://doi.org/10.3278/6004350w.

GUV. (2005). *Psychische Belastungen am Arbeits- und Ausbildungsplatz – ein Handbuch. Phänomene, Ursachen, Prävention. GUV-I 8628.* Bundesverband der Unfallkassen.

Hering, T. et al. (2004). *Retten als Arbeit zwischen Routine und Katastrophe – Gesundheit, Belastungen und Burnout im Rettungsdienst.* Profil.

Heringshausen. G., Karutz, H., & Brauchle, G. (2010). Wohlbefinden, Lebenszufriedenheit und Work-Family-Konflikt bei Einsatzkräften im Rettungsdienst. *Notfall + Rettungsmedizin 03*(10), 227–233.

Heringshausen, G. (2019). Professionalisierung und Akademisierung im Rettungsdienst: Perspektiven, Chancen und Risiken. *Rettungsdienst, 09*(19), 40–45.

Heringshausen, G. (2021). Blaulichtberuf Rettungsdienst – NotfallsanitäterInnen im Spannungsfeld zwischen Belastungen und Beanspruchungen. *Dr.med.Mabuse 05–06*(21), 29–31.

Kauffeld, S., & Schermuly, C. C. (2019). Arbeitszufriedenheit und Arbeitsmotivation. In S. Kauffeld (Hrsg.), *Arbeits-, Organisations- und Personalpsychologie für Bachelor* (S. 237–260). Springer. https://doi.org/10.1007/978-3-662-56013-6_9.

Klinger, J. (2023). Resilienz im Rettungsdienst. *Elsevier Emergency, 4*, 20–25.

Kühl, S. (2008). *Coaching und Supervision. Zur personenorientierten Beratung in Organisationen.* Verlag für Sozialwissenschaften.

Lippmann, R. (2013). Settings. In E. Lippmann (Hrsg.), *Coaching* (S. 87–106). Springer. https://doi.org/10.1007/978-3-642-35921-7_7.

Loebbert, M. (2016). *Wie Supervision gelingt. Supervision als Coaching für helfende Berufe.* Springer.

Mathias-Wiedemann, U. (2020). Mythos Supervision? Ohne Forschung kein Weiterkommen! *SUPERVISION: Theorie – Praxis – Forschung, 04*(20), 1–23.

Mulkau, A. & Erlinghagen, R. (2023). *Was ist Supervision in Unternehmen?* Zugegriffen: 30. Aug. 2023. Supervision. www.haufe.de/personal/neues-lernen/was-ist-supervision-in-unternehmen_589614_573254.html.

Neumann-Wirsig, H. (2016). Supervision – eine Beschreibung. In H. Neumann-Wirsig (Hrsg.), *Lösungsorientierte Supervisions-Tools. Renommierte Supervisorinnen und Supervisoren beschreiben 50 lösungsorientierte, systemische und hypnosystemische Tools für die Supervision* (S. 12–18). managerSeminare.

Neumann-Wirsig, H. (Hrsg.) (2023). *Supervisions-Tools. Die Methodenvielfalt der Supervision in 55 Beiträgen renommierter Supervisorinnen und Supervisoren.* managerSeminare. Edition Training aktuell.

Pfütsch, P. (2020). *Notfallsanitäter als neuer Beruf im Rettungsdienst. Ein Überblick über Entwicklungen und Tendenzen.* Springer.

Prein, M. (20023). Was für andere zu viel wäre, ist für uns ganz normal. *Elsevier Emergency, 4*(2023), 26–33.

Pühl, H. (2009). Team-Supervision und Teamarbeit. In H. Pühl (Hrsg.), *Handbuch Supervision und Organisationsentwicklung* (S. 161–193). VS Verlag.

Roth, K., Baier, N., Busse, R., & Henschke, C. (2021). Arbeitszufriedenheit und Burnout in der präklinischen Notfallversorgung. *Notfall Rettungsmed 2022, 25,* 561–569. https://doi.org/10.1007/s10049-021-00881-1.

Schönborn, G. (2014). *Unternehmenskultur als Erfolgsfaktor der Corporate Identity. Die Bedeutung der Unternehmenskultur für den ökonomischen Erfolg von Unternehmen.* Springer.

Schumann, H., et al. (2017). Auswirkungen von Führungsverhalten und sozialer Beziehung auf Belastungsfolgen im Rettungsdienst. *Zbl Arbeitsmed, 67*(1), 245–254.

Sendera, A., & Sendera, M. (2013). *Trauma und Burnout in helfenden Berufen.* Springer.

Sell, M. (2021). Supervision und Coaching auf relationaler Basis – Intersubjektivität geht der Subjektivität voraus. In J. Surzykiewicz et al. (Hrsg.), *Supervision und Coaching in der VUCA-Welt* (S. 3–21). Springer. https://doi.org/10.1007/978-3-658-32692-0_1.

Steil, M., & Turowski, M. (2018). Führungskräfteentwicklung im Rettungsdienst – Übel oder Chance? In A. Neumayr, M. aubin, & A. Schinnerl (Hrsg.), *Herausforderung Notfallmedizin. Innovation – Vision – Zukunft* (S. 85–94). Springer.

Weigand, W. (2019). Der kritische Beitrag der Supervision zur Förderung betrieblicher Gesundheit. In E.-C. Reinfelder, R. Jahn, & S. Gingelmaier (Hrsg.), *Supervision und psychische Gesundheit* (S. 81–92). Springer. https://doi.org/10.1007/978-3-658-22193-5_8.

Winterstein, H., & Hofmann, H. (2006). *Wege zu einer nachhaltigen Personalpolitik. Informationen und Angebote zur Lösung personalpolitischer Herausforderungen.* Forschungsinstitut für betriebliche Bildung.

Zirnstein, M. & Koch, S. (2021). Zur Akademisierung und Professionalisierung des Berufsbilds des Notfallsanitäters. Eine qualitative Untersuchung mittels Interviewanalyse von Mitarbeitern in der Notfall- und Rettungsmedizin. *Notfall + Rettungsmedizin, 25,* 1–11. https://doi.org/10.1007/s10049-021-00853-5.

9783662717011